CORPVS
MEDICORVM GRAECORVM

EDIDERVNT

ACADEMIAE BEROLINENSIS HAVNIENSIS LIPSIENSIS

V 10, 3

GALENI

ADVERSVS LYCVM ET ADVERSVS IVLIANVM LIBELLI

EDIDIT

ERNESTVS WENKEBACH

BEROLINI IN AEDIBVS ACADEMIAE LITTERARVM MCMLI

GALENI

ADVERSVS LYCVM ET ADVERSVS IVLIANVM LIBELLI

EDIDIT

ERNESTVS WENKEBACH

BEROLINI IN AEDIBVS ACADEMIAE LITTERARVM MCMLI

LIPSIAE: TYPIS B. G. TEVBNERI

AKADEMIE-VERLAG GMBH, BERLIN NW 7, SCHIFFBAUERDAMM 19

LIZENZ-NR. 202 · 100/100/50

NR. 2028/2

PRINTED IN GERMANY

IN GALENI ADVERSVS LYCVM LIBELLVM PRAEFATIO

In eorum medicorum numero, quos Galenus, quanta fuit reverentia Hippocratis quantaque indignatione propter iniurias calumniasque duci suo divino magis inscienter quam insolenter illatas, infestissimo persecutus est odio, fuerunt Lycus Macedo[1]) et Iulianus Alexandrinus[2]). Horum utrumque scriptorem Galenus proprio peculiarique libello propterea dignavit, quod ambos in aphorismos quosdam Hippocratis incredibili licentia atque inscitia temere invectos esse arguit et eo quidem acrius maligniusque, quo vehementius eos suspiciebat et oderat quasi quosdam artis verae falsarios atque eversores non tam ob eorum opera nova fortasse multis saepe aegrotantibus salutaria quam ob decreta doctrinae recentis non cum ambitione modo verum etiam cum arrogantia prolata scriptis efficaciter multitudinis pigritiae blandientibus praesertim inter adulescentes late divulgatis, quae dogmata Galenus utique auctoritati Hippocratis adversaria et obtrectatoria vel potius perniciosa putabat.

Lycum igitur vix uno anno Quinti discipulum famularem, illius excellentissimi medici Romae Hadriano imperatore praecipue penes anatomes peritos florentis (ultimis decenniis ante medium p. Chr. n. saeculum secundum), quem Macedonem vivum quidem Galenus ipse se non novisse testatur[3]), cum post iter Quinti audiendi causa Romam susceptum domi vel inter ipsos Graecos ignotus uti vixisset ita de vita decessisset (altero alterius saeculi dimidio), mortuum demum imprimis Romae medicinae studiosis adulescentulis in dies magis ex libris et numerosis et verbosis innotuisse coram sociis discipulisque praeceptor medicus sollicitus atque indignabundus animadvertit.[4]) Quibus scriptis quomodo factum sit ut Galenus ipse

1) Vide novissimum de Lyco commentariolum erudite diligenterque ab Frederico Ernesto Kind compositum RE XIII, 1927, 2408sqq.

2) Cf. Ioannem Gossen RE X, 1919, 11sq.

3) In comm. in Hipp. Epid. l. VI V 14 CMG V 10, 2, 2 p. 287, 10 sqq., Hunaini additamento ab Francisco Pfaff ex Arabide vernacule verso, quocum quae in Anatomicarum administrationum l. IV t. II 449. 470 K. legimus consentiunt. Cf. M. Simon, Sieben Bücher Anatomie des Galen, 1906, II 168.

4) Huc pertinent quae Galenus de Lyco commentatore Hippocrateo sero Romae percelebrato et Quinti Marinique inquisitionum epitomatore medicinae studiosis adulescentibus penitus adamato sic prodit invitus l. l. CMG V 10, 2, 2 p. 287, 22: „Da ich die Jugend seine (sc. Lyci) Bücher wegen ihrer deutlichen und leicht ver-

quoque operam navandam esse crederet obiter narrat[1]), sed ita quidem ut eius permagni interfuisse appareat auctoritatem et gratiam illius rivalis quamvis postumi nihilo setius quasi praesentis principatum Hippocraticorum aequalium vindicare, quacumque poterat ratione, funditus evertere, priusquam huic barbaro Κοροίβῳ, quippe quem Momi fastidiosa malignitas competitorem animo Galeni repraesentasset, Pergameni sectatores pravis doctrinae Macedonis sententiis infectos ab eius magisterio paulatim abalienare contingeret. Etenim Lyci commenta Hippocratica brevi tempore iuventuti tantopere placuerant, ut Galenus eorum superandorum causa suam scriptionem explicatricem mutare constitueret. Cuius rationis commentandi commutatae testimonio nisus, quod testimonium scriptor in indice librorum suorum (Περὶ τῶν ἰδίων βιβλίων c. 6 Scr. min. II 112, 17 Müller) sic tradidit: μετὰ ταῦτα δέ (i. e. post commentaria Epidemii primi) τινος ἀκούσας ἐξήγησιν ἀφορισμοῦ μοχθηρὰν ἐπαινοῦντος ὅσα τοῦ λοιποῦ τισιν ἔδωκα, πρὸς κοινὴν ἔκδοσιν ἀποβλέπων, οὐκ ἰδίαν ἕξιν ἐκείνων μόνων τῶν λαβόντων, οὕτως συνέθηκα κτλ., verbis ἐξήγησιν ἀφορισμοῦ μοχθηράν illum quidem ipsi ei libro Lyciano luculenter allusisse opinor, cuius ex contradictione hunc adversus Lycum libellum in manibus habemus, cum initium eius p. 4 haud aliter accipi posse videatur atque memoria quaedam ob dominationem auctoris inauguratae κοινῆς ἐκδόσεως commentariorum Hippocrateorum.[2])

ständlichen Erklärung außer anderen auch meinen vorziehen sah, ging ich an ihre Lektüre und fand, daß er in der ganzen Erklärung dem folgte, was Marinus vorgebracht hatte".

1) Galenus quotienscumque animum induxerat, ut libris illius medici Macedonis operam daret, non sua sponte, sed impulsu se commoveri patiebatur alieno (cf. Kind l. l. col. 2411). Nam cum Romae quondam in aede Pacis multis sodalibus praesentibus observationes suas anatomicas in libris qui Περὶ χρείας μορίων et Ἀνατομικαὶ ἐγχειρήσεις inscribuntur expositas defendendo vetustiorum quoque medicorum, velut Eudemi et Herophili, doctrinam enucleaturus esset, arbitrio medicorum illis experimentis moderantium prohibitus et unius Lyci tamquam vicarii Quinti dissectiones cum suis conferre iussus compluribus deinceps diebus digressiones eruditionis reconditae compescuit solius competitoris errorum redarguendorum gratia, quas argumentationes una cum suis inventis posterius in libro quem inscripsit Περὶ τῶν ἀγνοηθέντων τῷ Λύκῳ κατὰ τὰς ἀνατομάς temporum iniquitate perdito publici iuris fecit. Similiter de Lyco corporis Hippocratici explicatore res se habet: Galenus ubi modum mutatum alacremque progressum explanationis suae scriptorum Hippocratis pertractavit (cf. Praefationes in CMG V 10, 1 p. VIIsq. XXXsq. V 10, 2, 1 p. VIIsq.), ipse duobus illis locis quos supra statim afferemus unius eiusdemque facti testis esse visus est Frederico Ernesto Kind, qui primus horum testimoniorum necessitudinis mentionem fecit l. l. col. 2412.

2) Si quis comprobaverit Galenum verbis supra allatis Lyci Macedonis in Aph. I 14 (IV 466 L.) commentarium subindicare, fortassis id quoque concedet Galenum ad κοινὴν ἔκδοσιν τῶν εἰς τὰ Ἱπποκράτους ὑπομνημάτων eo consilio perductum esse, ut cum aliorum superiorum pravis interpretamentis reiectis et sublatis tum praecipue Lyci medici principatum in choro commentatorum Hippocraticorum aliquando nacturi litteris prorsus exstinctis suam auctoritatem, quae erat eius de se persuasio, restitutam apud asseclas suos confirmaret. Cf. Kind l. l. col. 2412sq. et Osvei Temkin diss. habil. Geschichte des Hippokratismus im ausgehenden Altertum, seorsum expr. Kyklos, Jahrb. f. Gesch. u. Philos. d. Med. IV, 1932, p. 10.

Studia Lyci libris a Galeno vel propter stilum rudissimum non sine taedio dedita generaliter quidem et de temporibus et de argumentis pervestiganti nulla difficultate dignota secernuntur.[1]) Postquam enim initio per priorem Romae commorationem inde ab anno 162 usque ad annum 166 et per paucos insequentes annos solis in Ἀνατομικαῖς ἐγχειρήσεσιν et in theatro demonstratis et litteris mandatis forasque emissis Lyci discedentis a praeceptore propter artem dissecandi laudato Marino Quintique sententias et inventa depravantis neglegentiam ignorantiam denique varios errores detegere atque corrigere satis habuit, praeter competitoris sui administrationes anatomicas cum alias tum maxime musculorum ad sectionem pertinentes iterum ac saepius redargutas plus tribus ultimis aetatis lustris nihil antiquius duxit, quam ut non solum aliorum multorum, sed etiam Lyci commentationem corporis Hippocratici sodalibus sive petentibus sive non petentibus castigaret et improbaret eiusque pravitatem legentibus inculcaret, dummodo stuporem loquacem Macedonis discipulis suis irrisum penitus dedoceret.

Nam eius scripta sensui Galeni foedissima quibuscumque maculis scatebant, inani verbositate nullum vitium eorum taetrius existimavit neque crebrius eam ob causam vituperavit.[2]) Omnino Galenus, quamvis animi invidiosi fastidiosique iniquitate occaecatus miserabili vel iniuste despiciat vel prorsus deneget Lyci industriam et impetum veri cognoscendi, quam recte tamen definiat adversarii sui mentem agrestem studiisque philosophis et rhetoricis parum institutam, una Lyci oratio in prolixitatem, ut ait p. 23, 23, protensa nobis documento potest esse, quam p. 19, 2 etiam longissimam appellavit; cui quae scriptor praemisit verba sic etiamnunc ex Aldina secundam codicum classem secuta circumferuntur p. 18, 26: ἔστι μὲν οὖν ἡ ῥῆσις αὐτοῦ, δι' ἧς ταῦτα δηλώσει, μεγίστη, sed ea secundum fidem primae eiusque melioris classis βελτίστη pro μεγίστη exhibentis hunc in modum mutanda mihi videntur: ἔστι μὲν οὖν [ἡ] ῥῆσις αὐτοῦ δι' ἧς ταῦτα δηλοῖ σοι βέλτιστα. At contra huic generi dicendi plerumque in latitudinem licenter vaganti maxime adversarium eiusdem auctoris nonnumquam observatur, ubi coactus inopia chartae sententias aequo plus breviare sibi concessit[3]), cui

1) Quaestiones intricatiores ad temporum seriem attinentes, qua serie complura quaedam inter se excipiunt Galeni scripta, Ilbergii studia chronologica vel corrigens vel supplens diligenter ac sollerter disseruit Kind l. l. col. 2414sqq.

2) Ne ullis oratio careat exemplis quibus Lyci garrulitas reprehenditur, in haec pauca de multis delegaverim: CMG V 10, 2, 2 p. 98, 15. 288, 4. 291, 26. 309, 2. Quae consuetudo huius scriptoris vel simplicissimum decreti cuiusdam sensum molestis iterationibus circuitionibusque disceptandi nescio an eius in indole et natura, quae praesertim dialecticis scholarum rhetoricarum exercitationibus parum instructa et instituta videatur, magis posita sit quam in consilio praeceptoris callentis ac pigritiae mentis imperitae cogitandi occurrentis.

3) Lycus interpres Hippocratis tum loquacitate vix tolerabili tum brevitate loquendi paene obscura non minus aures quam cerebrum auditorum supra modum occupavisse videtur; cuius rei testimonium dignum quod attendamus in Gal. in

peccato Galenum ipsum quoque interdum indulsisse constat[1]), sicuti quivis scriptor chartarum copiae se subiciens, si penuria materiae compressus est in angustias, se hic illic argumentum curtare siverit.

Verumtamen Galenus Lyci sermonem ac stilum minus paene horruit quam artis Hippocraticae sensum, etsi Lycus rationem medicinalem scholae Coae docere et propagare sibi videbatur similiter atque eius auctor commentandi Marinus, cuius libros anatomicos ob dissectionem cum aliarum corporis partium tum musculorum Galenus ipse tanti aestimaverat, ut totius operis epitomam quattuor libris se sibi confecisse confiteretur. Namque Lycus ut diffuso more dicendi commodeque docendi consuetudine vestigia Marini sublati laudibus exemplaris institisse videtur, ita, nisi Galeno fidem abrogamus, non solum in inquisitionibus anatomicis, sed etiam in explanatione librorum Hippocraticorum eodem de medico totus dependere statuendus est. Quamobrem quo rarius Galenus suum cum Lyco consensum in lectionibus textus Hippocratici defendendis expressis verbis tradidit, velut CMG V 10, 2, 2 p. 291, 30, eo frequentius ac libentius usus est occasione pigritiam competitoris sui castigandi, quippe qui, ne lectiones difficiles atque absconditas ex obscuritate et ambiguitate et inextricabilitate dissolvere et eruere sibi necesse haberet, potius Dioscuridis Artemidorique Capitonis audacissimas coniecturas praepropere arriperet, velut l. l. p. 286, 31 vel 289, 12. 21. Quin etiam medicum esse Lycum Galenus infitiatur in Comm. in Epid. l. III primo CMG V 10, 2, 1 p. 59, 4, ubi ἰατροὶ δ' οὔκ εἰσιν, inquit, οἱ πιστεύοντες τοῖς ἐν Προρρητικῷ καὶ Κωακαῖς προγνώσεσι γεγραμμένοις ἀρρώστοις εἰς ἕτερον ἀναφέρουσιν ⟨τὰ ἐφ' ἑτέρου γεγραμμένα,⟩ μαρτυρίαν τῶν δοκούντων αὐτοῖς παρατιθέμενοι ⟨μὲν⟩ τὰ κακῶς εἰρημένα κατὰ τὸ Προρρητικὸν ἢ τὰς Κωακὰς προγνώσεις, ἐάσαντες ⟨δὲ⟩ τὰ κατὰ τὸ Προγνωστικὸν καὶ τοὺς Ἀφορισμοὺς καὶ τὰ κατὰ ⟨τάσδε⟩ τὰς Ἐπιδημίας εἰρημένα καθολικὰ θεωρήματα κτλ., id quod Lycus fecisse coarguitur, qui quidem, ut scriptor ostendere pergit (l. l. v. 14), καὶ αὐτὸς ἀναπλησθεὶς τῆς τοιαύτης μοχθηρίας εἰς Κόϊντον αὐτὴν ἀναφέρει, καίτοι Κοΐντῳ μὲν αὐτὸς οὐδ' ἐνιαυτὸν ὅλον

Epid. l. VI (V 330, 2—7 L.) commentario servatum invenimus ex Hunaini versione arabica germanicam in linguam traducto ab Francisco Pfaff CMG V 10, 2, 2 p. 378, 20: „Lykos von Makedonien hatte die Gewohnheit, bei der Erklärung von Aussprüchen, die am Anfang des Buches stehen, sich in übermäßige Länge zu verlieren. Der Erklärung der Aussprüche in der Mitte des Buches wird dann etwas mehr als das Mittelmaß zugestanden, der Erklärung der folgenden weniger als dieses. Die Aussprüche am Schlusse des Buches behandelt er so kurz, daß er einen Ausspruch nur in dem Maße von 10 Homerversen, d. h. 16silbigen Normalzeilen erklärt. Am Anfang seiner Kommentare kann er sich nicht enthalten, zu einem einzigen Ausspruche des Hippokrates Erklärungen von 300—1000 Versen der homerischen Gedichte zu geben. Wer hört, daß er zur Erklärung eines Ausspruches 1400 Verse brauchte, der glaubt es nicht, und doch finden wir, daß er dies fertig gebracht hat", nempe in comm. in Epid. l. II 1, 8 (V 80, 1 L.).

1) Talium computationum a Gal. sub finem voluminum hic illic initarum indicia clara non desunt; cf. Kind Philol. Wochenschr. 1937, 920sqq.

συνεγένετο. Quod peccatum etiamsi Lyco non est indulsum, tamen Galeno minus mirum videbatur propterea, quia quasi Quinti empirici sectatorem eum quamvis νόθον τῆς Ἱπποκράτους αἱρέσεως (l. l. p. 17, 7) nominatum non illorum sectae qui se ipsi Hippocrateos vocabant adnumeravit, sed nonnumquam, ut l. l. p. 21, 26 vel 154, 14, empiricorum scholae non veretur adscribere. Sed plerumque sine hac excusatione commenta Lyciana respuere consuevit, veluti l. l. p. 14, 5. 15, 9. 18. 16, 1 al., sicut etiam οἱ περὶ Λύκον ut interpretes sive vocum sive sententiarum Hippocratis haud leniter reiciuntur (cf. l. l. p. 32, 15, necnon CMG V 10, 2, 2 p. 93, 23. 288, 2).

Quo tempore Galenus Aphorismos Hippocratis commentariis illustrare iterum animum induxit, ei Lyci scripta hanc ad partem corporis Hippocratici spectantia nondum cognita fuerunt, ita ut princeps medicorum Romanorum suo principatui non minus quam auctoritati magistri sui metuens, cum post annum 179[1]) in Lycum rivalem suspectum litteris invehi constituisset, seorsum scribere cogeretur. Sic exortus Galeni contra Lycum libellus, licet mantissa quaedam eius in Aphorismos commentariorum haberi possit, nimirum cum opere tamen illo primario de magnitudine et gravitate efficientiae notitiaeque comparari nequit atque, ut fuit semper in aestimatione aliquanto minore penes homines meram artem medicam exercentes altercationesque dialecticas abnuentes, profecto prorsus obrutus esset oblivione, nisi fide fultus unius codicis quamvis male habiti per seriem saeculorum interitum fugisset. Itaque L huius libelli tres testes ad hanc usque aetatem in omnibus bibliothecis Europae servati secus ad nos pervenerunt ac permulti Galeni commentariorum Aphorismos explicantium. In duarum igitur classium codicibus memoria huius libri posita est, quorum codicum longe vetustissimus est cod. Laurentianus Florentinus plut. LXXIV, 3 membranaceus saeculi XIII ineuntis fol. 1–12r (L), cuius quoniam non semel mentio facta est in codicibus librorum Galenianorum describendis[2]), descriptionem accuratam eius denuo repetere supersedens pauca commemoratione non indigna hic addere malim: codicem satis clare quidem exaratum, sed qui tamen haud ita facile legatur non solum propter lituras creberrimas sed propter immodicam multitudinem vocabulorum curtatorum ac ligatorum, cum

1) Cf. F. E. Kind l. l. col. 2413/14.

2) Editorum recentium primus hunc cod. L(aurentianum) perscrutatus esse videtur Ioannes Marquardt, qui in Gal. Scr. min. vol. I, 1884, p. XIsqq. adstipulatus Hermanno Diels (in diss. inaug. Bonn. De Galeni historia philosopha p. 5) et Curtio Wachsmuth (Götting. gel. Anz. XVIII, 1871, p. 700) aliter ac Bandinius aetatem codicis determinavit eiusque proprietatem maxime importunam pronuntiavit innumerabilia compendia, quibus terminationes verborum totaeque voces non scriptae, sed indicatae esse solent. In hoc codice excutiendo multis annis post Corporis gratia Medicorum Graecorum deinceps secuti sunt praefati in suam quisque editionem Ioannes Westenberger V 9, 1 p. XLI, Ioannes Mewaldt V 9, 2 p. XIII, Wilko de Boer V 4. 1, 1 p. V.

contextu libri Basileensi conferebat Georgius Helmreich qua diligentia et pertinacia talibus in negotiis officio fungi solebat, at hoc opus editionis novae prelo praeparandae reliquit incohatum, cum inter curas laboresque ultimi mandati vires senem defecissent. Viginti circiter annis postquam illi homini docto media aestate anni MCMXXI morte lugubri nobis erepto successi, totum codicem expressum ope photographi Florentini quam exactissime potui pertractandum ratus ab Helmreichii lectionibus non raro dissensi, sive eas pro certis affirmaverat sive dubitanter communicaverat; deinde illius de testium necessitudinibus iudicium, quae tam inter duas codicum classes quam inter eas editionemque principem intercedunt, non plane mea quidem opinione recto talo stare potest, quibus de quaestionibus paulo subtilius infra disserere praestat.
M Altera classis codicum consistit in duobus libris aetatis recentioris: cod. Marciano Veneto App. class. V 4 membranaceo oblongo saec. XV fol. 246–253 (M) et cod. Parisino gr. n. 2164 saec. XVI (P). Quorum illi codici Caesaris Strategi, Laurentii Magnifici Florentini scribae cuiusdam[1]), elegantissima manu nitenti maximam similitudinem esse cum Marciano App. cl. V 5 adnotavit Georgius Helmreich praefatus in Galeni Scriptorum minorum tomum III p. V (cf. eiusdem critici descriptionem iteratam in edit. Galeni in Hippocratis De victu acutorum CMG V 9, 1 p. XXXIII), quem codicem et antea et postea complures editores adhibuerunt.[2]) Gravioris momenti est illius codicis M(arciani App. cl. V 4) cum L(aurentiano pl. LXXIV 3) cognatio, de qua post Ivanum Müller, investigatorem amborum codicum principem, qui quondam omnino de instaurandis editionibus Galenianis laudem meruit, in Galeni de optimo medico commentariolum (in Script. min. t. II p. IV) inquirentem, quibusnam codices LM rationibus inter se cohaereant, alii aliter iudicaverunt, in his iterum ac saepius cum magistro suo concors Georgius Helmreich cum alibi tum in praefat. Script. min. t. III p. V et de nonnullis cum illo dissentiens Ioannes Westenberger in Praefat. CMG V 9, 1 p. XLI. De altero classis secundae teste quamquam lectionis
P varietate vel unius folii perlustrata nemini dubium esse potest quin ei minima tribuenda sit auctoritas, tamen hic quoque est cur sub examen vocetur. Nam olim de origine cod. P(arisini 2164) communi

1) De hoc librario Cretico vel Lacedaemonio, qui multa et varia confecit exemplaria medicativa, conferas testimonia ex ipsis codicibus excerpta quae collegerunt et ediderunt bibliothecarii Vogel et Gardthausen, Die griech. Schreiber des MA u. der Renaissance (Beihefte zum Zentralbl. f. Bibliothekswesen, Nr. 33, 1909) p. 224.

2) Cod. Marc. App. cl. V 5 argumentum largissimum primus descripsit in Academiae Berolinensis actis a. 1912 Hermannus Diels (cf. eius praefat. in Gal. in Prorrheticum comm. CMG V 9, 2 p. XI) eundemque librum ipse quoque versavi, cum fundamenta iacerem editionis Gal. in Epidem. libr. I et III commentariorum (cf. CMG V 10, 1 p. XIVsqq. et V 10, 2, 1 p. XIsq.); item ad Galeni de atra bile libellum hunc Marcianum adhibuit Wilko de Boer CMG V 4. 1, 1 p. X.

iudicio criticorum[1]) assentiebar, nunc omnibus libris manu scriptis de hoc opere Galeniano mihi penitus cognitis dubitatio subnascitur, quam recte Ivanus Müller et Georgius Helmreich codicem P ex ipso cod. M haustum esse contenderint. Sed quo cautius iudicium de codicibus recensendis fiat, tramitem progredi pedetentim oportet.

Libelli igitur adversus Lycum memoriam uni testi deberi ex antiquitate in medium quod vocatur aevum servato (O) corrupte- **O**
larum ubertate demonstratur, quarum pauca nobis ad intellegendum sufficiant exempla: statim in initio dignum est quod attendatur codicum LMP archetypum (O) integro titulo libelli caruisse, cum quae illi pro titulo praebent verba Γαληνοῦ πρὸς λύκον eis se ipse testetur auctor addidisse quae sunt ὅτι μηδὲν ἡμάρτηται κατὰ τὸν ἀφορισμόν, οὗ ἡ ἀρχὴ "τὰ αὐξανόμενα πλεῖστον ἔχει τὸ ἔμφυτον θερμόν".[2]) – p. 3, 8 ὅταν . . ., τῷ δ' ἀπολογουμένῳ πεπαιδεῦσθαι κατὰ τοῦ παλαιοῦ δόγματος LMP, ubi Helmreichius πεπαιδεῦσθαι ⟨συμβῇ⟩ κατὰ ⟨τὰ⟩ τοῦ παλαιοῦ δόγματα scripserat, mihi quidem πεπαιδεῦσθαι κα⟨λῶς ὑπάρχῃ⟩ τὰ τοῦ παλαιοῦ δόγματα in mentem venerunt – 12 τῶν ἐπ' αὐτοῦ λεγομένων LMP: ὑπ' emendavit Helmr. – 16 σχολῇ γ' ἂν οὗτος εἰς τὰς συλλαβὰς εἰδείη τῆς τέχνης ἐκείνης LMP: εἰς del. P^1: οὐ substituit Opizo editor princeps in Ald., quam voculam negandi Cobetum secutus sustulit Helmr.: propter usum translatum συλλαβὰς vocis ex praecedente στοιχείων retentum εἰς in οἷον quam in ὡς mutare praeferam – 4, 6 μήτε LMP: μηδὲ corr. Helmr. – τὰ πρῶτα . . . τῆς τέχνης χρήσιμα LMP: χρήσιμα delebat Helmr.: ipse κριτήρια temptavi. – 11 post ἀναγνοὺς add. ἀφορισμῶν sensu carens LMP: del. P^1 – 5, 6 καὶ LMP: τε ἅμα καὶ al. m. L – 20 τις item in textum revocatum om. LMP – 24 ὠνηνάμενοι LMP: ὀνινάμενοι corr. Chartier. Sed satis superque consensus exemplorum, quibus lucide ostenditur codices LMP ex communi fonte fluxisse.

Cohaerentia autem codicum MP efficitur in unaquaque pagina librorum impressorum falsis multo crebrius quam rectis proprietatibus, ex quibus afferantur hae paucae: p. 3, 4 ἀνεμέσητον μὲν δήπου καὶ Λύκῳ καὶ παντὶ τῷ βουληθέντι πρὸς Ἱπποκράτην γράφειν recte L: καὶ ante Λύκῳ om. MP – 4, 5 sq. ὅσοι δόγμασιν ἐναντίοις ἐνετράφησαν L, sicut e. c. CMG V 4, 2 p. 59, 15 Koch: ἐνεγράφησαν edd. ab Aldo ad Kuehnium cum MP – 7 ἐπαινοῦσι δὲ ἥδιον ἢ ψέγουσιν

1) Consultessis auctoritatem iudicii positam in Mülleri editione ultima Galeni de optimo medico commentarioli foras emissa in Scr. min. t. II, Lipsiae 1891, una cum animadversione mea nunc quidem retractanda in fontium et studiorum vol. III (Quellen u. Studien zur Gesch. der Naturwiss. u. der Medizin III, 1933, p. 168[1]).

2) Hoc testimonium Gal. in Hipp. Epid. l. VI comm. IV 26 CMG V 10, 2, 2 p. 239, 5sq. (coll. cum p. 225, 10sqq. et Gal. V 704sq. K. p. 711, 6sqq. Müll.) exstans omnes criticos effugit excepto correctore P^1, qui titulum sic refictum Γαληνοῦ κατὰ Λύκου περὶ τῶν ἀφορισμῶν Ἱπποκράτους ἐξ ὧν κατεῖπεν κατὰ τοῦ αὐξανόμενα πλεῖστον ἔχει τὸ ἔμφυτον θερμόν ex interpretatione latina retrovertisse videtur, pro quo additamento Clementis editor princeps Opizo verum titulum in Aldina redintegravit, rursus mutilatum nescio quo pacto in Kuehniana.

αὐτοῦ τὰ δόγματα probe L, ex quo characteribus exiguis exaratum ab ipso librario ἤδι' protraxi coll. ex. gr. CMG V 9, 2 p. 31, 19 Diels: πάλιν MP omnesque edd., quod vocabulum archetypi O lectionem fuisse sibi persuasit Helmr., etiamsi nullum litterae π vestigium conspicitur in L, pro cuius lectione μᾶλλον coniecit – 4, 11 τὸ λοιπὸν τῷ βιβλίῳ γνῶναι L: τοῦ λοιποῦ τῷ βιβλίῳ γνῶναι (ἀναγνῶναι P) MP: τὸ λοιπὸν τοῦ βιβλίου a P[1] restitutum recepit Ald. – 19 ἵνα . . . ἀκολουθήσωσιν verisimiliter L corr. P[1]: ἵνα . . . ἀκολουθήσασιν MP – 20 ἀναγκαῖον ἔσται μοι βραχέα προειπεῖν L edd.: προσειπεῖν MP – 6, 10 ὅσα δὲ εὔκρατα φύσει τῶν σωμάτων ἐστίν L: εἰσίν MP – 21 τίς γὰρ οὐκ οἶδεν, εἴ γε ὅλως ἄνθρωπός ἐστιν L edd.: ὅλως om. MP – 23 (λίθος) καθ' οὗ κυλινδεῖσθαι δυνατόν L corr. P[1]: καὶ ὑλινδεῖσθαι M, καὶ ὕλην δεῖσθαι P – 7, 9 ἕτερόν τι βαλανεῖόν ἐστι καπνοῦ πλῆρες L: καπνοῦ om. MP, add. P[1]. Raro genuinam memoriam archetypi contra L servaverunt MP, veluti p. 5, 19 τινὲς δὲ (scil. πυρετοὶ) ἐσχάτως ὑγροί, καθάπερ οἱ τυφώδεις ἢ ἑλώδεις ὀνομαζόμενοι MP, quibus non est quod fidem abrogemus, praesertim si febrium enumerationem ipsius Galeni respexerimus CMG V 10, 2, 2 p. 56, 19: ἢ ἑλώδεις om. L, cui hic quoque assensus codicum MP lectioni tantopere diffidebat Helmr., ut eam a contextu verborum exsulare iuberet item ac Chartier et Kuehn[1]) – 6, 2 καὶ μὴν καὶ ἕτεροί τινές εἰσι πυρετοὶ τὴν διαπνοὴν ὅλου τοῦ σώματος ἔχοντες ἀνιαρὰν τοῖς ἁπτομένοις MP, quos Georgio Helmreich praegresso sequi non dubitavi, quia hanc ipsam locutionem repperimus e. c. CMG V 9, 1 p. 92, 6 Mew. vel ibid. p. 253, 13 Helmr. vel V 10, 2, 2 p. 101, 5: δέρματος vix probabiliter L, quamquam CMG V 9, 1 p. 164, 9 Helmr. ἀραιόν τε τὸ δέρμα ποιεῖν πρὸς τὰς διαπνοάς leguntur similiaque CMG V 4, 1, 1 p. 77, 25 de Boer – 6, 13 ἢ διατρίψασιν ἐπὶ πλέον ἐν ἡλίῳ θερινῷ MP: digito supra versum al. m. ad ἐν appicto ἡλίῳ om. L: quae qui diligenter perpenderit, quin igitur fidenter concludet codicem P, apographum illud recentissimum, non ex L, sed ex M esse derivatum, sicut ei vel hic unus locus satis esse poterit ad negandum hunc ex illo fluxisse? Atqui idem, si talia qualia exstant p. 16, 26 οὔτε (nonne οὐδὲν praeferendum?) γὰρ χρῶμα ἢ χρώματος χρῶμά ἐστι διαφέρει, ὡς οὔτ' αἴσθησις αἰσθήσεως οὔτε χυμὸς χυμοῦ κτλ. in cod. M, quippe cuius scriba a verbis χρῶμά ἐστι διαφέρει ad eadem iterata (p. 17, 4) aberraverit, ita ut verba (p. 16, 26) μαίνονται τοίνυν ἅπαντες ἰατροὶ καὶ φιλόσοφοι . . . (usque ad p. 17, 4) χρῶμά ἐστι διαφέρει, ὡς οὔτ' αἴσθησις αἰσθήσεως κτλ., quae LP in textu praebent universis editionibus cum eis congruentibus, in M desint, inter se comparaverit, facere non poterit quin de codicis P ex ipso cod. M

1) De multis et variis formis huius febris fusius egit Georgius Sticker in versione illustrata Hippocratis Epidemiarum l. I et III: Hippokrates, der Volkskrankheiten erstes und drittes Buch (Klassiker der Medizin, herausgegeben von Karl Sudhoff, Bd. 28) p. 108sq. s. v. Das bösartige Sumpffieber.

origine se praepropere conclusisse concedat. Eadem ratione pro certo non vereor affirmare scribam codicis P nec de L nec de M dependere, ubi verba sic tradita in L p. 26, 9 sq. δύο μὲν γάρ εἰσιν ἐν ἅπασι τοῖς οὖσιν ἐπιτηδειόταται ποιότητες εἰς διαφόρησιν, ὑγρότης καὶ θερμότης itemque per editiones cunctas ex Aldina propagata, quae pessum data habet M in hanc formam: δύο μὲν γάρ εἰσιν ἐν ἅπασι τοῖς οὖσιν ἐπιτηδειότατα ποιότητος ὑγρότης καὶ θερμότης, ita mutilata videmus in P: δύο μὲν γάρ εἰσιν ἐν ἅπασι τοῖς οὖσιν ἐπιτηδειόταται ποιότητες ὑγρότης καὶ θερμότης, neque in margine, ubi quidem defectus idem signum a P^1 positum est quod in contextu verborum, neque in ipso textu suppleta.[1]) Talibus exemplis coniungantur alia codicis P cum LM discordantis:

	P	LM
p. 4, 7	ἀλλ' ὅπως μεμαθήκασι	ἀλλ' ὥσπερ (οἵπερ corr. Helmr.) μεμαθήκασι
12	ἀναγνῶναι	γνῶναι
	μνήμης	γνώμης
6, 28	τῷ τοιούτῳ λούτρῳ (sic)	τὸ τοιοῦτον λουτρόν
9, 9	πάντων καθ' ὃ νενόηται ζῷα μηδεμίαν ἐχόντων διαφορὰν	ζώῳ (sic), quod in ζῴων compleam an cum P in ζῷα commutem dubito
10	καὶ πρὸς ταύτας ἑτέρας (sc. διαφοράς)	πρὸς ταύταις
11, 1	(συστήματα) ἃ κατιδόντες οἱ πρόσθεν παρέδοσαν ἡμῖν . . . καλεῖν αὐτὰ ἁρμονίας	ἁρμονίαν
6	τότε ἐγένου σοφός	τ΄ τὸ γενοῦ σοφός

Ex his similibusque locis elucet cod. P esse fidei minimae neque iam de eius origine me stare a partibus Mülleri, cum mihi persuasum sit codicum MP quasi consobrinis quibusdam potius quam gemellis comparabilium utrumque derivatum esse ex fonte quodam ignoto quidem, sed ad quem saeculorum XV et XVI confinio Venetiis hominibus doctis aditus patuisse videatur. Nam cod. P(arisinus gr. 2164) Bibliothecae Nationalis Francogallorum est eorum librorum manuscriptorum[2]), quibus perspectis Ioannis

1) Eadem ratione M(arcianum) e L(aurentiano) in Galeni De diaeta Hippocratis in morbis acutis descriptum esse Georgio Helmreich suo iure contradixisse mihi videtur Ioannes Westenberger praef. CMG V 9, 1 p. XLIsq.

2) Horum codicum Clementis indicem, qui codices editioni principi operum Galenianorum fundamento fuerunt, vid. dissertationi meae de Galeni Protreptico insertum (Sudhoffs Archiv für Geschichte der Medizin XXVI, 1933, p. 207[1]) et denuo in Proleg. edit. Gal. de optimo medico comment. (Quellen u. Studien zur Gesch. der Naturwiss. u. der Med. III, 1933, p. 376[1]).

Clementis possessoris atque correctoris (P^1) sortem animo studuimus informare[1]), cum rationem operum Galenianorum in editione Aldina restituendorum et imprimendorum subtilius considerarem. Quibus ex percontationibus constat Clementem adulescentem medicum Londinensem una cum aliis iuvenibus Anglis, qui ab Thoma Linacro, celeberrimo Hippocratico penes medicos Britannos librorumque quorundam Galeni interprete, tanto novae humanitatis erant ardore incensi medicaeque artis antiquae, ut in universitate Patavina cum philosophiae tum medicinae studiis dediti professorem Papiensem Opizonem Venetias in officinam typographicam Aldinam Galeni editionis principis adornandae causa sequerentur, in eo munere fungendo consociatum Opizoni Aldi Manutii soceri Andreae Asulani, tum moderatoris officinae notissimae, contubernalem multos codices Galenianos partim mercatoris liberalissimi et humanissimi partim suis sumptibus explorasse et coemisse, partim ipsum descripsisse partim per alios describendos curavisse atque prelo suis indefessis curis instruxisse.[2]) Cum vero plurimi horum librorum quaecumque continent scripta Galeni non solum debeant exemplaribus tunc temporis Venetiis asservatis, sed etiam editioni principi Galenianorum operum imprimenda tradiderint, veluti, ne ullum his nuntiis testimonium desit, cod. Parisinus gr. n. 2165 et ineunte saeculo XVI apud Venetos comparatus est et anno 1525 totus transiit in Aldinam[3]), forsitan saltem aliquid simile de P(arisino 2164) opinari liceat, praesertim si deliberaveris quae Clementis in libros quadrant tam de fontibus quam de finibus huiusce libri ms. et Ivanum Müller Galeni de optimo medico commentarioli ratione habita et Georgium Helmreich Galeni de bonis malisque sucis commentarii contendisse.[4]) Quod enim hic idem criticus nihilominus in adversum adnotavit ad variam lectionem libelli contra Lycum scripti, velut ad p. 6, 21, ubi ὅλως Aldinae

1) Cf. libellum meum quem inscripsi „John Clement, ein englischer Humanist und Arzt des 16. Jahrhunderts. Ein Lebensbild in Umrissen" et fasciculum XIV studiorum historiae medicae a Carolo Sudhoff redactorum edidi (Lipsiae a. 1925).

2) De Ioanne Clemente (John Clement ± 1495—1572) officioso et impigro Opizonis adiutore cum in ceteris tum in ultimo tomo Aldinae conficiendo cf. animadversiones meas in CMG V 10, 2, 2 p. XII et XIX, quae simul documento sunt, qua religiositate libros non proprios, velut eos quos ex bibliotheca Bessarionis mutuatus erat, tractare consueverit. Ut Linacer inter amicos Aldi uberrimis in operibus Aristotelis indagandis atque imprimendis suam partem oneris subierat, ita Clemens praeceptoris sui vestigiis pressis non se habuit indignum, qui codices Graecos et ad alias res et ad medicas pertinentes exscriberet, quibus curis aerumnisque testimonio sunt etiam litterae Basileae per Io. Bebelium et Mich. Ysingrinum a. 1531 impressae, quas Simo Grynaeus Procli de motu disputationi Clementi dedicatae praemisit. Cf. CMG V 10, 1 p. XVIII[2].

3) Vid. Ioannis Mewaldt de cod. Parisino 2165 commentationem insertam nuntiis Academiae Berolinensis (Berichte der Preuß. Akad. der Wissensch., phil.-hist. Kl. 1912 p. 902/3).

4) Cf. CMG V 4, 2 Praefat. p. XLVI.

cum uno L conspirat[1]), huius libelli textum nostrum i. e. Aldinae non posse manavisse ex Parisino, non dubito quin ille quidem infitiatione reiecta mecum facturus fuerit, si quas rationes Opizo sequi soleret in contextu verborum constituendo cognovisset. Nisi omnia fallunt, ille medicus philologus Byzantinus libelli nostri textum ex P Clementis curis grammaticis purgato (P^1) sumpsit preloque expressit atque, ut consuerat auxilio codicum semper novorum undique arcessitorum pertinaciter mendosa cum strenuitate corrigere, sive ipso L usus sive eius aequali quodam cum altera classe testium artissime coniuncto, sed deperdito (x), formam per- x
polivit operis orituri, quippe cuius in textum lectiones instrumentorum critices recens inventorum comprobatas manu sua transferret ilico in officina, quare talium lectionum nullam in P apparere non est quod miremur. Sic igitur cod. L lectiones in Aldinam transgressas facile intellexeris. Sed etiamsi Opizo codicem quendam amissum adhibuerit, ut nequaquam incredibile putaverim hunc in interrogatione testium etiam a. 1525 opitulantem editori principi haerenti multa responsa praesto habuisse ad limam ultimam operis formandi, ita mihi veri simile videtur eundem testem nunc ignotum ineunte aetate litterarum renatarum studiis alterius critici hoc in libro positis vestigia neque obscura neque obiter impressa reliquisse.

Inter duas enim codicum nostrorum classes locum habet homo L^1
doctus nondum nominatus, de quo quid iudicandum sit adhuc ambigitur. Ivanus Müller, quotienscumque manus codicis L discernere studuit, varietatem lectionis correctoris legitimi quem habebat (L^1) semper maioris existimavit momenti paulatimque eius se summam in dignationem passus est abduci, tamquamsi simul cum hoc correctore ipsum archetypum Galeni contra Lycum libelli recuperavissemus. Sed mea iam pridem refert, ut error illius codicum ex-

1) Tali comparabiles concentus animadvertuntur etiam p. 4, 20. 7, 20. 31. 8, 14. 9, 24. 10, 1 et ubi non, omnes cod. L simillimi, quasi Opizo eos illi debeat, nec tamen ullum Galeni scriptum tantummodo hoc ex ipso exemplari expressum in Aldina Galeniana cognitum habemus; nam Helmreichius alia codicis L indicia hominum doctorum operae propria, alia Clementis librorum esse adnotavit et dignavit, quibus indiciis illum medicos in lucubrationibus φροντιστηρίου manibus, hos in officina typothetica versavisse operarios apertum fit, utpote qui, sicut hodie quoque facere solent, vocabulum, in quo paulum opus interrumpebant aut in quod pagina editionis ab ipsis paratae desinebat, lineola notarent uncinata _|¯ vel I, quales lineolas in P multas, nullas in L deprehendes. Quod si tam Ioannes Caius (John Kaye) Britannus apographum cod. Florentini L Basileam a. 1544 secum duxisse videtur, ut ibi Galeni De comate secundum Hippocratem libellum aliaque scripta minora primus ederet, quam Augustinus Gadaldinus Florentiae versionem latinam Galeni De diaeta Hippocratis in morbis acutis commentarioli confectam ex cod. L apud Iuntas Venetiis a. 1565 publici iuris fecisse dicitur, id quod et Ioannes Mewaldt CMG V 9, 2 p. XV de priore opusculo et Ioannes Westenberger CMG V 9, 1 p. XLIIsq. de posteriore non sine veri specie statuerunt, haec duo facta sententiae meae de cod. L eiusque correctore L^1 controversae non repugnare vix est quod addatur.

ploratoris detectus tandem tollatur, correctorem L[1] medicum philologum haud insipientem, interdum vero praeproperum nec satis cautum nec diligentem aetatis Byzantinae prioris agnoscendum esse ostendere.[1])

Cum archetypus (O) Galeni adversus Lycum libelli multifariam duplici lectione praeditus fuisse videatur, duae codicum nostrorum classes in hac varietate tradenda inter se differunt, et ita quidem ut librarius cod. L in lectione priore permanere soleat, posteriorem i. e. supra scriptam lectionem librarius cod. x praeferre perrexerit: corrector ubicumque varias lectiones animadvertit, pro genuina codicis sui L memoria recentiores alterius classis lectiones aequabilitate valde conspicua fallacique substituit, quasi codicem M ante oculos habuisset, id quod factum esse nequit, si quidem corrector qui putatur legitimus cod. L temporum ratione scribae codicis M aequalis fuisse vel potius aetate hic illi praestitisse vetatur. Qui quomodo processerit in arte exercenda, his exemplis comprehendas: ubi p. 5, 18 καὶ τοίνυν καὶ τῶν πυρετῶν αὐτῶν ἔνιοι μὲν ἀκριβῶς εἰσι ξηροί, καθάπερ οἱ ἀκριβῶς ἑ κ τ ι κ ο ί, τινὲς δὲ ἐσχάτως ὑγροί, καθάπερ οἱ τυφώδεις ὀνομαζόμενοι prima manu in L scripta videmus, L[1] cum textu codicum MP congruentes lectiones recepit, non solum lectionem γρ. κ α ῦ σ ο ι supra ἑκτικοί appositam, sed etiam ἢ ἑ λ ώ δ ε ι ς post οἱ τυφώδεις additam: Georgius Helmreich merito mihi videtur acquievisse vetustiore lectione ἑκτικοί, cuius fidei vel talia, qualia apud Gal. t. VII 314. 699. IX 388. X 718 K. exstant, insuper documento esse possunt, quamquam eodem iure editores universi nihil offensionis in ardentium febrium mentione, quae ex altera codicum classe in Aldinam ceterasque editiones manavit, inesse credebant; neque vero de codicum altera discrepantia Helmreichio adstipulari conor in verbis ἢ ἑλώδεις omissis Charterium secuto, quibus verbis

1) Corrector cod. Laurentiani L[1] impertivit operam variam variis libri partibus, ex quibus etsi Galeni contra Iulianum libello largiter studiorum suorum fructus dedicatos volebat eiusque adversus Lycum libellum nonnisi obiter tetigit. ita ut eius orationem non minus mancam mendosamque multo parcius redintegraret et emendaret, semper aequali vero cura suppleret omissa, tamen eadem usus ratione castigandi hic illic notas tum utiles tum inutiles tum noxias contextui verborum adspersit. Quomodo enim codicem creberrimis scriptum compendiis ideoque lectu difficilem legentibus ad usum habiliorem reddidit ingenti multitudini vocabulorum breviatorum et ligatorum plerumque ipsis litteris additis terminationes refingens ac praecipue praeter haud pauca huius generis aenigmata recte dissoluta satis magnam copiam genuinarum archetypi (O) lectionum ex altera classe codicum communicans, eadem ratione veram libri speciem foedavit, cum nonnullas eiusdem fontis corruptelas et in margine positas et in ipsum textum per rasuras intrusas ex codice x, opinor, expiscatus est, quin etiam haud dubie suas ipsius coniecturas vel potius interpolationes falsum prae se ferentes pro veris non est veritus auctoris verbis immiscere. Quod iudicium de natura et indole correctoris L[1] hoc loco factum quasi βάσανον quandam expertus sum, cum occassione data Mülleri erroris superandi duo scripta minora Galeni denuo recognoscerem (Quellen u. Studien zur Gesch. der Naturwiss. u. der Med. III p. 376sqq. et Sudhoffs Archiv f. Gesch. der Med. u. der Naturwiss. XXXI, 1938, p. 254 sqq.).

opus esse arbitror vel ob eam causam, quia significationum in excusatione vel potius comprobatione quam auctor sic addidit p. 5, 20 εἰ δ' οὐ χαίρει ⟨τις⟩ τοῖς οὕτω καλουμένοις ἢ κατ' ἄλλου πράγματος ἐπιφέρειν εἴθισται κτλ. duo saltem insueta nomina febrium praegressa si non necesse, at certe conveniens est, nempe et τυφώδεις et ἐλώδεις, cum et ἑκτικοί et καῦσοι πυρετοί tam tritae febrium significationes habendae sint, ut illae quidem nullam flagitent excusationem; accedit altera causa, cur ἐλώδεις voculae patrocinium suscipiendum censeamus, nam si cui πυρετοὶ ἐλώδεις prorsus ignoti Galeno quidem iudicentur, eum ad ipsius auctoris indicem febrium in primo Epid. l. VI commentario traditum delegamus CMG V 10, 2, 2 p. 56, 19, ubi ne ἐλώδεις quidem praetermisit, nulli criticorum in illa febrium enumeratione suspectam denominationem, quapropter eo minus de hoc additamento correctori diffisus sum (cf. p. XII n. 1).

Quod ad vim et originem attinet testimoniorum codicis L recogniti, nobis emolumentum non spernendum obtingere videtur etiam ex rebus minutis, velut ubi haec sic in L tradita verba p. 6, 10 ὅσα δὲ εὔκρατα φύσει τῶν σωμάτων ἐστίν (εἰσίν MP, corr. P^1), οὐδὲν τοιοῦτον ἁπτομένοις ἐμφαίνει· σύμμετρα γὰρ ἀκριβῶς ἐστιν, ὡς μηδὲν (μήτ' em. Helmr.) ἐνδεῖν αὐτοῖς τὸ θερμόν, οἷα γέρουσιν ἢ τοῖς ἐψυγμένοις, μήθ' ὑπερβάλλειν κτλ. L^1 mutavit supra οἷα vocabulum extremum unam litteram ο cum solo M[1]) mirum in modum congruentem apponendo: quo charactere superscripto L^1 instar codicis deperditi x dux alterius classis codicum apud nos viget ac valet, quoniam λογίατρος Byzantinus anonymus L^1 Caesare Stratego scriba cod. M non minor aetate fuisse creditur.

Proximus quoque locus non paulum nos adiuvabit ad indolem correctoris rectius intellegendam: nam verbis orationis Lycianae sic corruptis in L p. 22, 21 ὅτι δὲ τοῦτο ψεῦδος τυγχάνει ὂν τὸ μάλιστα ἐπιτετάσθαι τοῖς αὐξανομένοις τὸ θερμόν, ῥᾴδιόν ἐστι ποντ| ἐπιστῆσαι L^1 medicinam ex altera librorum classe se laturum sperans de codicum MP lectione quae est παντὸς ἐπιστῆσαι α quidem solam ad παντ| vocabulum restituendum adhibuit, cum compendium dissolvere non auderet, sed signo critico ∸ super ἐπιστῆσαι iam posito

1) Ut p. 6, 12 duo secundae classis testes alter ab altero distant, cum οἶο M exaratum, οἷα P praebeat, ita similiter de levidensibus ambo p. 18, 17—22 inter se discrepant, ubi in hoc enuntiato κατὰ τὸν αὐτὸν οἶμαι τρόπον κἀπειδὰν φάμενος (φ. om. L: add. L^1MP) τριχῶς νενοῆσθαι (corr. Helmr.: νενοεῖσθαι cum codd. Ald.: ἐννοεῖσθαι a Basil. ceterae edd.) τὸ πολὺ θερμὸν ἕκαστον τῶν σημαινομένων ἐπεξέρχηται. τὸ μὲν γάρ τι κατὰ τὴν οὐσίαν φησὶν νενοῆσθαι πολὺ θερμόν, τὸ δέ τι κατὰ τὴν ἐπίτασιν τὴν ποιότητος, τὸ δέ τι κατὰ τὴν ἰσχὺν τῆς οἰκείας ἐνεργείας cum propter verba πολὺ θερμὸν iterata librarius codicis L ab altero ad alterum aberraverit, ita ut verba ἕκαστον τῶν σημαινομένων... πολὺ θερμόν in contextu codicum MP servata desint in ipso textu codicis L, de verbis a correctore in margine additis ἕκαστον (p. 18, 19) . . . θερμόν (v. 20) haec pauca digna reperiuntur quae notentur: v. 19 ἐπεξέρχεται L^1 P^1 edd.: ἐπέρχεται MP: ἐπεξέρχηται corr. Helmr. et v. 20 νενοῆσθαι L^1: νενοεῖσθαι M: ἐννοεῖσθαι P, quocum omnes concinunt edd.

et in margine iterato spe deiectus παντ| sequentis quoque verbi corrigendi statim ab opere incepto manum abdidit, non quo veritate et pudore vocabulum suspectum attemptare prohibitus esset, sed quod eum praesertim festinantem adiumentum loci desperati defecit. Attamen elocutionis addubitatae sensui simplici leni mutatione opitulatus interpres latinus Iuntinae cunctis cogitationis postulatis satis faciebat vertendo 'omnibus scire facile est', i. e. ῥᾴδιόν ἐστι παντὶ (vel πᾶσιν) ἐπίστασθαι. Quod quamvis commode scribatur, omnes tamen editores eandem fere vim, opinor, in traditis repperisse sibi visi sunt, dummodo secundum sermonem scriptorum posteriorum, in his Polybii Plutarchique, Lycum quoque ῥᾴδιόν ἐστι πάντα (vel πάντας) ἐπιστῆσαι, i. e. 'unumquemque animadvertentem reddere', scripsisse coniectemus item ac nonnumquam Galenus ipse hac usus est consuetudine, veluti cum verba quaedam Prognostici sic commentatur CMG V 9, 2 p. 256, 1 Heeg ὅτι δὲ καὶ λευκόν (scil. τὸ πῦον εἶναι προσήκει), ἐὰν τὴν γένεσιν αὐτοῦ μάθῃς, ἐπιστήσει σε ὁ λόγος κτλ.

Sed ne in angustiis quidem correctoris L[1] critices, cui nos studere sinit in hoc tam exiguo libello, requiruntur interpolamenta philologi Byzantini genuinis cod. L lectionibus compendiosis, ut ea qua oportet sollertia legantur, utique non periculosa. Ubi igitur editores ab Aldo ad Kuehnium eundem textum quem Clemens ex cod. suo P imprimendum tradiderat Opizoni p. 8, 7 ἡ γάρ τοι λιγνὺς ταύτῃ τοῦ καπνοῦ διενήνοχε, καίτοι γε ἀμφοῖν περιττωμάτων ὑπαρχόντων φλογός, ὅτι ἡ λιγνύς ἐστι μὲν κατωπτημένης ὕλης γεώδης ἀναθυμίασις, καπνὸς δὲ κτλ. immutatum propagaverunt, tantum abest ut L[1] collatis quae leguntur e. c. p. 15, 11 vel CMG V 10, 2, 2 p. 257, 11. 13 rationem vere grammaticam, quam sermo quoque Galenianus adverbiis ταύτῃ — ᾗ poscit, in lectionibus cod. L perspexerit, ut alterius familiae coniecturas haud dubie falsas contextui verborum cod. L intruserit, et ὅτι ἡ perperam pro solo ἡ i. e. ᾗ substituens et γεώδης pro necessario γεώδους relinquens, id quod primus interpres latinus in Iuntinae versione sic exstante 'terreae perustae materiae exhalatio' correxit: etiam hoc loco criticus veram formam in cod. L latentem non agnovit: ἡ γάρ τοι λιγνὺς ταύτῃ τοῦ καπνοῦ διενήνοχε, . . . ᾗ λιγνύς ἐστι μὲν κατωπτημένης ὕλης γεώδους ἀναθυμίασις, καπνὸς δὲ κτλ.

Raro fit ut L[1] Graeculum aevi medii sermone agnoscamus, veluti nota p. 8, 16 ad app. crit. allata, sed qua praeterea de exemplari codicis L(y) ut quod hic item insignitum inveniamus atque in notula codd. MP alterius classis exemplar (x), vocabulo βαμβύκι(ον) sec. Steph. Thes. grammaticis quidem minus probato quam βαμβάκιον usus eius materiam ξυλοχάρτιον fuisse ostenderit; sic enim appellatur charta bombycina, quemadmodum iam Herodotus III 47 εἴρια ἀπὸ ξύλου lanam vel lanuginem xylii i. e. gossipii fructicis nominavit. Cf. Poll. 7, 75. Similis interpretatio legitur apud Du Cangium haec: βαμβάκινον charta ex panniculis confecta. Itaque in charta bombycina propter quasdam foliorum proprietates virium quae ἶνες a Graecis vocantur interdum atramenta tantam labem remittunt, ut librarius cod. L lituris litterarum syllabarum vocabulorum sic oblita transilire coactus illegibilia nonnulla correctori L[1] sarcienda reliquerit, quo mendo detrimentoque πρωτότυπον secundae classis codicum caruit, verisimiliter ob aliud genus materiae, membranam (cf. Th. Birt, Antikes Buchwesen). Deinde igitur l. l. et βαμβύκιον et πρωτότυπον communem utriusque codicum classis defectum ab eodem denique archetypo (O) repetunt, MP per x et L per y.

Quin etiam ex argumentis marginalibus ansam petere conclusionis licet, ut non modo de vi talium notarum verum etiam de scribae natura subsidiisque criticis recte iudicemus; nam margines librorum usus commodioris causa glossematis complere potius possessoris vel professoris medici quam correctoris legitimi fuisse videtur. Quibus ex adnotationibus unum maxime dignum exemplum habeo cuius mentio fiat, quod praesertim adhuc omnino nondum argumentum esse agnitum sit. In verbis enim, quae per ultimam quoque editionem sic fere circumferuntur et quae paene eadem forma transitura fuisse verisimile putem in editionem Helmreichianam, nisi denique nescio quo pacto mutata esset, haec legimus p. 19, 21 ὥσπερ γὰρ ἐνταῦθα π ρ ῶ τ ο ν τὸ ἐπερώτημα πρὸς τὸ εἰρημένον ἐστίν, οὐκ ἔστιν (corr. Helmr.: οὐκέτι omnes codd. et edd.) ἄλλο τι ὀρθῶς ἀποκρίνασθαι ἀλλ' ἢ μόνον τοῦτο τὸ τῇ οὐσίᾳ ὑπερβάλλειν: ambae codicum classes variant in sententia prima, quoniam L haec ἐνταῦθα πρὸς τὸ εἰρημ⊔| ἐπερώτημα, MP haec habent ἐνταῦθα τὸ ἐπερώτημα πρὸς τὸ εἰρημένον ἐστίν, quibus collatis L[1] commotus est, ut supra εἰρημένον ἐπερώτημα haec signa poneret '/\' τὸ α' i. e. ἐστὶ τὸ πρῶτον, quorum extremum in textum suum Opizo recepit, quasi scriptoris esset Lyci, neque cuiquam in verbis ὥσπερ γὰρ ἐνταῦθα π ρ ῶ τ ο ν τὸ ἐπερώτημα πρὸς τὸ εἰρημένον ἐστίν offensioni fuit πρῶτον, etsi lector quidam otiosus in suspicionem mihi cecidit ita medio verborum in contextu cupidus numerandi, ut modo praegressam de humore interrogationem (p. 19, 19—21) eamque priorem sequentia prospiciens vel potius a lectis respiciens alteri de nive interrogationi (p. 20, 14—17) opponeret; nullus enim dubito quin quae L[1] glossematis loco notavit verba ἔστι τὸ πρῶτον sc. ἐπερώτημα non inter lineas ipsius textus, sed in margine locum suum habeant, quippe quae quamvis paululum huc in contextum verborum delata cum argumentis marginalibus correctoris, velut ex. gr. ad p. 25, 10 vel v. 22 adnotatis, eandem vim ac naturam prae se ferant. Cum autem L[1] Galeni contra Lycum libellum velociter praetervolaverit, vix ut eius in singulis progressus et tenoris meminisset, eius quae quaeritur adnotationis originem in eodem exemplari sitam suspicere (x), ex quo corrector ceteroquin hausisse videtur. Denique dignum est quod commemoretur Opizonem, sive ei cod. L praesto fuit, id quod nihil nos prohibet credere, immo memoria totius adversus Iulianum libelli quasi gravi quodam pondere proripit ac praeoccupat[1]), sive aditus ei patuit ad deperditum illum librum mscr. (x), hoc in opusculo Galeniano ultimum usum esse codicibus.

Codices de quibus supra disseruimus qua ratione inter se cohaereant, ex stemmate infra allato facillime dignoscas.

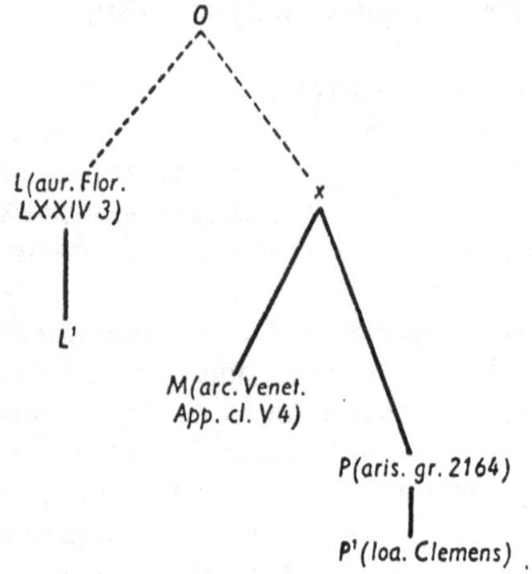

Ne ille quidem Ianus Cornarius Zviccaviensis (1500—1558), omnium doctorum Hippocraticorum eis temporibus apud Germanos celeberrimus, in codicibus nixus est, cum studii sui Galeniani fructum uberrimum in marginibus exemplaris sui Aldinae translati posterius in bibliothecam universitatis Ienensis ita collocaret, ut in Galeni commentariis Hippocraticis tam Hermanni Cruserii, Ioannis Vassaei, Pauli Crassi, aliorum criticorum conamina vel interpretationis ope in usum suum converteret quam suo ipsius acumine strenuo totque et tantarum rerum scientia sua permulta librorum damna tolleret. Postquam Hieronymus Gemusaeus Basileensis nullis libris manuscriptis solius divinationis auxilio suam editionem (a. 1538) et voluminum numero et scriptorum ordine Aldinam anni 1525 autumno foras emissam imitatus in lucem edidit, Cornarius Marpurgi Galeni cum aliis scriptis tum huic contra Lycum libello denuo coepit operam navare neque cuiquam dubium esse potest, quin hic vir Hippocraticus et Platonicus, si plus viginti quinque annos consilium Galeni graece edendi tenaciter persecutus opus ad exitum

1) Opizo utrum fundamentum editionis principis libelli contra Iulianum emissi hoc in cod. L iecerit an in ignoto quodam alterius classis, infra disquiretur accuratius, imprimis ad finem praefationis.

speratum produxisset, universos editores antecessurus fuerit.[1]) Cornarii notas ad hunc quoque libellum pertinentes diligenter recolendas arbitratus ex eius ipso exemplo principis editionis ab Ioanne Mewaldt qua consuevit religiositate describere cunctas olim exhaustas animo grato usurpare malui quam Gruneri cura nec satis diligenti nec perita publici iuris factas (in libello qui inscribitur 'Iani Cornarii Coniecturae et Emendationes Galenicae, Ienae 1789').

Una cum Cornario de numero haud parvo locorum corruptorum bene meritus est editor proximus Renatus Charterius (René Chartier) medicus Vindocinensis, qui quin imprudenti consilio simul omnia Hippocratis et Galeni opera graece edendi commotus onus gravius umeris imposuerit quam quod aut rei familiaris aut ingenii facultatibus ferre posset nemo dubitat. Quo factum est ut Charterius tomos illos insignes genero suo Carolo du Gard edendos relinqueret (Lutetiae Parisiorum a. 1679). Etiamsi ipse auctor editionis in tom. I praefatus confitetur sese praeter eos qui Parisiis exstitissent codices nullos adhibere potuisse, tamen ne eorum quidem vestigia per hunc certe libellum aperire mihi contigit. Cum igitur instrumentum criticum ei praesto fuisset nullum, quod editione Basileensi vel potius Aldina contextum integriorem aut omnino praestantiorem suppeditaret, artium fallacium illecebras effugit, quibus aliis in scriptis Galeni succubuit.[2]) Itaque quae Charterio non recta videbantur in Basileensi, hic illic haud infelici manu correxit, quamquam sunt quae non mutanda mera libidine mutandi mutaverit.

A quo critico totus dependens Carolus Gottlob Kuehn, novissimus atque idem levissimus omnium editorum huius scriptionis Galenianae, editionem Charterianam haud ita crebro castigatam anno 1829 ad iterandum prelo tradidit.

1) De Cornarii studiis Galenianis subtiliter egit Ioa. Mewaldt CMG V 9, 1 p. XXIsqq.; quae de eodem medico philologo nuper addidi cf. CMG V 10, 1 p. XXVIsq., 10, 2, 1 p. XXVsq., 10, 2, 2 p. XXIsq.

2) Quoniam primus Hermannus Diels de compluribus sententiis fallacibus Historiae philosophae (Doxogr. gr. p. 240) Charterii falsaria facie personam detraxit, alii alia falsa in edit. Parisina detecta destruxerunt. Vid. Ioa. Mewaldt in Relat. Acad. Berol. a. 1913 n. XIII (Eine Fälschung Chartiers in Galens Schrift über das Koma) p. 256sqq. et similes meas indagationes de lacunis maioris ambitus in comment. in Epid. libros a Charterio ex interpretationibus latinis retrovertendo suppletis in Actis Acad. Berol. 1917 n. 1, p. 17sqq. et CMG V 10, 1 p. XXIX et V 10, 2, 1 p. XXVIII.

IN GALENI
ADVERSVS EA QVAE IVLIANO
IN HIPPOCRATIS APHORISMOS ENVNTIATA SVNT
LIBELLVM PRAEFATIO

Galenus similiter ac Lycum Macedonem alterum quoque inter aequales medicum propter aphorismorum quorundam reprehensiones obtrectationesque Hippocratis impugnavit, Iulianum Alexandrinum[1]) medicum methodicum[2]). Cui cum quasi nefariis divini sui ducis iniuriis indignabundus sectator vel potius defensor ultor libello quem inscripsit Πρὸς τὰ ἀντειρημένα τοῖς Ἱπποκράτους ἀφορισμοῖς ὑπὸ Ἰουλιανοῦ emisso, testimonio inimicitiarum instar telorum nubis pleno, qua Galenus atriorem in alumnos huius scholae vix unquam effudit, vehementer et infense conviciatus est, non indignationi solum, sed etiam ambitioni suae nimis immoderatae tam malignam inhonestamque contradicendi atque convincendi rationem concessit, ut, quanta flagrabat invidia rivalitate aemulatione quantoque odio sectae methodicorum, hoc genus disputationis quaestionum medicarum castigationisque litterariae forsitan iudicanti quidem indulgenter atque concilianter satis intellegatur, attamen integro scriptori nequaquam ignosci, nedum comprobari possit. Galenus in Lyco quamvis pridem mortuo carpendo non tam empiricum quendam quam commentatorem scriptorum Hippocrateorum vel suis discipulis adamatum ex favore et dignatione medicorum aequalium imprimis ideo tollere studebat, quia libros eius explanatorios suae ipsius auctoritati noxios putabat; Iuliani scriptioni maledicens nihil antiquius habebat quam ut irrisui contemptuique totius collegii medici hunc vicarium eius sectae medicorum traderet, quam odio vehementissimo sibi propterea persequendam existimabat, quod pro doctrina Hippocratica funditus eversa novam artem sanandi et do-

1) Cf. Ioannem Gossen RE X, 1919, col. 11 sq.

2) Iulianum novissimum fuisse methodicorum celebrium consectarium fit ex. gr. vel ex eo ordine, quo Galenus p. 41, 3 eum Asclepiadem Themisonem Thessalum excipientem facit simul per auctores principes huius sectae sic assertos indicans, qua temporum serie recentem doctrinam non exortam modo et excultam, verum etiam operis exercitatam et extentam animo suo informaverit; videassis Caroli Deichgräber commentariolum RE VA 1636 s. v. Themison.

cere et exercere audebat. Nam etsi Galenus vel in controversiis acerrimis sententiarum methodicarum adversus Asclepiadem Prusaeum[1]) et Themisonem[2]) plane liberalius atque officiosius quam contra Thessalum[3]) Iulianumque se gessisse negandus non est, immo praecipue Bithynum illum medicum interdum uno eodemque ore cum Hippocrate Diocle Herophilo Erasistrato ceterisque coryphaeis artis nominavisse et extulisse, quin etiam prae sociis methodicis libenter obscuratis et licenter obtrectatis eius naturam et indolem operaque medica velut fulgore bonae veniae videtur auraque aequitatis clarasse, vix quemquam tamen ex eius consortibus litterarum tantis conviciis contumeliisque quantis Iulianum hoc in libello Galeni miserabiliter affectum esse constat.

Galenus dum adulescens apud homines doctos Alexandrinos in studia philosopha et medica, imprimis anatomica lustrum fere incumbit, etiam Iuliani methodici medici consuetudinem adipisci constituit, ἵνα καὶ παρὰ ζῶντος τἀνθρώπου φωνῆς, ut ait ipse, ἐκμάθωμεν λήρους μακρούς; quibus verbis usus auctor in scriptis hominis litterati versatus in primo de methodo medendi libro logiatrici cuiusdam cum Iuliano colloquii memor haec sic testari pergit t. X p. 53, 12K.: „καὶ τεκμήριόν γε τούτου μέγιστον· ἐτῶν γὰρ ἤδη πλειόνων ἢ εἴκοσι γεγονότων ἐξ οὗπερ ἡμεῖς ἐπὶ τῆς Ἀλεξανδρείας αὐτῷ τούτῳ συνεγενόμεθα, γεγραφὼς εἰσαγωγὰς ἄλλας ἐπ' ἄλλαις (ἀεὶ γὰρ αὐτὰς μετατίθησί τε καὶ μεταρρυθμίζει τῷ μηδέποτ' ἀρκεῖσθαι ταῖς γραφείσαις) κατ' οὐδεμίαν αὐτῶν ἐτόλμησεν εἰπεῖν ὅ τί ποτ' ἐστὶ νόσος, καίτοι γε μηδὲν πρὸς ἔπος ἐν αὐταῖς διεξέρχεται (p. 54) μέχρι τοῦ καὶ τὰ τοιαῦτα ζητεῖν, εἰ ζωγραφία χρήσιμος ἰατροῖς ἐστιν· ἀλλ' ὅμως τοσαῦτά τε καὶ τοιαῦτα γράφων καὶ δῆλος ὤν, ὥσπερ καὶ Μενέμαχος, ὅτι σαφῶς ἔγνωκε τῆς μεθοδικῆς αἱρέσεως τὴν ἀτοπίαν, οὐδέπω καὶ τήμερον ἔγραψεν ἐν ταῖς εἰσαγωγαῖς ὅ τί ποτε νόσον ἢ πάθος ὀνομάζει. ἐμοὶ δ' οὖν ἐρομένῳ ποτ' αὐτὸν οὕτω μακρῶς τε ἅμα καὶ ἀσαφῶς διῆλθεν, ὡς ὧν μὲν ἔλεγε συνιέναι[4]) μηδενός, ἀναγκασθῆναι δὲ τό γε τοσοῦτον εἰπεῖν πρὸς αὐτὸν ὡς διαφέρεσθαί μοι δοκοίη πρὸς Ὀλυμπικὸν καίτοι πάππον αὐτοῦ τῆς διδασκαλίας ὄντα· μαθητὴς γάρ ἐστιν οὗτος ὁ Ἰουλιανὸς Ἀπολλωνίου τοῦ Κυπρίου, ἐκεῖνος δ' ἦν Ὀλυμπικοῦ φοιτητής.[5])" A iuventute igitur ad senectutem Galenus lectitaverat opera Iuliani; erant autem, quantum scimus, quattuor numero: inter libros deperditos methodicorum

1) Cf. M. Wellmann, Asklepiades aus Bithynien, von einem herrschenden Vorurteil befreit, N. Jahrb. 21, 1908, 683—703; praeterea J. L. Heiberg, Naturwissenschaften, Mathematik und Medizin im klassischen Altertum, 1920, p. 68sq.; P. Diepgen, Geschichte der Medizin, I, 1923, p. 96.

2) Cf. Carolum Deichgräber RE V A col. 1632sqq.

3) De Thessalo Tralliano vide Ioannis Diller dissertatiunculam RE VI A 168—182.

4) Ante μηδενός pronomen με interisse mihi videtur.

5) Neque de Apollonio Cyprio, Iuliani praeceptore, neque de illius magistro Olympico (cf. Gal. t. X p. 53 K.) aliud quicquam compertum habemus.

attulit Iuliani quoque quas supra commemoravimus introductiones: εἰσαγωγαὶ εἰς ἰατρικήν propter sonitum et captationem verborum et argutiarum identidem scriptori retractatae, nisi fidem abrogamus adversario; deinde βίβλοι ὀκτὼ καὶ τεσσαράκοντα πρὸς τοὺς Ἱπποκράτους ἀφορισμούς, quarum liber secundus ansam praebuit Galeno huiusce libelli; tum minoris ambitus Περὶ μεθόδου βιβλία, denique Περὶ σωματικῶν παθῶν βιβλία.[1]) Quae quod apud medicos etiam Romae vigebant Galenum paenitebat atque pigebat, sicuti cuncta documenta Iuliani loquacitatis vanitatis impietatis abnuere nunquam desiit. Itaque mirandum non est Galenum ad tantam invidiam tantamque despicientiam provectum esse, ut illi medico methodico, quippe quem non solum nebulonem garrulum, sed etiam hominem nequam omnis audaciae plenum atque irreverentiae merae haberet, appellationem impertiret καινῆς διαλεκτικῆς σοφιστοῦ eumque ipsi Thersitae Homerico compararet. Hanc enim illius locutulei descriptionem invenimus insertam libello Galeniano p. 38,8sqq.[2]): κυριώτατον ... ἄν τις εἴποι τοῦτο δὴ τὸ συνήθως (συνή^{θ}' L: σύνηθες M omnesque edd.: correxi) λεγόμενον, ὡς οὐδέν ἐστιν ἀπεραντολογώτερον τἀνθρώπου (Ald.: τα͞ν́ω LM). "Θερσίτης δ' ἔτι (δέ^{τ} L: δὲ M: δέ τις ab Aldo edd.) μοῦνος ἀμετροεπὴς ἐκολῴα (ex B 212 scripsi: ἐκό^{λ}' L: ἐλαίῃ M: ἐλάλει frustra Ald. ceteraeque edd.)·" ⟨καὶ⟩ (addidi) τούτῳ (L^1 Ald.: τοῦ LM) μᾶλλον ἂν ἢ Θερσίτῃ πρέποι (πρέ^{π}' LM: πρέπει edd.: correxi) πάντας ὑπερβαλόντι (M: ὑπερβάλο͞ν L: ὑπερβάλλοντα edd., sed ὑπερβάλλοντι adnot. Cornarius) τοὺς πώποτε γεγονότας ⟨ἐν⟩ (add. L^1)

1) Semel Galenus horum duorum scriptorum mentionem fecisse videtur (cf. p. 41, 17).

2) Quasi in praecursu memoriae huiusce libri tramitem iuvat insistere, quo manifestius specimine novae codicum recensionis prolato protinus ostendatur, quantum haec editio distet ab Aldina ceterisque editionibus: item fere atque in Galeni contra Lycum libello sententiarum quoque insequentium ex varia lectione procul dubio perspicitur fundamentum alterius libelli situm esse in uno eodemque medii quod vocatur aevi archetypo (O) nunc quidem amisso, sed qui duas in partes discedens alteram eamque meliorem fidem in cod. L(aurentiano LXXIV 3 s.XIII in.), alteram pretii deterioris in M(arciano app. class. V 4 s. XV) reliquerit: eundem fontem testantur communes corruptelae, veluti p. 38, 10 τα͞ν́ω i. e. τῷ ἀνθρώπῳ pro gen. et v. 15 καθεζομένου, cuius quamquam incerta videtur emendatio, tamen καθίζοντος scribere malui quam χρησαμένου vel tale quid; at exemplum peioris memoriae v. 10 ἐλαίῃ ex cod. M afferatur, pro quo L recte praebet ἐκό^{λ}' compendiose pro ἐκολῴα exaratum, quorum utrumque eidem debetur archetypo, nempe non compendiose, sed cursive scripto, quippe cuius signa characterum α ω η ε scribae Byzantini soleant invicem secum confundere, ita ut in codicum amborum congruentia maxime quidem conspicua tamen haec una lectio in L et M satis esse videatur ad demonstrandum utrumque testem sui iuris esse neque hunc ex illo dependere. Praeterea hanc eandem codicum discrepantiam fortasse sunt qui non levi momento aestiment, si quidem in fonte principis editionis disceptando textum huius libelli Galeniani ex Aldina ad Kuehnianam propagatum ex cod. L derivatum negant, utpote cuius genuinam lectionem versus Homerici ἐκολῴα nesciens Opizo frustra mutatum iret in ἐλάλει, quae scriptura manifestam ex altero codice prae se fert originem; sed quaestio paulo intricatior est, quam ut hic in transcursu diiudicetur.

ἀμετροεπίαις. καὶ τοίνυν οἱ παραγενόμενοι τοῖς λόγοις ἀναγινωσκομένοις (ἀναγινωσκο$^{\mu\nu/}$ LM: ἀναγινωσκόμενοι ab Ald. edd.: correxi) αὐτοῦ (L^1 M: αὐτοῖς L: αὐτοὺς edd.) δύο ταύτας ἔθεντο προσηγορίας τἀνθρώπῳ, τὴν ἀμετροεπίαν (ίαν add. L^1) καὶ τὴν ἀπεραντολογίαν, ὥστ' οὐκ ἐμοῦ σωφρονίζοντος, ἀλλ' Ὀδυσσέως τινὸς ἐδεῖτο τοῦ τῷ σκήπτρῳ καθίζοντος (αὐτόν silentio cogitandum ratus conicere malui quam μαστιζομένου vel κολαζομένου: καθεζομν L, ι super ε pos. L^1 [1]): καθεζομένου M edd.). σωφρονίσαι γὰρ τὸν οὕτως ἔμπληκτον οὐδ' αὐτὸς ὁ τῶν Μουσῶν δύναται χορός.

E conspectu variarum lectionum, quas attulimus industria, satis apparuerit Galeni contra Iulianum libellum eo quem adversus Lycum edidit multo manciore et lubriciore fultum esse memoria. Nam ut de mendositate veterum librorum impressorum non tam ubique simili quam hic utique fallaci taceamus, non modo grandis ille testis iniquitate temporum detrimentum tulit maius in ipsis his partibus, verum etiam alterius classis testimonium paene totum periit, cum duo tantum folia codicis recentioris praesto nobis sint ad aetatem nostram servata. Adhibiti igitur sunt ad hanc editionem Galeni contra Iulianum libelli codex Laurentianus Florentinus plut. LXXIV 3, fol. 12^r–21^v, saec. XII/XIII (L) et Marcianus Venetus App. class. V 4, fol. 253^r–254^v, saec. XV (M). De quibus quoniam fusius egimus supra p. IX sqq., sufficit hoc loco quae de necessitudine codicum eorumque de aestimatione Georgii Helmreich exposita sunt summatim referre ac, si qua probatione forsitan efficaciore nobis opus esse videatur, conducit iudicium meum novis confirmare argumentis. M(arciani) quidem collationem ille vir doctus iam dudum ad finem perduxerat, sed studium L(aurentiani) senectute defatigatus incohatum reliquit. Itaque operae meae testium interrogandorum maximo fuit commodo, quod codici L olim enixe studens haud parvam huius adversus Iulianum conscripti libelli partem quam potuit accuratissime contulit Hermannus Schoene, cuius post exitum praematurum die V mensis Aprilis a. MCMXLI Berolini in nosocomio Lietzenburgensi

1) Quod attinet ad interrogationem testium, restat ut denuo hominem illum doctum inducamus, duas inter classes codicum commemorandum, correctorem L^1 crebro mirum in modum cum M concordem, qui quo diuturniore recognitione recentiorum editorum ad legentium notitiam pervenit, eo speciosiorem ad auctoritatem surrexisse mihi videtur, tamquam si simul cum eo qui codicis L corrector legitimus fuisse fertur ipse archetypus nonnullorum librorum Galeni nobis redditus sit. Quamvis nulla pagina libelli careat exemplis, quibus quam bene corrector de condicione textus commodius legendi meritus sit elucet, velut loco supra laudato compendia p. 38, 11 τού(τῳ) vel v. 14 ἀμετροεπ(ίαν) dissolvit aut v. 12 ἐν omissum addidit aut v. 13 αὐτοῦ ex αὐτοῖς correxit, tamen non vereor, ne de officio huius correctoris falso iudicem tantum abesse affirmans ut v. 15 καθιζομένου lectionem legitimam et genuinam archetypi restituere ei contigerit, ut contextum verborum inquinare ausus sit interpolamento perperam excogitato. Hoc aliaque eius modi commenta, nisi fallimur, ex mente medici philologi nescio cuius Byzantini litterarum renatarum aetate priore originem traxisse licet opinari.

flebiliter factum procurator fidus eius hereditatis litterariae Carolus Deichgraeber professor Gottingensis fructum horum studiorum opimum usum in meum pergrate convertit.

O = LM Hos duos supra laudatos testes LM re vera coincidere in unum (O) complures ineuntis libri concentus corruptelarum nobis documento sunt, veluti p. 33, 6 τοὺς ἀντιλέγοντας ψευδῶς ὧν οὐκ ἔμαθον ὑπέχειν ἀξίαν ὧν πλημμελοῦσι τιμωρίαν: οἷς correxi coll. p. 34, 6 – p. 33, 12 (ἕκαστον κριθὲν) ἐνεγράφετο στήλεσί τισιν: στηλαῖσι τισὶν Ald. Bas.: στήλαισί τισιν Chartier, Kuehn: στήλαις τισὶν correxi – 15 θήσουσι μὲν ... τὰ χρηστά, διαφθείρουσι δ' ὅσα μοχθηρά: διαφθειροῦσι scr. Chart.: διαφθεροῦσι corr. K. – p. 34, 11 ἣν μὲν οἷα δεῖ καθαίρεσθαι καθαίρονται: -ρωνται corr. Chart., sicut idem mendum p. 36, 7 et 12 sustulit K. – 34, 14 καὶ χάρις γε τύχῃ τοῦθ' ἡμῖν πρῶτον ἐγχειρησαμένῃ: ἐγχειρησαμένοις Ald. Bas.: ἐγχειρισαμένῃ corr. Chart. – p. 35, 2 περὶ μικρὸν: περὶ μικρῶν corr. Chart. – 3 τῶν αὐτομάτων γιγνομένων κενώσεων: αὐτομάτως coll. p. 34, 11 et 36, 15 correxi – 35, 6 εἰ μὲν οὖν ἐμεμαθήκει τὴν τέχνην 'Ιουλιανὸς ὑπὸ διδασκάλοις ἱπποκρα^{τ}' (ειοις superscr. al. m.) L: ὑπὸ διδασκάλοις ἱπποκρατείοις M: corr. Ald. – p. 37, 18 ἤτοι γε ἀμαθίαν ἢ ἀναισχυντίαν ἢ τολ^{μ}' (L, τόλμην M edd.): τόλμαν correxi, sicut p. 65, 12; cf. ex. gr. CMG V 4, 1, 1 p. 49, 7 de Boer vel V 9, 1 p. 74, 8 Mew.

Qui locus transitum nobis parabit ad aliud genus peccatorum, orationis tenorem interruptum, sive maior agnoscitur lacuna sive minor, sive in hoc sive in illo codice: quod enim in verbis p. 37, 17 οὐδ' εἰπεῖν οἷόν τε ἤτοι γε ἀμαθίαν κτλ. inter οἷόν τε et ἤτοι γε librarius cod. L spatium septem litterarum vacuum reliquit, aliena manu (L^1) vocabulo πηλίκην inserto locus in L redintegratus est, sicuti M eum in textu praebet incolumem. – Item verba lacunose hunc in modum in L tradita p. 42, 5 ἥδε μεσότης ἐπιβουλευ^{θ}' ἐξ ἀνάγκης πασχ' τὰ σώματα κτλ. a correctore L^1 restituta videmus his deinceps mutatis: δὲ ἡ super ἥδε posuit L^1, pro quibus εἰ δ' ἥδε ἡ scribere debebat, post μεσότης in rasura 9 litterarum capaci ὑπὸ νόσων adiecit, ad ἐπιβουλευθ term. είη, ad πάσχ item ει L^1 apposuit, quas interpositiones universas cod. M in ipso contextu verborum exaratas habet: ἥδε ἡ μεσότης ὑπὸ τῶν νόσων ἐπιβουλευθεῖσα κτλ. ab Ald. receperunt omnes edd. – Etsi cod. M fol. 254^v in ultimum ultimi versus vocabulum ἀναιρούσῃ (p. 42, 21) desinit, ut lacunae cod. L a correctore suppletae cum lectionibus illius non iam comparari possint, L^1 tamen codicis textum male habitum eadem ratione sarcire perrexit, velut loco multifariam corrupto sic in L exstante, nisi quod plurima compendia dissolvimus, p. 53, 17 ἐκ μὲν γὰρ αὐτῶν τῶν λεγομένων ἀδυνα^{τ}' $\overset{θ}{ε}$ τοι^{τ}' γε ὄντι (deinde pauca primi versus ineuntis cod. L fol. 17^r illegibilia) οι (οἷ 'i. e. οἷον quamvis lectu difficile verisimiliter scr. L[1]) ἑαῦ ἐπιδείκν· O (pro quo Opizo ἐπιδείκνυσι imprimendum curavit) διὰ τῶν γραμμάτων: ἀδύνατον et αἰσθέσθαι complevit et ου post τοι et ω super τ superscr. addidit L[1]: post τοιούτῳ γε ὄντι spatium $1^1/_2$ vel 2 versuum vacuum relictum praebent Ald. et Bas.: τοιοῦτος γάρ ἐστιν ante οἷον ἑαυτὸν ἐπιδείκνυσι add. Chart., quem secutus est Kuehnius, praeterquam quod ἐνδείκνυσι praetulit: ante * ἑαυτὸν Aldinae nihil nisi καὶ γὰρ νῦν deesse contendit in exemplari suo Cornarius: attamen glutinatoris litura saltem unius vocabuli manifesto documento est hoc cod. L enuntiatum incolume non esse, quod nescio an verbis ⟨νομιστέον⟩, οἷον insertis redintegretur. – Vel ubi plenitudinis ad vasorum capacitatem t. t. occurrit, quae ad affusionem quoque vocatur, in verbis cod. L p. 56, 23 ὅταν οὖν ὀνομάζῃ πλῆθος ὁ Ἀσκληπιάδης, ἐρωτῆ' αὐτὸν ὁπότερόν φησιν, ἆρά γε τὸ πρὸς τὴν δύναμιν εἴτε τὸ πρὸς τὴν χώραν τῶν ἀγγείων ὃ δὴ καὶ κατὰ τὸ ε χυμα καλεῖν εἰσιν εἰθισμένοι, ut alia compendia manu correctoris dissoluta transeamus, L[1] ἐρωτῆ' intactum reliquit, quod cum in Aldina magis pessum datum esset in ἐρωτείτω, in ἐρωτάτω restituit demum editor ultimus, quem tamen pron. τις omissum effugit, non intactum corrector reliquit illud ε χυμα mutilatum, quod complendum censuerat littera ν inserta; quam editor princeps c. c. cum libro Περὶ πλήθους t. VII 524 K. concordans in γ mutavit.

Damna huius generis in contextu verborum expleta facultatem cuiusvis critici neque indocti neque insipidi nusquam egredi nemo non concedet. At contra nulla sufficit divinatio ad tantam labem corrigendam, quantam acceperunt Hippocratis verba sic laudata in L p. 34, 12 εὐφόρως φέρουσιν· ἢν δὲ μή, τοὐναντίον. καὶ χάρις γε κτλ., in quibus errore frequentissimo[1]) librarius a priore τοὐναντίον ad alterum aberrans transiluit interposita, quae manu correctoris in margine addita conspicimus, et ipsa quoque cum charta abscissa detruncata hoc modo: ουτω και κεναγ||| μεν οιαν δει γιγνε||| συμφερει τε και ευφορως φερου||| τουναντιον: hic locus in universum secundum cod. M sic exstat in editionibus: εὐφόρως φέρουσιν, ἢν δὲ μή, τοὐναντίον. οὕτω δὴ καὶ κενεαγγείη, ἢν μὲν οἷα δεῖ γίνεσθαι (M: γίγνεσθαι ab Ald. edd.) ⟨γίγνηται⟩ (scr. K.: γίγνεται add. Bas. et Chart.: om. ML[1] Ald.), ξυμφέρει (M: συμφέρει Ald.) τε καὶ εὐφόρως φέρουσι, ἢν δὲ μή,

1) Similiter atque loco supra allato librarius cod. L erravit Caesarem Strategum in Galeni contra Lycum libello non semel peccavisse iam commemoravimus (cf. p. 10, 1 vel 16, 26); in codicis M fragmento huiusce libelli deprehenditur una lacuna, qua complura nec tamen eorundem ob iterationem hausta secundum L reparabilia sunt p. 33, 10 οἱ σκαιότατοι λέγειν τολμῶσιν ἕκαστον ὑπὸ κοινοῦ συνεδρίου τῶν πεπαιδευμένων κριθὲν ἐνεγράφετο, ubi post τολμῶσιν omissa ἐχρῆν γὰρ ὥσπερ ἐν Αἰγύπτῳ πάλαι τῶν κατὰ τὰς τέχνας εὑρισκομένων L in textu praebet, unde Opizonem detrimentum Aldinae sustulisse suspicamur, nisi editori principi Venetiis etiam ad eundem fontem adire licebat, ex quo scriba codicis M textum sumpsit.

τοὐναντίον. καὶ (ex Bas. deest in edd.) χάρις γε κτλ. Cum temporum ratione prohibeatur ne corrector usurpaverit codicem M et vix credibile videatur esse L^1 ipsum librum aphorismorum ad mancam orationem complendam arcessivisse, suspicari licet illi homini docto hoc in libello pertractando similiter atque in libello contra Lycum composito testem alterius codicum classis nunc quidem amissum (x) praesto fuisse, utpote qui quaedam scriba codicis L integriora et accuratiora de exemplo suo et eo quidem archetypo codicum omnium (O) sumpsisset. – Item causa detrimenti cod. L in verbis prope occurrentibus intellegitur p. 40, 9, ubi Iuliani valde corruptum enuntiatum invenimus hoc: εἰ δ' ὁ μεθοδικὸς φαίη . . ., δύο εἶναι τὰ σώματος πάθη· τῷ γὰρ κατὰ φύσιν συνεστῶτι δύο ἂν ἐφεδρεύειν (cum spatio et incerta terminatione L, οιεν superscr. L^1) τρο^{π}` καὶ μεταβο$^{λ}$` ἀλλη^{λ}′ ἐναν^{τ}′ (ante εν syllabam pauca erasa), ἢ συναγο$^{\overline{μν}}$ πλείω ἢ χεο$^{\overline{μν}}$ βίᾳ, διανοη^{τ} (ἀ add. L^1) ἂν δοκοίη λέγειν οὐ μὰ Δία φυσικευομενοις ἀλλ ἰατροῖς φυσικοῖς: a quibus discedens M γὰρ omisit, tum non solum συνεστῶτα δύο ἂν ἐφεδρεύοιεν τροπὰς καὶ μεταβολὰς ἀλλήλων εἰς ἐναντίον et συναγώμενον et χεόμενον exaravit, verum etiam post φυσικευομένοις in ipso textu φιλοσόφοις καὶ περὶ τῆς τῶν ὅλων ὕλης διηλεγμένοις addidit, sicut eadem L^1 in margine adscripsit: τῷ γὰρ κατὰ φύσιν συνεστῶτι δύο ἂν ἐφεδρεύσειεν τροπαὶ καὶ μεταβολαὶ ἀλλήλαις ἐναντίαι, ἢ συναγωμένου πλείω ἢ χεομένου βίᾳ, διανοητὰ ἂν δοκοίη λέγειν οὐ μὰ διαφυσικευομένοις τοῖς φιλοσόφοις καὶ περὶ τῆς τῶν ὅλων ὕλης διηλεγμένοις, ἀλλ' ἰατροῖς φυσικοῖς ab Ald. receperunt ceterae edd., nisi quod ἐφεδρεύσειαν corr. K., συναγομένου restituerunt Cornarius et editor Basil., οὐ μὲν διαφυσικευομένοις frustra scr. Bas., διειλεγμένοις emendavit Chart.: equidem Iulianum εἰ δ' ὁ μεθοδικὸς φαίη . . . δύο εἶναι τὰ σώματος πάθη ⟨καὶ⟩ τῷ γε κατὰ φύσιν συνεστῶτι δύο ἂν ἐφεδρεύειν τροπὰς καὶ μεταβολὰς ἀλλήλαις ἐναντίας ἢ συναγομένου πλείω ἢ χεομένου βίᾳ, διανοητὰ ἂν δοκοίη λέγειν οὐ μὰ Δία φυσικευομένοις φιλοσόφοις καὶ περὶ τῆς τῶν ὅλων ὕλης διειλεγμένοις, ἀλλ' ἰατροῖς φυσικοῖς scripsisse opinor. — Nec secus iudicandum videtur, quod attinet ad adiumenta ab ignoto codice x petita, etiamsi praetermissa non iam conferri possunt cum lectionibus codicis intercepti M in alia Iuliani sententia, quam L sic curtatam corruptamque prodit p. 47, 13 οὐδ' ἂν πείσ$^{<}$ (ε post σ in ras. add. L^1: πείσειαν edd.) ἡμᾶς τε αὐ^{τ} (ους add. L^1: αὐτοὺς edd.: num Iulianus contra Hippocraticos ἡμᾶς γε ⟨οὕτως ὡς⟩ ἑαυτοὺς scripsit ?) ἐπ' ἀλη^{θ}′ (ἐπ' ἀληθείᾳ edd.) ὅτι ἴσασι τί ἡ φύσις ἐστίν, ἣν ἄνω τε | καὶ κάτω θρυλοῦσι τραγῳδοῦντες πανταχοῦ ἤτοι θερμὸν ἁπλοῦν ἢ κρα^{μ} (μτ̇ apposuit L^1, quibus quid voluerit ignoro haerescens κράμματος inter et κράμμα τε) κἀκ μίξεως (verba κρᾶμα κἀκ μίξεως ex Ald. exhibent edd., sed nescio an κἀκ μίξεως ut glossema delendum sit) ἢ ψυχροῦ ουσι^{α}′ (οὐσίαν corr. Chart.)

καὶ π̅ν̅α̅ (τος superscr. L^1, i. e. πνεύματος[1])), ὥσπερ Ἱπποκράτους γεγραφότος ὄνομα φύσεως ἐν τῷ προκειμένῳ νῦν ἡμῖν ἀφορισμῷ, ἀλλ' οὐκ ἐν τ̑ (i. e. τοῖς) αὐτομα^τ′ γιγο^μν′ (αὐτομάτοις γιγνόμενον dissolvit Ald.: γιγνομένοις corr. Corn.: αὐτομάτως ipse coll. p. 34, 11) εἰρηκό^τ′ (εἰρηκότα scr. Ald., sed εἰρηκότος adnot. Corn.), quibus haec ante ὥσπερ adicienda margini corrector L^1 adscripsit: κἄπειθ' ἑξης τουτ ||| (quae desunt voculae cum margine abscissa: τοῦτο supplevit Ald., τούτῳ cum Charterio K., τούτων praetulerim) ἐπιφερει πολλα μη| συνχωρων ἐγνω||| (fortasse ἐγνῶσθαι complendum: μὴ πολλὰ συγχωρῶν ἐγγνῶναι perperam ab Ald. cunctae deinceps edd.) φυσεως ουσι|||.

Omnibus his tribus adhuc allatis suppleti textus exemplis L^1 L^1 eximia cum religiositate opere functus est, tamquam si antecursor quidam Opizonis editoris principis scriptorum Galenianorum iniunctum sibi sensisset officium locos eorum non incolumes cum investigandi tum redintegrandi simulque omnino verborum contextum legendo magis idoneum reddendi, quibus negotiis ut satisfaceret, amissi codicis cuiusdam (x) adminiculum adhibuisse videtur. Sed ne huic quidem alterius codicum classis auctori lacunas defuisse eodem modo quo codici L consentaneum habebis, si talia consideraveris qualia compendiosis lectionibus neglectis uterque codex praebet p. 34, 14 καὶ χάρις γε τύχῃ τοῦθ' ἡμῖν πρῶτον ἐγχειρησαμένῃ τὸ βιβλίον, ὅπως μὴ μάτην ὁ χρόνος τρίβοιτο μακρὸν ἀναγινωσκόντων ὃν (L: ὧν M edd.) ἔγραψε πρὸς τὸν πρῶτον ἀφορισμὸν τῶν ἑξῆς ἁπάντων ἐστὶ προοίμιον, mendosius etiam in libris impressis circumlata, quod καὶ ante χάρις omisit et τῶν ante ἑξῆς in ὧν corrupit Basileensis, praeterea ἐγχειρησαμένοις Aldina peccavit in ἐγχειρισαμένῃ correctum demum a Charterio: duarum huius loci lacunarum alteram etiam in Kuehniana hiantem inter ἀφορισμὸν et τῶν ἑξῆς pron. relat. ὃς inserendo complevit in exemplo suo Aldinae Cornarius, sicut iam interpres latinus 'aphorismum, qui deinceps ceterorum prooemium est' in editione Iuntina verterat, alteram ipse resarciebam μακρὸν ἀναγινωσκόντων ⟨ἔλεγχον⟩ ὃν ἔγραψε πρὸς κτλ. coniciens, cum ἀναγινωσκόντων merum nullo personae genetivo sanum esse neque alienum a sermone Galeni ex. gr. CMG V 9,2 p. 53, 18 Diels ostendat.[2]) — Huc pertinent luculentissimae quaedam maioris ambitus lacunae plane tenorem sententiarum interrumpentes, quibus ex lacunis saltem unius mentionem facere licet: ubi defectu quidem indicato haec reperiuntur in LM p. 40, 8 καθάπερ γὰρ

1) De talibus compendiis librorum ecclesiasticorum cf. adnotata palaeographica de Arethae episcopi codicibus Dioneis congesta ab Athaulfo Sonny Ad Dionem Chrysostomum Analecta ex commentationibus Universitatis Sti Vladimiri seorsum expressa, Kioviae a. MDCCCXCVI, p. 4.

2) Multa et varia exempla genetivi absoluti indefiniti, qui ne a Galeni quidem consuetudine abhorret neque ei abiudicandus est, collegerunt Kuehner-Gerth, Ausführl. Gramm. der griech. Spr. II^3, 2 p. 81 n. 2.

ἐκείνων τὸ προβληθὲν βιβλίον ἐν ταῖς δημοσίαις (δημοσίοις ab Ald. edd.) ἐπιδείξεσιν ἐξηγούμεθα. εἰ δὲ ὁ μεθοδικὸς φαίη λεληθότως φυσικευόμενος (scr. Chart.: φυσικευο^μν^ L: φυσικευόμενον M Ald. Bas.) κτλ., librarius cod. L textum exaravit continuum, at ubi haeret aqua, nempe inter verba ἐξηγούμεθα et εἰ δὲ, corrector notulam post ἐξηγούμ^θ^| supra versum appictam et in margine λείπει additum habet, sicuti post ἐξηγούμεθα spatium $3^1/_2$ versuum vacuum reliquit M unaque cum eo similiter universi deinceps editores lacunam insigniverunt. Quae cum ita sint, procul dubio hinc quoque sequitur, ut codices LM uterque seorsum eodem ex fonte fluxerint.

Nec vero minus necesse mihi videtur esse ex disquisitione duorum libellorum Galeni de correctoris L[1] imagine critica litem dilatam tandem disceptari. Quamobrem operae pretium crediderim ad eundem tramitem, quem per priorem libellum ingressus eram, nunc reversus corruptelis codicis dissertis pergere in veram correctoris naturam et indolem inquirere. Neque enim vereor asseverare multa correctoris additamenta quamvis speciosa tamen non ex archetypo sumpta esse, verum aut in altera classe codicum emergere aut docti hominis ingenium ad divinandum et coniectandum idoneum redolere. Statim in limine, ubi Galenus Iulianum Hippocratis castigatorem prorsus impudentem inducit, exemplum eius modi conspicuum nobis obviam fit, quod sic circumfertur in editionibus p. 34,5: οὐ γὰρ ⟨ἂν⟩ (add. L[1]) ἐτόλμησεν ἀντειπεῖν τοῖς ἀληθέσιν, εἴπερ ἔμαθεν (L: ἔμαθον M) αὐτήν (scil. Ἱπποκράτους τέχνην), πλὴν εἰ (M: πλ̀ῆ η L) παντάπασιν ἀναίσχυντός τις ἦν: η in ει mutavit et voculam oblitam ideoque lectu perdifficilem superposuit L[1], sed quae cum verisimilitudine pro μη accipiatur, quod si recte statuimus, ἦν in ὢν mutare opus est[1]), ut pleonasmum haud inusitatum[2]) adipiscamur οὐκ ἂν ἐτόλμησεν ἀντειπεῖν τοῖς ἀληθέσιν, εἴπερ ἔμαθεν αὐτήν, πλὴν εἰ μὴ παντάπασιν ἀναίσχυντός τις ὤν. Sed cum haec elocutio perquam abhorrere videatur a more Galeniano, πλὴν εἰ μὴ pro vernaculo *außer* archetypi lectionem fuisse nullus mihi persuasi, at illum criticum, qua erat Graeculus Graecae linguae peritia, non infacete eam negationem

1) De elocutione εἰ μή (germanice *außer*) cum participio coniuncta cf. Kuehner-Gerth, Ausführl. Gramm. der griech. Spr. II^3 2, 487.

2) Ne careat ullis exemplis oratio nostra, de Dione Chrysostomo laudare non inutile videtur quae sic scripsit or. XXXII 88 (I 373, 9 de Budé) οὐδὲ γὰρ τὸ τοῦ Ξέρξου στράτευμα λαμπρὸν ἦν, πλὴν εἰ μή τι διορύττειν ἢ διασκάπτειν ἤ τοιοῦτον ἕτερον ἔργον πράττειν vel or. XXXVI 22 (II 8, 22) ἀγαθὴν μὲν γὰρ ἐξ ἁπάντων ἀγαθῶν πόλιν οὔτε τις γενομένην πρότερον οἶδε θνητὴν οὔτε ποτὲ ὡς ἐσομένην ὕστερον ἄξιον διανοηθῆναι, πλὴν εἰ μὴ θεῶν μακάρων κατ' οὐρανόν vel πλὴν omisso, participio sequente (quo de usu videassis notam antecedentem) verba in codicibus graviter laborantia necdum in editionibus ad sanitatem revocata, sed quae forsitan ita possint sanari or. LXXX 9 (II 282, 17) ὅθεν ⟨οὐδὲ⟩ νημάτων ἔστιν ἀρρήκτων εὐπορήσαντας ἐξελθεῖν βοηθείᾳ κόρης εὔφρονος, ὥσπερ ἐκεῖνον Θησέα φασὶν ἐκ Κρήτης σωθῆναι, εἰ μή γε αὐτῆς οἶμαι τῆς Ἀθηνᾶς παρισταμένης καὶ σῳζούσης ἅμα. Cf. Herm. vol. 79 (1944), p. 51sq.

de suo interposuisse arbitror; nec tamen addere praetermittemus, si leni mutatione γε pro μὴ legatur, correctorem L^1 hoc quoque loco de summa quidem re cum cod. M librario crebro paene fratre gemello apparente concordaturum esse. – In proximis quoque sententiis eundem correctorem cum scriba cod. M mirum in modum facere videmus, ubi haec leguntur p. 35, 4: καὶ διδάσκει γε (sc. ὁ ἰατρὸς) τίνες εἰσὶν αὗται (sc. αἱ αὐτομάτως γιγνόμεναι κενώσεις) καὶ πῶς αὐτὰς γνωριοῦμεν, ὥσπερ γε καὶ τίνες αἱ βλάπτουσαι (L: βλάπτονται M) σὺν τοῖς οἰκείοις γνωρίσμασιν, si quidem lectionem mutilam codicis L γνωριου̃^{μ}. ν ὥσπερ superscriptis verbis γνωριοῦμεν ὧν, ὥσπερ dilatatam invenimus manu correctoris item atque eam in textu M praebet una cum Aldina, ex qua tamen non transiit in Basileensem: ὧν voculam sensu carentem qua vi L^1 acceperit quave causa commotus in contextum verborum intruserit, obscurum eoque inexplicabilius, quod ne facillimo quidem tentamine mutandi criticus usus est, quasi consulto dedisset operam ut memoriam duarum classium codicum in unum colligeret; nam unius litterae conversio scilicet ἂν particula substituta pro ὧν sermoni haud dubie Galeniano recuperando suffecisset, quia haec particula cum futuro coniuncta[1]) pluribus locis optimorum codicum occurrit, quam ut ubique librariorum vitio vertatur eorumque neglegentiae statim impertiatur vel imponatur cupiditati novandi. – Item ex eiusdem classis exemplo, quam classem scriba codicis M secutus est (x), L^1 hausisse apparet, ubi in verbis cod. L sic traditis p. 36, 16 διά γάρ τοι τὴν κένωσιν, οὐ διὰ τὸ ποιῆσ (i. e. ποιῆσαν: ποιῆσαι per errorem typotheticum edit. K.) αὐ^{τ} ἡ ὠφέλεια γίγνεται super τ vocabuli αὐ^{τ} compendium pro ην apposuit eadem ratione qua lectionem τὸ ποιῆσαν αὐτὴν cod. M propagavit, quae quamvis ab universis editoribus servata sit, tamen Georgio Helmreich assentior terminum technicum ex enuntiato postero (p. 37, 4) οὐ γὰρ τὸ ποιῆσαν αἴτιον, ἀλλὰ τὸ γινόμενον ὠφελεῖ τὴν νοσοῦσαν hic quoque poscenti, nisi Galenum potius τὸ ποιῆσαν αὐτὴν ⟨αἴτιον⟩ ut e. c. CMG V 9, 2 p. 66, 20 Diels scripsisse conicere malis.

Sed huic de correctoris L^1 additamentis disputationi caput deesset, nisi ex locis classicis unius alteriusve meminissemus, praesertim cum a criticis variis varie temptati sint. Galenus igitur exposuit Iulianum, si medicinam Hippocraticam ab Hippocraticis didicisset, eius aphorismis illabefactis resistere nunquam ausurum fuisse; sed

1) Galenum tam πῶς ἂν αὐτὰς γνωρίζοιμεν vel γνωρίσαιμεν scribere quam πῶς ἂν αὐτὰς γνωριοῦμεν potuisse mihi persuasum est; postquam enim Ioannes Marquardt in Gal. Scr. Min. praefatus I p. XLVsq. permulta prompsit exempla futuri cum ἄν particula coniuncti, quae corrupta habere cuncta vix est probabile, alii quoque editores hanc consuetudinem in genuinis eius proprietatibus numerare non iam dubitant, praesertim cum talia qualia Galeno supra vindicavimus ne Atticistae quidem evitent. Cf. Guilelmum Schmid Atticismus IV 90 et Athaulfum Sonny Analecta Dionea (Kioviae 1896) p. 178.

cum temeritatis auctorem atque ignorantiae de multis unum maxime sibi nebulonem turpissimum elegisset Thessalum, mirum non esse illum quidem pedisequum methodicum contemptione rationis occaecatum ab empiricorum partibus stare, qui dicerent medicinam ex imitatrice experientia sumpsisse incrementum unicum; inter exempla laudata Galenus, si fidem habemus verbis cum codice M (paucis quidem a Charterio et Kuehnio mutatis) congruentibus, haec scripsisse fertur p. 35, 22: ὡσαύτως δὲ καὶ τοὺς ἰκτεριῶντας ἀθρόα χολωδῶν διαχωρημάτων [ἔμετος] ὤφθη πολλάκις ὠφελοῦσα (add. editor Basil.: om. M) καὶ τοὺς ὑδεριῶντας ὑδατωδῶν καὶ τοὺς τὸν καλούμενον ἐλέφαντα νοσοῦντας ἡ τῶν μελανῶν χυμῶν κένωσις. De quibus quin ἔμετος vocabulum pessumdatum esset, nunquam dubitabam; nam inter omnes constat ilium[1]), quem medici vocant morbum, letalem esse neque idoneum qui medicorum experimentis effectus aegrotis aliter laborantibus saluti sit. Quapropter talibus ex sententiis profectus, quales ipse protulit Galenus in Prorrhet. comm. III 63 CMG V 9, 2 p. 166, 14 Diels, corruptum illud ἔμετος conamine haud ita periculoso in ἡπατ⟨ικ⟩ά restituisse mihi videbar, quoad lectio cod. L penitus cognita mihi scriptoris sensum genuinum aperuit, quem quidem ipse quoque L^1 probe perspexerat, sed improbabili licentia formam tamen sententiae traditam ad vanum redigere veritus non est. Haec autem exhibet L: ὡσαύτως δὲ καὶ τοὺς ἰκτεριῶντας ἀθρο$^{\alpha}$′ χολω$^{\delta}$′ διαχω$^{\rho}$ ἔμε$^{\tau}$′ ὤφθη πολλάκ$^{\cdot s \cdot}$ ὠφελήσαν$^{\tau}$, ad quae triplicia tentamina correctoris L^1 accedunt nemini non dignota: voculae χολω$^{\delta}$′ compendium ຕ pro ων adscriptum, tum super διαχω$^{\rho}$′ duae litterae η$^{\sigma}$| (i. e. ησις) positae, dein et ante et post ἔμε$^{\tau}$ nomen delendi causa punctum appictum, quae tria mutata collatione Hermanni Schoene agnita sunt, ita ut L^1 ἀθρόα χολωδῶν διαχώρησις veram lectionem eluceat simulasse. Neque enim dubitatio mihi subnascitur, quin corrector fidem horum verborum non in archetypo sitam reppererit, sed omnia mera coniectura critices inventa textui codicis veteris inculcaverit. Quae luce clarius apparebunt, si participium ὠφελήσαντ(α) deliberaveris critici velocitate vel incuria neglectum neque in ὠφελήσασα correctum.[2]) Sed in auctoris manu

1) Consentaneum est criticos ipsius Galeni commentationis memores, quam ab historia nonae aegrae Hipp. Epid. l. III (III 58 L. I 221, 22 sqq. Kw.) profectus verbis Hippocratis ibid. c. 8 (III 88 L. I 228, 15/16 Kw.) sequentibus apposuit (CMG V 10, 2, 1 p. 96), hic ilium locum habere negasse ideoque iure ἔμετος voculam expulisse; de ilio consultes verborum Hippocraticorum interpretem Germanicum Georgium Sticker (Hippokrates, Der Volkskrankheiten erstes u. drittes Buch, Bd. 28 der Klassiker der Medizin, 1923, p. 132) sic iudicantem: „Kotaufsteigen, ἀνείλησις, εἰλεός, miserere; kein seltener Zufall in schweren Ruhren und in Darmreizungen der Pockenkranken; sehr häufiger Zufall beim Ergotismus."

2) Quod corrector L^1 neglexit, scil. ὠφελήσασα propter eius inventum διαχώρησις necessarium, id Opizo quidem editor princeps in animo habebat, cum Aldina verbum ex errore typothetico mutilum ὠφελήσα exhibeat, sed etsi Cornarius in Aldinae suae exemplo probe ὠφελήσασα redintegravit, idque ideo quia κένωσις pro

pervestiganda germana maioris esse momenti putem in participium gen. neutr. traditum ὠφελήσαντ(α) optime quadrare nomen διαχωρήματ(α), quippe quod in illis non sine causa criticis addubitatis atque discriminatis διαχωρημάτων ἔμετος delitescat, dummodo quae librarius cod. L exaravit χολῶ^{δ}' διαχῶ$^{ρ'}$ ἔμε^{τ} errore frequenti characteribus ε et η et α in scriptura cursiva Byzantinorum invicem inter se confusis in χολώδη διαχωρήματ(α) dissolvenda et coniungenda cognoveris. Itaque hoc tam saepe multifariamque vexatum enuntiatum in veram formam redactum esse opinamur: ὡσαύτως δὲ καὶ τοὺς ἰκτεριῶντας ἀθρόα χολῶδη διαχωρήματ' ὤφθη πολλάκις ὠφελήσαντα, quibus quae duobus in codicibus annexa leguntur correctorem insequentia non aliter ac praegressa tractantem ostendunt, non cursim modo verum etiam licenter artem criticam exercentem et ex alterius classis exemplo quodam perdito, non ex omnium codicum archetypo rite et legitime haurientem. Nam orationi quoque librorum impressorum ex Aldina rursus textui codicis L assimulatae hoc modo p. 36, 2 sq. καὶ τοὺς ὑδεριῶντας ὑδατωδῶν καὶ τοὺς τὸν καλούμενον ἐλέφαντα νοσοῦντας (νοσήσαντας M) ἢ τῶν μελανῶν χυμῶν κένωσις, καὶ ἐκ τούτων πρόδηλόν ἐστιν ὅτι καὶ τοῖς ἰατροῖς προσήκει μιμεῖσθαι opem ferre praetermisit corrector, etiamsi dubium non est, quin L[1], nisi properavisset operam aut incuriose confecisset, eodem usus instrumento auxiliari, quod ei ceteroquin praesto fuisse suspicamur, satis efficaciter opitulaturus fuerit: potuit quidem criticus verba καὶ τοὺς ὑδεριῶντας ὑδατωδῶν emendatione ὑδατώδη spreta, quae tamen ob χολώδη διαχωρήματα postulatur, transilire et intacta relinquere, sicut in prioribus falsa falso tractaverat, sed cum verba καὶ τοὺς ὑδεριῶντας ὑδατωδῶν in cod. M traiecta videamus post χυμῶν κένωσις, debuit corrector auctorem alterius codicum classis alibi non raro praepositum hic quoque praeponere, sive inter ὑδεριῶντας et ὑδατωδῶν omissa ἢ τῶν inseri sive mente suppleri iubebat. Sequitur alterum correctoris inconstantiae vel neglegentiae documentum ad verba μελανχυμῶν in L exarata compendium ω super versu positum, i. e. μελανῶν χυμῶν per editiones cunctas exhibitum, quamquam testimonia non desunt[1]), quibus quod in M recte traditum est μελαγχολικῶν (sc. χυμῶν) restituere cogimur. Denique quae sub finem enuntiati laudati circumferuntur in libris impressis καὶ ἐκ τούτων in L omissa solius scribae Caesaris Strategi fidei in M debentur, at ea corrector L[1] ex communi fonte classis secundae codicum

ἔμετος substituendum censebat, Gemusaeus tamen in editione sua Basileensi ὠφελήσα in ὠφελοῦσα mutavit, quod a ceteris editoribus receptum est.

1) Unum de multis testimonium citetur ex Galeni Περὶ τῶν παρὰ φύσιν ὄγκων c. 14 VII 730 K., utpote quod sufficiat ad originem morbi elephantiasis Graecorum nominati non ex atris, sed melancholicis humoribus explicandam. Cf. P. Richter, Galenos Über die krankhaften Geschwülste (zwischen 169 und 180 n. Chr.), Klass. d. Med. Bd. 21, p. 22.

expiscari noluit. Ex totius loci contemplatione mihi comprobatur memoriam huiusce libelli a correctore L[1] recogniti nequaquam ab ipsius omnium codicum archetypi testimonio neque vetustissimo neque certissimo dependere, quare illi homini docto legitimi correctoris auctoritatem abrogandam esse censeo. Necnon commemoratione dignum existimem editionem principem Galeni contra Iulianum libelli simulque cum ea ceteras tum cum L, veluti de μελανῶν (sic!) χυμῶν, tum cum M, veluti de καὶ ἐκ τούτων, consentire, quae criticorum Aldinorum consuetudo vel potius ratiocinatio testes variandi nihil miri habebit ei, si quis quomodo textus scriptorum Galenianorum paulatim conditus ac politus sit probe computaverit.[1])

Similis cognitionis, quam supra studio codicis L acceptam rettulimus, ex alterius loci percontatione et eius quidem qui lectu difficillimorum est operis universi, participes fieri videmur, ubi, si nihil aliud e correctoris aut silentio aut parsimonia mantissae addiscatur de vi characterum et sensu verborum, at certe huius critici nescitia archetypi nobis omni dubitatione maior exsistet. Galenus igitur a lectoribus petit, ut sibi liceat ad castigandum hominem stupidum et indoctum suaque ipsius opinione sapientem et qui tam nugas balbutiendo quam obiurgando Hippocratem adulescentulis agrestibus se aliquem esse persuaserit asperioribus verbis uti quam quae soleat alias adhibere. Ab Opizone ad Helmreichium divulgata essent haec verba cum textu cod. M congruentia, nisi Hermanni Schoene collatione cod. L mecum communicata magnopere adiutus signa characterum ambigua semper novum sub examen vocassem. Ex Aldina transierunt in omnes deinceps editiones haec p. 39, 2 sqq.: ἐπεὶ τοίνυν ἄκων ἠναγκάσθην γράφειν, ταῦτα δ' εἰσί μοι προοιμίου τινός, ὅπως μὴ καταγνωσθῇ ὑπὸ τῶν ἀναγνωσομένων αὐτά, quorum adulterinae formae lectio codicis L adversatur attento labore tandem agnita mihi talis: ἐπεὶ τοίνυν ἄκων ἠναγκάσθην γράφ'' · ταῦ^{τ} ὁ λογ$^{ο'\wedge''}$ ὑμ^{ι} ως μ^{οι} προοι$^{μ'}$ τιν^{ο}, ὅπως μὴ καταγνωσ^{θ} (καταγνωσ$^{θει\wedge}$ L[1]) ὑπὸ τῶν ἀναγνωσομένων αὐτά: initio distinctione sublata ταῦτα ad priora traxi, tum post ταῦτα scribam cod. L δ' εἰσί μοι scripsisse infitianti Schoenio astipulatus tamen ab eius critici dissolutione voculae aenigmatosae, pro qua vel δεασι dignoscere vel δασι sibi videbatur, longe discedendum ratus ex signis obscuris ὁ λογ^{ο} '∧'' verba ὁ λόγος ἐστὶν elicui, quorum postremum supra lineam appictum propter exiguitatem virum doctum effugit; deinde characteres sequentes nec cum Helmreichio pro υμν̂ς nec cum Schoenio pro υμας accipiendos arbitror, sed υμ^{ι} (i. e. ὑμῖν) ὡς detexi, denique sub finem enuntiati mutilum

1) De Opizone et Clemente aliisque adiutoribus editoris Aldinae firme fultae subtiliterque adornatae vid. animadversiones meas in praefat. CMG V 10, 2, 2 p. XX.

illud μοι secundum sermonem Platonicum in ὡς ⟨ἐν⟩ μοί⟨ρᾳ⟩ supplere ausus sum, ita ut totam sententiam in M mirabiliter decurtatam, in L paene illegibiliter depravatam sic intellegam: ἐπεὶ τοίνυν ἄκων ἠναγκάσθην γράφειν ταῦτα, ⟨ὅδε⟩ ὁ λόγος ἐστὶν ὑμῖν ὡς ⟨ἐν⟩ μοί⟨ρᾳ⟩ προοιμίου τινός, ὅπως μὴ καταγνωσθῶ (pro καταγνωσθείην a correctore dissoluto correxi) πρὸς (hiatus vitandi causa pro ὑπὸ substitui) τῶν ἀναγνωσομένων αὐτά. Quibuscum coniuncta haec circumferuntur ex Aldina cunctis in editionibus p. 39, 4: μέλλων γὰρ ἐλέγχειν (μελλ' L: comp. ⌒ ων terminationis superscr. L^1, quod si genuinum esset, γὰρ in γε debuisset mutare[1]): μέλλω M: itaque in μέλλω γὰρ acquiescendum videtur: editoris principis errore natum ἐλέγχειν inf. fut. substituendum est, sicut ἐλέγξειν merito servavit L: ἐλέγξαι M) ἄνθρωπον ἔμπληκτον ἀμαθῆ δοξόσοφον ἐν ἀπαιδεύτοις μειρακίοις ἅπαντι τῷ βίῳ (ἐν ante ἅπαντι add. L: om. cum M edd., quamobrem acc. praeponam) φλυαρήσαντα, παρ' οἷς ἐξ ὧν ἐβλασφήμει τοὺς παλαιοὺς ἐπίστευσέ τις εἶναι (ἐπιστεύθη recte LM, sed nondum emendatum in edd.). δέομαι οὖν (δ' inserendo hiatus vitatur) συγχωρῆσαί μοι (L: με M) κολάσαι τὴν ἀπαιδευσίαν αὐτοῦ λόγοις τραχυτέροις ὧν οὐκ (vocula negandi perperam in Ald. addita delenda, sicuti deest in LM) εἴθισμαι χρῆσθαι. Iam si quis in his partibus libelli variam lectionem perscrutatus qua necessitudine testes LM non solum inter se cohaereant, verum etiam cum editoribus veteribus consideraverit, ob eam causam quia librarius aut codicis M aut eius exempli verba codicis L vix legibilia propter difficultatem praetermisisse videtur, fieri posse crediderim, ut ille quidem se pronum praebeat in suspicionem de codice M ex ipso cod. L derivato. Quam opinionem, quod quidem ad M attinet, non nauci esse vel inde efficitur, quod haec opera scribae, cuius rei iam mentionem fecimus (p. XXV et XXVI), imperfecta mansit, quoniam Caesar Strategus p. 42, 21 in ἀναιρούσῃ, ultimum ultimi versus vocabulum folii 254^v, contextum verborum desinere voluit, quem ut ex cod. L ad finem usque perduceret, ei non unius tantummodo folii spatium $255^{r.v}$ relinquendum erat, quod folium profecto vacuum reliquit, sed saltem quinquies maiore copia chartarum opus fuisset librario. Etsi loci comparabilis speciositatis omnino non desunt, non in L tamen exemplum cod. M, sed in amisso quodam aetatis aequalis libro (x) necessario cognoscendum esse censemus. Ex hoc igitur communi fonte fluxerunt, nisi me fallit opinio, verba tam in margines codicis L quam in ipsum textum cod. M, quae verba correctoris

1) Vim causalem γὲ particulae cum aliis verbis tum participiis attollendis additae (cf. Kuehner-Gerth, Gramm. der griech. Spr. II 2^3, 175) multa demonstrant exempla, quibus nisus sub finem alterius libelli (p. 29, 16) errorem frequentem correxi; quem exaggerandi morem in Gal. in Epid. ll. commentariis invenimus his locis CMG V 10, 1 p. 7, 24. 56, 15. 131, 30 vel V 10, 2, 1 p. 10, 17. 24, 8. 33, 7. 40, 5. 75, 4. 80, 4. 85, 17. 129, 14. 18. 161, 4 vel V 10, 2. 2 p. 9, 2. 135. 27. 137, 11. 147, 25. 162, 17. 220, 17. 258, 10.

inter supplementa iam attulimus.[1]) Nec vero cum eadem facilitate eademque asseveratione de vera fide ad unum omnium additamentorum correctoris L^1 iudicare conamur, quoniam criticum non satis severae conscientiae nec magnae constantiae neque aequalis diligentiae fuisse cognovimus. Multa quidem ab ipso librario cod. L notata spatia vacua corrector L^1 natione fortasse Graecus graecae linguae non ignarus nulla difficultate singulis litteris syllabis vocibus insertis et probe et fiducia digne, sicuti testatur M, complevit.[2]) Sed tamen facere non possumus, quin hunc hominem doctum, nisi fallimur, unum ex Byzantinis logiatricis prioris aetatis litterarum renascentium, ad libidinosam artem criticam hic illic se abduci passum esse arguamus et illum quidem eadem fere ratione qua Opizonem editorem quamvis curiosum ac strenuum in arte exercenda peccantem comprehendimus, nisi quod L^1 vulgo textui huius scripti Galeniani criticis Aldinis nec deteriores et rariores aspersit maculas.

Iuvat etiam errantes hos ambos secum componere, veluti Iulianus, ubi sententiam orsus est ab his verbis p. 58, 20 ⟨τὸ⟩ ὑγροῦ τινος ἐν τῷ σώματι πλῆθος τῆς νόσου τὸ αἴτιον εἶναι νομίζειν ἢ οὐ πλῆθος μέν, τροπὴν δὲ ἀδιανόητόν γε, secundum libros impressos sic perrexisse scribere creditur (v. 22 sqq.) καὶ πρὸς τὴν ἀλήθειαν ἀσύμφωνον τόδε τυγχάνειν. ὤμην γὰρ τὰ πάθη εὔλυτα πάντα καὶ ἂν ἦν τι χρόνιον misere vexata tam neglegentia typographorum, utpote qui non modo τυγχάνειν ex τυγχάνει corruperint sed etiam οὐκ ante ἂν omiserint, quam tentamine quodam correctoris L^1; etenim ubi scriba cod. L clare vocabula τυγχάνει ομ) γὰρ de exemplari suo descripserat, corrector litteras ομ et coniunctionis καὶ siglum, quod in) pro usitatiore ϡ agnoscendum esse censeo, cum licentia pro verbo ὤμην acceptum iit, ita ut et signa characterum et progressum orationis intentae pessum daret, cum dubium non sit, quin Iulianus proprio stilo sermonis usus recte sic haec expresserit: καὶ πρὸς τὴν ἀλήθειαν

1) E p. 34, 13 sq. p. XXVII sq. cum paucis et levidensibus cod. M propriis scripturis et e p. 40, 15 sq. p. XXVIII cum M plane concordantia, a quibus non seiunxi correctoris additamenta cum cod. M non iam comparabilia p. 47, 17 sq. (p. XXIX), eoque confidentius quod criticum, quasi hunc codicem ad prelum praeparasset, etiam eos locos hiulcos, quibus mederi non poterat, insignientem animadvertimus.

2) Velut hanc consuetudinem correctoris ex p. 37, 18 vel 42, 5 exemplis selectis ostendimus, quibus alia de partibus in M omissis adiunximus ex p. 53, 17 sq. vel 62, 1, neque absimilia sunt quae se sic habent in propinquo: p. 59, 2 οὐδ' ἡντινοῦν δυσχέρειαν ἐργ δ ἔχουσα (sc. θεραπεία) L: ω et η in spatia vacua intulit L^1 et ibid. v. 5 καὶ τοῦτο (sc. τὸ κενωτικὸν βοήθημα) π καιρὸν ἐνεστῶτα πεσόντα ζ καὶ L: π⟨αρὰ πάντα⟩ καιρὸν et πεσόντα ⟨ὁρί⟩ζ⟨ειν⟩ καὶ suppl. L^1; nec secus aliis in partibus libelli, veluti p. 42, 21 sq. τῇ μὲν ἀναιρούσῃ τὸ κ ν αἱρεσ ταῦθ' ἑπόμενα L: κεν'' (i. e. κενὸν) αἱρέσει scr. L^1 vel p. 43, 2 ῥύσει τῶν δι των φ ομένων L: αυ et ερ in lacunis impos. L^1 vel p. 45, 11 νόσημα δ' ἱερᾶς ὂν φύσεως ενδ κ τα$^{\tau}$ ἱερὸν λέγεται spatiis vacuis relictis L: falso ἐνδεικτότατα suppl. L^1: ἐνδικώτατα e textu Platonico corr. Ald.

ἀσύμφωνον τόδε τυγχάνει ὄν (cf. p. 63, 11). καὶ γὰρ ⟨ἦν⟩ τὰ πάθη εὔλυτα πάντα καὶ οὐκ ἂν ἦν τι χρόνιον, in quibus quia ἦν priore loco deest in L, ambigi potest de addito, quo non opus esset, nisi membrorum orationis ἀπὸ κοινοῦ collocatorum exemplis apud Iulianum indigeremus. In his quoque commentis methodici declarandis ille criticus sollertia verba recondita codicis L aperiendi deceptus falsa veris immiscere veritus non est. Attamen correctorem L¹ Opizoni in munere critico fungendo[1]) longe praestitisse nemo est quin concedat, cuius rei documento nobis sunt, quae statim in introitu loci modo restituti hunc in modum reperiuntur in Aldina adornata p. 58, 14: αὐτίκα ἐν τῷ ἀφορισμῷ λῆμμα συνηρπάσθαι οὐκ ἀποδεδειγμένον τὸ ὅτι ὑγροῦ πλῆθος νοσοποιεῖ ἡ * μεταβολὴ πρὸς τὸ οὐκ οἰκεῖον τῆς ἰδίας ποιότητος ὄνομα ἰατρῶν παῖδες ἔθεντο κατὰ τοῦ ὅλου εἴδους διαφθορά, ὥστε τοῦ νοσοποιοῦ ἀποκρινομένου ὠφέλειαν ἔσεσθαι φαντάζεται σφόδρα. τὰ μὲν πρόσθεν τὴν ἀπὸ τοῦ ἀμάχου φαινομένην κρίσιν, ὑγροῦ τινος ἐν τῷ σώματι πλῆθος, quae cum erroribus editorem principem ex cod. L suscepisse constat. Tam comprobandi quam emendandi gratia haec adnotatione digna videntur: ac primum quidem Opizoni ad cod. L inf. συνηρπᾶσθ' fortasse verbum ἔοικεν inter αὐτίκα et ἐν Iuliano reddere licebat; dein idem pro lectione quam Aldina habet ἡ * μεταβολὴ ex cod. L ἢ μεταβολὴ recipere debebat, sicut Cornarius et Charterius correxerunt; tum quae in L scripta videmus ποιοτῆ νομα signis ζ ο in rasura additis in ποιότητος ὄνομα mutavit L¹, sed quae corrector insuper apposuit ne Schoenio quidem acriter introspicienti contigit eruere, quamobrem cum cautione τῆς ἰδίας ποιότητος, ⟨ἢ τὸ⟩ ὄνομα ἰατρῶν παῖδες ἔθεντο κατὰ τοῦ ὅλου εἴδους διαφθοράν (acc. corr. Chart.) commendaverim; denique certissimum originis verborum testimonium cernitur in exeunte sententia, si quidem illa sensu carentia ὥστε τοῦ νοσοποιοῦ ἀποκρινομένου ὠφέλειαν ἔσεσθαι φαντάζεται σφόδρα. τὰ μὲν πρόσθεν τὴν ἀπὸ τοῦ ἀμάχου φαινομένην κρίσιν manifestissime demonstrant, quanta cum festinatione codicem L editor princeps usurpaverit, qui cum neque scribae characteres evanidos cognoscere neque correctoris exigua signa sciret, litteram post σφόδρα exaratam ι transiluit, tum ᾱτ μζ^, ubi compendium terminationis ως L¹ superscripsit, in τὰ μὲν corrupit et praepositioni προς a correctore superpositum charactera τ an Γ significet ambiguum in θεν depravavit, ut quae pro genuinis φαντάζεται σφόδρα ἰταμῶς πρός γε a L et L¹ servatis Opizo peccaverat φαντάζεται σφόδρα. τὰ μὲν πρόσθεν etiam

1) Per totum igitur libellum Galenianum eandem editoris principis rationem impigre sollerter constanter artis exercendae recognoscere mihi videor, quam per complura commentaria Hippocratica huius auctoris persecutus sum cum admiratione editionis Aldinae, monumenti critices haud contemnendae, quamvis saepe irritae. Vid. CMG V 10, 2, 2 p. XX.

nunc immutata maneant in editione Kuehniana: vel hoc unum enuntiatum videtur idoneum esse, quo huiusce libelli fundamentum praecipue in cod. L[1]) iactum ostendatur.

Nihilo setius ne minutae quidem res forsitan ei putentur inutiles, si quis cum in rationes inter libros manu scriptos et impressos intercedentes tum in mores et scribarum et correctorum codicum inquirat. Itaque hic levidensia quaedam, sed quae vel strictim animadvertenti de munere legitimo correctoris L^1 inicere possint scrupulum, annectere libet. Velut de vera librarii lectione graviter errans in L sic haec testificati p. 43, 8 sqq. τοῦτο μὲν ... παραλιπεῖν ἄμεινον, ἀρκεσθῆναι δὲ μόνοις τοῖς ὑπὸ Πλάτωνος εἰρημένοις. ισ^ ἄμει$^{\text{ν\\}}$ ουτω πρᾶξαι L^1 compendio ^ eraso pro ἴσως indubio neque obscuro εἰς οὗς nullius sensus et pro οὕτω nulla necessitate τοῦτο substituit, quibus quamquam corrector formam orationis destruxit, utrumque tamen Opizone auctore per cunctas editiones ratum mansit. Atqui Galenus eodem cum asyndeto hac elocutione usus est p. 52, 17 sqq. ἀκούσωμεν ... τῆς ῥήσεως ἐν ᾗ φησι ... πλῆθος ὑγρῶν τῶν νοσημάτων ἐστὶ συνεκτικὸν αἴτιον. ἄμεινον ἴσως κἀνταῦθα παραγράψαι τὴν ῥῆσιν ὅλην αὐτοῖς ὀνόμασι. — Ubi L haec exarata praebet p. 49, 2 sqq. ἀν ελοντα μὲν αὐτὸν (sc. τὸν ἥλιον) ὁρῶμεν ἐναργῶς, ὥσπερ γε καὶ δυομ ἅπαντά τε μεταξὺ τόπον ἀμείβοντα τάξει χρ^{ν}ό' ἀφορισ$^{\text{μν/}}$, τὴν δ' οὐσίαν ὁποῖός τίς ἐστιν ἐπὶ σχολῇ ζητοῦμεν, L^1 non solum ἀνατέλλοντα complevit et super δυομ litteras εν' i. e. ενον posuit, verum etiam articulum τ̈ pro τὸν inter τε et μεταξὺ interpolavit et verba τάξει χρόνῳ ἀφωρισμένῳ in Aldina dissoluta et inde per omnes editiones propagata, nisi quod καὶ post τάξει Charterius inseruit, incorrecta reliquit, sive eorum immemor festinando sive testi classis alterius eadem circumferenti confisus, etiamsi τάξει ⟨κατὰ⟩ χρόνον ἀφωρισμένον anteponam, ut hiatum effugiam. — Item qui corrector legitimus fuisse dicitur, opis incohatae debet accusari, quoniam in verbis codicis L non integris p. 51, 10 sqq. οὐ μικράν τινα χρὴ νομίζειν εἶναι τοιαύτην διαφωνίαν ὑπέρβλητον τὸ μέγεθος αὐτῆς γίγνεται L^1 articulum τὴν ante τοιαύτην et syllabam ἀν ad ὑπέρβλητον addere voluit, noluit autem lacunam paulo dilatandam arbitratus simul ἀλλ' ante ἀν inserere, quam coniunctionem sicuti Cornarius desidero: οὐ μι-

1) Quod hic codex bibliothecae Laurentianae Florentinae proprius ab operariis officinae celeberrimae, ut re vera in opere conficiendo manibus eorum versatus sit, optime habitus nullum prae se fert vestigiorum vulgarium, quibus e. c. exemplaria Clementis etiam nunc ita scatent, ut his operae typographorum indiciis origines finesque codicum manifestentur, nihil miri habet et, ne desit ullum testimonium ex numero codicum, qui neque Aldi neque eius familiarium erant, unicus nobis servatus testis Galeni in Epid. l. VI. commentariorum idemque auctor impressorum, liber cardinalis Bessarionis Veneti, conditoris bibliothecae Marcianae clarissimi, documento nobis est, quoniam hoc exemplum ab aliis usurpatum esse atque hominibus doctis nusquam apparet nec lituris sudoris nec nigris maculis nec lineolis plumbeis, quas in exemplaribus typotheticis conspicimus frequentissimas.

κράν ... ⟨τὴν⟩ διαφωνίαν, ⟨ἀλλ' ἀν⟩υπέρβλητον τὸ μέγεθος αὐτῆς γίγνεται. – Non dissimile testimonium opis exstat inopis in his propinquis cod. L p. 53, 14 sqq. εἰ δ' ἀλη^θ' ἐστιν ὁ λόγος οὗτος, ἡδε' ἂν ὡς ἐπαίδευσα θεάτρου πεπαιδευμένων ἀνδρῶν, ἵνα κἂν ἐκ τοῦ πλήθους αὐτῶν αἴσθηταί ποτε τῆς ἐμπληξίας ὁ ληρώδης Ἰουλιανός, neque enim quicquam auxilii praeter terminationes ης ad ἀλη^θ' et ως ad ἡδε' adiunctas L[1] attulit ad sensum enuntiati percipiendum, cui, quantum scimus, interprete latino Cornarioque exceptis nemo medebatur: postquam ἐπαίδευσα asterisco cum appicto receptum est in Ald., ex qua migravit in editiones universas, ab hac interpretatione per Iuntinas ita circumlata: 'lubenter in medio eruditorum virorum theatro illum interrogarem, ut ex eorum plenitudine suam stupiditatem nugatorius Iulianus agnosceret' profectus Cornarius ad exemplum suum Aldinae pro ὡς ἐπαίδευσα verbum ἐπεύσαμεν (sic) et ⟨κατὰ⟩ θέατρον pro θεάτρου adnotavit: sed ad tradita me magis applicanti haec mihi venerunt in mentem: ἡδέως ἂν ἐπει⟨ρώ⟩μην τοῦ θεάτρου πεπαιδευμένων ἀνδρῶν, ἵνα καὶ ἐκ τοῦ πλήθους αὐτῶν αἴσθηται κτλ. – Aliud exemplum auxilii L exhibet tam exilis quam irriti hoc in enuntiato Iuliani p. 53, 5 sqq. συναποδέδεικται καὶ ἡ ἀφορισμοῦ μοχθηρία, ὅτι ἀδήλῳ σπέρματι ἕπονται ψευδ, si quidem L[1] officium praestitisse sibi videbatur postremo verbo ει addendo, pro quo Charterius demum ψεύδη restituit. Quod si σπέρματι de usu vocis translato recte traditum esset, non ψεύδη, sed potius πονηροὶ καρποί vel tale quid exspectaretur. Nunc vero Cornario adstipulatus σπέρματι sanum non esse mihi persuasi, nisi quod pro veteris illius critici tentamine in ἕρματι oblato commendare mallem εὑρήματι. – Quin etiam sine ullo subsidio corrector deseruit quae sic exstant in L p. 47, 9 sqq. τί ἂν ἐπὶ τῶν πάντων ὁ τοιοῦτος εἰπεῖν αἰδεσθῇ; ἢ ταῦτα μὲν αφειστθω, σκέψαι δὲ κτλ.: ut in medio relinquam, utrum Galenus τί αἰδεσθῇ; an τί ἂν αἰδεσθείη in animo habuerit, verbum αφειστθω quid sibi velit, L[1] me ipso non plus aperit; haud scio an inter αἰδεσθείη et ταῦτα coniunctio adversativa ἀλλὰ requiratur et in aenigmate illo nihil nisi ἀφείσθω lateat, non ἀφεθήτω aut ἀφέσθω. – Vel p. 54, 10 sqq. νυνὶ δὲ (οὐ γὰρ ἔχομεν θέατρον) εἰς τὰς αὐ' ἥκουσι λαβὰς ὀλίγοι πάν, ἄντ' ἀληθεῖς ὑπάρχουσιν ἄν τε καὶ προφανῶς ψευδεῖς in L tradita, quibus mederi neque correctori L[1] neque editori principi contigit: Opizo ὑπάρχωσιν quidem correxit, sed in verbis sic collocatis εἰς τὰς αὐτὰς λαβὰς ὀλίγοι ἥκουσι, πάντες ἄν τ' et q. s. sententiarum distinctione mutata nihil emendavit: Cornarium lenissima correctione ὀλίγοι in ὀλίγου rescribentem secutus sermone Galeni diligentius observato veram scriptoris manum agnoscendam censeo hanc: εἰς τὰς αὐτὰς ἥκουσι λαβὰς ὀλίγου ⟨δεῖν⟩ πάντες, ἄν τε κτλ.

Quamquam oportebat in contextu verborum disceptando vel minutissimis rebus operam dare, tamen non sine fructu recentis editionis in nugis elaborasse nobis videmur, cum non modo necessitudines inter codices editionesque intercedentes, verum etiam indolem litterariam et correctoris qui putatur legitimi et editoris principis in luce clariore me posuisse credam. Denique ut hae rationes codicis L et Aldinae quam manifestissimae possunt ex disputatione mea evadant, locos quosdam quo fini libelli propiores eo manciores atque mendosiores exscribere velim. Ubi igitur Galenus Iuliani sententiae cuidam rem se habere contendit maxime contrariam, antequam tenorem orationis interruptum reperiamus, legimus haec p. 68, 10: αἱ μὲν γὰρ ἐν τοῖς στερεοῖς τοῦ ζῴου μέρεσι διαθέσεις ἐστηριγμέναι τ' εἰσὶ καὶ μόνιμοι, τὰ δὲ ὑγρὰ καὶ μεταρρεῖν (corr. Bas. et Corn.: μετὰ τὸ ῥεῖν L Ald.) εἰκὸς ⟨εἰς⟩ (add. Corn.) ἄλλο μόριον τοῦ ζῴου καὶ διαφορεῖσθαι λεπτυνόμενα (compendiose L: -μενον Ald.: corr. Bas. et Corn.) καὶ κατά τινας αἰσθητοὺς (τιν̆ αἰσθη̄ L: τοὺς superscr. L[1]) πόρους ἐκκρίνεσθαι, καὶ ποτὲ μὲν ὑπὸ τῆς διοικούσης τὰ ζῷα φύσεως πεττόμονα (πεττό^μν/ L: α add. L[1]: πεπτόμενα Ald.) χρηστότερα γίνεσθαι, ποτὲ δ' ὑπὸ πυρετώδους θερμασίας ἀλλοιούμενα μοχθηρότερα, καὶ τὰ μὲν ὑπὸ τοῦ διαπνεῖσθαι συναπάγειν τι τῆς πυρετώδους θερμότητος (temptabam: συναπ^α′|, dein τ'' i. e. τειν, ni fallor, exaravisse videtur ipse L, quasi scribae συναπα⟨λλάτ⟩τειν ob oculos versatum sit: τι littera ι in ras. L[1]: ambigua sicut consuevit om. Ald., quippe quae frustra mutata καὶ τὰ μὲν διαπνεῖσθαι ὑπὸ τῆς πυρετώδους θερμότητος exhibeat: συναπάγειν etsi neglectum tamen ex γ'' lectione coniecta commendaverim) καὶ ⟨μετὰ⟩ ταῦτα (emendatione incerta scripsi: καὶ ταῦτα L: καὶ τ^ωμς', i. e. τῶν μὲν, αὐτὰ L[1]: τὰ δ' αὐτῶν ab Ald. edd.) βελτίω γίγνεσθαι κεραννύμενα χρησταῖς τροφαῖς, τὰ δὲ συνδιαφθείρεσθαι ταῖς ἐπιρρεούσαις ἤτοι γ' εὐθὺς ἔξωθεν οὔσαις μοχθηραῖς ἢ μὴ καλῶς ἔτι ἐν τῇ γαστρὶ πεφθείσαις, quibus continuata statim annectuntur, tamquam si notio πυρετῶν in prioribus praecesserit, p. 68, 20 τοὺς δ' ἐπὶ σηπεδόνι χυμῶν ἀναπτομένους οὐδὲν δήπου θαυμαστόν ἐστιν κτλ., sed post πεφθείσαις super lin. ∻ appos. et in marg. ∻ λείπει ⋌ (fortasse λ significans, i. e. λεῖμμα) Γ° adscr. L[1], quamobrem lacunam insigniverunt cum Ald. omnes deinceps edd. — Similem labem traxerunt sententiae postremae Iuliani ex commentis citatae hoc modo: p. 69, 7 ὅτι δ' ἀδιανόητον (L Ald.: num ὅλως μὲν quam ἔστι μὲν scribere praestet?) ἐπὶ πλῆθος ἢ διαφθοράν, ὃ ἄν τι πρὸς τῆς νῦν τιθέναι (L eademque τοῦ pro τῆς excepto et asterisco apposito Ald.: futilia quae sic 'quod ad rem propositam spectat' praebet interpr. Iunt.: sermonem mutilum sic supplere conor: ὃ ἄν τις περὶ τῆς ⟨διαφορᾶς καὶ ἐργασίας αὐτῶν ἐθέλῃ⟩ νῦν τιθέναι), ἀναφέρειν τὸ ποιητικὸν τῆς νόσου, τί δ' ἄν τις συμμελέστατα διαγνοίη τοῦ πάθους δι' ὅλου τοῦ σώματος ἀπιόντος; ἀναγκαῖον ὁμολογεῖν πάντα περιττεύειν ἐν παντὶ μέρει τε καὶ μορίῳ. τῷ ἀποτελέσματι γὰρ συμπαρατείνεσθαι χρὴ τὸ συνέχον αἴτιον. χωρεῖ δὲ δι' ὅλου πάθη, ὡς πυρετοὶ ἄλλα τε μυρία, ἐφ' ὧν ἐν τῷ δ$^{\lambda'}$ (L, ω s. v. add. L^1) καὶ τὸ πλῆθος εἶναι δεῖ. καὶ τὸ τοῖς πλεῖ` ὅτ$^{\cup}$ πλεῖ` καὶ τὸ νόση$^{\mu}$ ἧ καὶ τὸ τοῖς πλεῖ` καὶ συγκεχωρη$^{\mu\nu/}$ ὧδέ πως φάναι. εἰ δέ γε|||δι$^{\alpha'}$ (δί L, α s. v. add. L^1) ἀντιφω$^{\nu}$͡ τὸ πλῆ$^{\theta}$ ͡τ ὑγρ͡ (haec eadem omnia L Ald., praeterquam quod in L post γε vocula προ$^{\tau}$ a L^1 erasa videtur in Ald. statim vocabulum nihili διὰ ἀντιφῶν sequitur; post τοῦ ὑγροῦ signum ÷ appos. in text. et in marg. ÷ λει$^{\pi'}$ λ δ' L^1: ideo lacuna significatur in Ald. ceterisque edd.). A quo loco desperato haud aliter atque editor princeps, utpote qui desertus ab altero teste huius libelli memoriae vestigiis scribae cod. L pressis eius verba prorsus immutata prelo tradidisset, manum adiutricem abdere coactus munere critico me abdicavi.

In huius igitur scripti Galeniani editione Aldina curanda post Aldum mortuum auspiciis Andreae Asulani Opizonem eiusque criticos adiutores a. 1525 librorum manu scriptorum usos auxilio postremos secuti sunt universi deinceps editores alter adhaerens alteri certatimque arti divinandi deditus: Hieronymus Gemvsaevs a. 1538 in Basileensi parca stipe emendationum insignis et earum quidem imprimis in interpretatione latina fultarum, tum Renatus Chartervs a. 1679 in Parisina nonnulla facete corrigens, plura haud ita feliciter temptans, tandem Carolus Kvehn a. 1829 in Lipsiensi cunctorum editorum agmen claudens atque idem se praebens pigerrimum et neglegentissimum.

Quos omnes homines doctos Ianus Cornarivs Zviccaviensis dubium non est quin editione sperata longe superaturus fuerit, nisi vir ille medicorum philologorum tum in Germania florentium celeberrimus immatura morte Ienae vere anni 1558 prohibitus esset, quominus operi tam diu tamque diligenter praeparato manum ultimam admoveret. Sed ne Cornarius quidem, qui marginibus exempli sui Aldinae multas adscripserat emendationes, in uberibus illis studiorum fructibus ibi collocandis ullum codicem arcessivit. Attamen huius profecto doctoris Hippocratici rerum cognitio scientia linguae paulo deterior, sed maxime mira mentis acies multaeque et variae virtutes eius viri tantae fuerunt, ut etiam sine codicibus unus optime de hoc certe libello meritus esse videatur.

Cum hoc tam sollerti critico fortuna me voluit certavisse longo sed proximum intervallo, dum archetypi memoriam corruptissimam ad pristinam sanitatem reducere studeo; quo negotio strenue fungens quantum criticorum posteriorum operae reliquerim huius defectionis mihi conscius sum. Sed si quis sibi persuaserit hoc labore plus effectum esse quam quod unius hominis vires brevi tempore efficere possint, is secum respicito non solum Georgium Helm-

REICH mea gratia multa de codicibus recensendis praemeditatum, sed etiam Hermanni SCHOENE accuratissima libri veterrimi collatione me multifariam adiutum esse nec minus emolumenti mihi contigisse diligentia et benignitate Ioannis MEWALDT, qui Cornarii coniecturas et emendationes ex ipso Ienensi exemplo Aldinae qua consuerat uti religiositate olim collectas mecum communicaverat. Indices et nominum et verborum composuit iuvenis doctissimus Guernerus LIEBICH, quod opus propter infirmitatem oculorum vix perficere portuissem. Quorum adiutorum nomina et beneficia cum testimonio gratissimi animi hic subscripsi, sicuti gratiam habeo candidam viris humanissimis Carolo DEICHGRÄBER et Conrado SCHVBRING, qui tam in schedis corrigendis quam aliis in erroribus detrahendis benevolenter opera et consilio mihi numquam defuerunt, ut haec editio tandem in lucem ederetur.

Tubingae m. Maio a. MCML.

Ernestus Wenkebach

GALENI ADVERSVS LYCVM

ΟΤΙ ΜΗΔΕΝ ΗΜΑΡΤΗΤΑΙ ΚΑΤΑ ΤΟΝ ΑΦΟΡΙΣΜΟΝ ΟΥ Η ΑΡΧΗ ΤΑ ΑΥΞΑΝΟΜΕΝΑ ΠΛΕΙΣΤΟΝ ΕΧΕΙ ΤΟ ΕΜΦΥΤΟΝ ΘΕΡΜΟΝ

EDIDIT

ERNESTVS WENKEBACH

CONSPECTVS CODICVM ET EDITIONVM

L = *Laurentianus Florentinus gr. plut. LXXIV 3; s. XII/XIII; fol. 1ʳ—12ʳ*

L[1] = *corrector, nisi me fallit opinio, humanista Byzantinus*

M = *Marcianus Venetus App. class. V 4; s. XV; fol. 246—253*

P = *Parisinus gr. n. 2164, s. XVI, fol. 44 sqq., haud dubie unus ex libris mscr. Ioannis Clementis Londinensis*

P[1] = *si non ipse Opizo Galeni Graeci editor princeps, at tamen eius in Aldina edenda adiutor Clemens medicus Britannus*

Ald. = editio Aldina Ioannis Baptistae Opizonis (ed. princeps a. 1525)

Bas. = editio Basileensis Hieronymi Gemusaei (a. 1538)

Chart. = editio Renati Charterii (Paris. a. 1679)

K. = editio Car. Gottl. Kuehnii (Lips. 1829)

Corn. = Iani Cornarii medici Zviccaviensis adnotationes ad Aldinae exemplar in bibliotheca universitatis Ienensis adservatum

Helmr. = Georgius Helmreich

Deichgr. = Carolus Deichgräber

Numeri in marginibus pinguius adscripti Kuehnianae editionis (vol. XVIII 1, 196—245) paginas indicant.

ΓΑΛΗΝΟΥ ΠΡΟΣ ΛΥΚΟΝ

ὅτι μηδὲν ἡμάρτηται κατὰ τὸν ἀφορισμόν, οὗ ἡ ἀρχή·
"τὰ αὐξανόμενα πλεῖστον ἔχει τὸ ἔμφυτον θερμόν."

XVIII 1

1. Ἀνεμέσητον μὲν δήπου καὶ Λύκῳ καὶ παντὶ τῷ βουληθέντι πρὸς 196 1
Ἱπποκράτην γράφειν· ἔτι δ' ἀνεμεσητότερον οἶμαι τοῖς δυναμένοις
ἀπολύσασθαι τὰ κακῶς εἰρημένα πρὸς αὐτὸν ἐγκλήματα, καθάπερ ἐν
δικαστηρίῳ τοῖς ἀναγνωσομένοις ἀμφοτέρων τὰ γράμματα τὴν ἀπολο-
γίαν ποιήσασθαι, καὶ μάλισθ' ὅταν ὁ μὲν ἐγκαλῶν πρὶν μαθεῖν τὰ λεγό-
μενα θρασύνηται, τῷ δ' ἀπολογουμένῳ πεπαιδεῦσθαι κα⟨λῶς ὑπάρχῃ⟩
τὰ τοῦ παλαιοῦ δόγματα. Λύκος τοίνυν ἔγραψε | μὲν ἐξηγητικὰ τῶν 197
Ἱπποκράτους ἀφορισμῶν ὑπομνήματα, λωβᾶται δὲ τοῖς δόγμασι τἀν- 2
δρὸς ἑκατέρωθεν, οἷς τε ψέγειν καὶ οἷς ἐπαινεῖν τινα τῶν ὑπ' αὐτοῦ
λεγομένων οἴεται καὶ δι' ὧν ἀντιλέγειν ἐπιχειρεῖ. τά τε γὰρ ἐπαινού-
μενα Λύκου φαντάσματά ἐστιν, οὐχ Ἱπποκράτους δόγματα, δι' ὧν
τε ἀντιλέγει, δῆλός ἐστι μηδὲ τὰ στοιχεῖα τῆς Ἱπποκράτους τέχνης
ἐπιστάμενος. ὅτῳ δ' οὐκ ἔστι τῶν στοιχείων ἐπιστήμη, σχολῇ γ' ἂν
οὗτος εἰς τὰς συλλαβὰς εἰδείη τῆς τέχνης ἐκείνης ἢ τῶν ἀπ' αὐτῆς. εἰ 3

1 πρὸς Λύκον] *vid. F. E. Kind in Pauly-Wissowa-Kroll RE XIII 2408–2417*
2 κατὰ τὸν ἀφορισμόν, οὗ ἡ ἀρχή· "τὰ αὐξανόμενα πλεῖστον ἔχει τὸ ἔμφυτον θερμόν"] *Hipp. Aph. I 14 (I V 466, 8 L.)* 6 sq. ἐν δικαστηρίῳ τοῖς ἀναγνωσομένοις ἀμφοτέρων τὰ γράμματα] *cf. Anecd. Gr. Bekk. p. 183. 226* γραμματεύς *et A. Boeckh, Staatshaush. I 198* 15 sqq. τὰ στοιχεῖα τῆς Ἱπποκράτους τέχνης *et* οἷον τὰς συλλαβὰς τῆς τέχνης κτλ.] *de prima vi vocis* τῶν στοιχείων *cf. H. Diels, Elementum. Eine Vorarbeit z. griech. u. lat. Thesaurus. Leipzig 1899, p. 81 sqq.*

1 sqq. *tit.* Γαληνοῦ πρὸς λύκον LMP: Γαληνοῦ κατὰ λύκου περὶ τῶν ἀφορισμῶν ἱπποκράτους ἐξ ὧν κατεῖπεν κατὰ τοῦ αὐξανόμενα πλεῖστον ἔχει τὸ ἔμφυτον θερμόν *ex interpretatione latina retrovertisse videtur* P¹: *sed* Γαληνοῦ πρὸς Λύκον, ὅτι μηδὲν ἡμάρτηται κατὰ τὸν ἱπποκράτους ἀφορισμόν, οὗ ἡ ἀρχή, τὰ αὐξανόμενα πλεῖστον ἔχει τὸ ἔμφυτον θερμόν *Ald. t. V p. 155: eadem Bas.*: Γαληνοῦ πρὸς Λύκον βιβλίον· ὅτι μηδὲν ἡμάρτηται κατὰ τὸν Ἱπποκράτους ἀφορισμόν, οὗ ἡ ἀρχή, τὰ αὐξανόμενα πλεῖστον ἐκεῖ *(sic)* τὸ ἐμφῦτον *(sic)* θερμόν *Chart.*: Γαληνοῦ πρὸς Λύκον βιβλίον *K.*: *tit. ex Gal. in Hipp. Epid. VI comm. IV 26 (IV 19 L.) CMG V 10, 2,2 p. 239,5 formavi; cf. ibid. p. 225,20 sqq. vel Gal. V 704/5 K. p. 711,6 sqq. Müll.* 4 καὶ *ante* Λύκῳ *add.* L: *om.* M *et cum* P *ab Ald. omnes edd.* 9 θρασύνεται *ex* P *edd.* πεπαιδεῦσθαι κα⟨λῶς ὑπάρχῃ⟩ τὰ *supplevi coll. e. c. p. 7, 25*: πεπαιδεῦσθαι κατὰ *codd. et edd.*: πεπαιδεῦσθαι ⟨συμβῇ⟩ κατὰ ⟨τὰ⟩ *coni. Helmr.* 10 δόγματος LMP *edd.*: *corr. Helmr.* 12 τῶν ἐπ' αὐτοῦ LMP *edd.*: *corr. Helmr.* 13 ἀντιλέγει P: *emend.* P¹ *edd.* 14 οὐχὶ P *edd.* 17 εἰς *ante* τὰς συλλαβὰς *add.* LMP: *expunxit* P¹: *restit. Deichgr.*: οὐ *pro* εἰς *ab Ald. cunctae edd., sed Cobetum secutus del. Helmr.*: οἷον *quam* ὡς *pro* εἰς *scribere malim, cum* εἰδείη *cum genet. coniunctum a stilo Gal. abhorrere videatur, sed fort. tradita fiant probabiliora, si* σχολῇ γ' ἂν οὗτος εἰς τὰς συλλαβὰς εἰδ⟨ὡς⟩ εἴη τῆς κτλ. *legantur; cf. Kühner-Gerth, Gramm. d. gr. Spr. II³ 1, 370 adn. 17*

μὲν οὖν ἐγὼ πρῶτος ἢ μόνος ἔλεγον ἐκ θερμοῦ καὶ ψυχροῦ καὶ ξηροῦ καὶ ὑγροῦ τὰ τῶν ζῴων σώματα συγκεῖσθαι νομίζειν Ἱπποκράτην, τάχα ἂν ἴσως εὐλαβέστερον ἐνεκάλουν Λύκῳ πρὶν γνῶναι τὰ στοιχεῖα τῆς Ἱπποκράτους τέχνης ἐπιχειροῦντι τῶν συγγραμμάτων αὐτοῦ γράφειν ἐξηγήσεις. οὔτε γὰρ ὅσοι δόγμασιν ἐναντίοις ἐνετράφησαν οὔθ' ὅσοι μηδὲ τὰ πρῶτα γιγνώσκουσι τῆς τέχνης [χρήσιμα] εὔλογον ἐξηγεῖσθαι τοὺς ἀφορισμούς, ἀλλ' οἵπερ μεμαθήκασι μὲν ἐκ τῆς παιδικῆς ἡλικίας, ἐπαι-
198 νοῦσι δὲ ἥδιον ἢ ψέγουσιν αὐτοῦ τὰ δόγματα. | Λύκος δὲ εἰς τοσοῦτον ἄρα τῆς Ἱπποκράτους τέχνης ἀμαθής ἐστιν, ὥστ' ἐγὼ — θεοὺς ἅπαντας ἐπόμνυμι — τὰς πρώτας τῶν εἰς τοὺς ἀφορισμοὺς ὑπομνημάτων αὐτοῦ ἐξηγήσεις ἀναγνοὺς [ἀφορισμῶν] οὐκέθ' ὑπέμεινα τὸ λοιπὸν τοῦ βιβλίου γνῶναι τοσοῦτον ⟨δοκοῦντος⟩ τῆς γνώμης ἁμαρτάνειν τοῦ παλαιοῦ. τῶν ἑταίρων δέ τινος ἀξιώσαντος ἐπακοῦσαί γε τῶν εἰς τόνδε τὸν ἀφορισμὸν ὑπ' αὐτοῦ γεγραμμένων, ἐν ᾧ φησι "τὰ αὐξανόμενα πλεῖστον ἔχει τὸ ἔμφυτον θερμόν", εἶτα πολλῶν καὶ ἄλλων παρακαλεσάντων ἀπολογήσασθαι πρὸς τὰς κατηγορίας, οὕτως ἀναγκασθεὶς ἐπὶ τόνδε τὸν λόγον ἧκον.

1 2. Ἵνα δὲ τοῖς ὑπ' ἐκείνου λεγομένοις ⟨καὶ τοῖς⟩ ὑπ' ἐμοῦ δὲ μέλλουσι πρὸς αὐτὰ ῥηθῆναι ῥᾷον ἀκολουθήσωσιν οἱ δικάσοντες ἡμῖν, ἀναγκαῖον ἔσται μοι βραχέα προειπεῖν. ὅτι μέν ἐστι θερμὸν ἐν ἡμῖν, ἐναργῶς ἅπασι φαίνεται, πότερον δ' ἐκ κινήσεως τοῦτο τῆς κατὰ τὴν καρ-

13 τῶν ἑταίρων δέ τινος κτλ.] *cf. Kind l. l. col. 2412 sq.* 21 sq. ἐκ κινήσεως τῆς κατὰ τὴν καρδίαν καὶ τὰς ἀρτηρίας] *etiam de arteriarum motus origine discordabant medici: num arteriae sponte sua pulsent quaeritur e. c. Gal. VIII 702 sq. K.; arterias ex se ipsis pulsare contra socios litigantes contenderunt Praxagoras et Phylotimus V 561 K. et VII 598 K.; pulsandi facultatem arterias ex corde habere putat Gal. IV 585 K.; cordis motus involuntarius dicitur Gal. IV 442 K.*

1 sq. καὶ ξηροῦ καὶ ὑγροῦ *colloc. Helmr.*: ψυχροῦ καὶ ὑγροῦ καὶ ξηροῦ LP *edd.*: ὑγροῦ καὶ ψυχροῦ καὶ ξηροῦ M 5 ἐνετράφησαν L *recte; cf. e. c. CMG V 4, 2 p. 59, 15 Koch*: ἐνεγράφησαν *cum* MP *ab Ald. edd.* 6 μήτε *codd. et edd.*: *corr. Helmr.* χρήσιμα LMP *edd.*: *inclusi Helmr., cui assentire coll. e. c. p. 14, 29 vel 15, 8 praestantius duxi quam* κριτήρια *scribere* *interiitne* τούτους *ante* εὔλογον? 7 οἵπερ *scr. Helmr.*: ὥσπερ LM *Chart. K.*: ὅπως P: ὅπερ *Ald. Bas.* 8 ἡδι' *i. e.* ἥδιον *litterulis exiguis recte* L, *velut ex. gr. CMG V 9, 2 p. 31, 19 Diels*: πάλιν MP *et ab Ald. omnes edd.*: μᾶλλον *coni. Helmr.* 9 ὥστε] ὡς *a Chart. edd.* ἅπαντες P 10 ἐπώμνυμι *codd.*: *corr. Ald.* τοὺς πρώτους M 11 *nonne* αὐτοῦ, *quod exhibent* LMP, *post* τοσοῦτον *(v. 12) traiciendum?* *post* ἀναγνοὺς *add.* ἀφορισμῶν LMP, *sed del.* P[1] οὐκέθ' ὑπέμεινα MP *edd.*: *legi non iam possunt quae exarata habuit* L τὸ λοιπὸν *(quamvis incerta)* τῷ βιβλίῳ γνῶναι L: τοῦ λοιποῦ τῷ βιβλίῳ γνῶναι (ἀναγνῶναι P) MP: τὸ λοιπὸν τοῦ βιβλίου *corr.* P[1]: ἀναγνῶναι *frustra ab Aldina ad Kuehnianam* 12 *verba post* γνῶναι *scripta prorsus evanuerunt ex ultima fol. 1r linea cod.* L: τοσοῦτον τῆς γνώμης ἁμαρτάνειν τοῦ παλαιοῦ *inter* τοσοῦτον *et* τῆς *spatio relicto* M: τῆς γνώμης *cum* P[1] *edd.*: τῆς μνήμης P: ἐφαίνετο *post* τοσοῦτον *in ras. add.* P[1]: *idem asterisco appicto Ald., unde receperunt universae edd.*: ἐφαίνετο . . . ἁμαρτάνων *commendabat Helmr.*: αὐτοῦ *sive ex v. 11 huc traiciendum sive non traiciendum,* δοκοῦντος *addito post* τοσοῦτον *lacunam complere ausus sum* 13 ἐπακοῦσαί με *codd. et edd.*: μὲν *mutabat Helmr.*: γε *praetuli* 16 ἀπογήσασθαι *(sic)* M μὲν *post* ἵνα δὲ τοῖς *add.* P[1] *(in marg.) omnesque edd.* καὶ τοῖς *ante* ὑπ' ἐμοῦ δὲ *addidi* 19 ἀκολουθήσωσιν L *(verisimiliter)* P[1] *edd.*: ἀκολουθήσασιν MP 20 προειπεῖν L *edd.*: προσειπεῖν MP 21 πότερα *codd. et edd.*: *correxi*

δίαν καὶ τὰς ἀρτηρίας ἔχει τὴν γένεσιν ἤ, καθάπερ αὐτὸ τὸ κινεῖ|σθαι 199
τῇ καρδίᾳ σύμφυτον ὑπάρχει, τὸν αὐτὸν τρόπον καὶ ἡ θερμασία, δια-
πεφώνηται τοῖς ἰατροῖς. ἀλλ' ὅστις γε βούλεται μαθεῖν ἐπιστημονικῶς 2
ἀρχὰς τοῖς ζῴοις ἅπασι γενέσεως εἶναι τὸ θερμὸν καὶ τὸ ψυχρὸν καὶ τὸ
ξηρὸν καὶ τὸ ὑγρόν, ἓν ἔχει βιβλίον ὑπ' ἐμοῦ γεγραμμένον, ἐν ᾧ τὴν
Ἱπποκράτους γνώμην ἐξηγοῦμαί τε ἅμα καὶ ἀποδεικνύω. τοῦτο μὲν
δὴ τὸ βιβλίον ἐπιγέγραπται Περὶ τῶν καθ' Ἱπποκράτην στοιχείων.
ἕτερα δὲ ἐφεξῆς ἐστιν αὐτοῦ τὰ Περὶ κράσεων, ἐν οἷς δείκνυμι, τίνα μὲν
τῶν σωμάτων πλείονα μοῖραν ἐν ἑαυτοῖς ἔχει τοῦ θερμοῦ στοιχείου, τίνα
δ' ἐλάττονα, καὶ ὡς διὰ τοῦτ' αὐτὸ τὰ μὲν θερμότερα φύσει, τὰ δὲ
ψυχρότερα γέγονεν. ἅπασι γὰρ ἡμῖν ὑπάρχει τὸ θερμὸν στοιχεῖον 3
ἔμφυτον ἐκ τῆς πρώτης ἀρχῆς, ἣν ἐκ σπέρματός τε καὶ καταμηνίου
κεκτήμεθα. διαφέρομεν δ' ἀλλήλων ἐν τῷ μᾶλλόν τε καὶ ἧττον εἶναι
θερμοί· ἀλλ' εἰσί γέ τινες ὅροι τούτου τοῦ πλάτους, ὧν ἐπέκεινα τῆς
κράσεως ἐξικομένης ἤτοι νοσεῖν ἡμῖν ἀναγκαῖόν ἐστιν ἢ διαφθεί-
ρεσθαι. καὶ γὰρ ἐπὶ πλέον ψυχθέντες ἐν νοσήματι ψυχρῷ καθιστά-|
μεθα καὶ θερμανθέντες ἔξω τοῦ κατὰ τὴν ὑγείαν πλάτους εἰς πυρετὸν 200
ἀγόμεθα. καὶ τοίνυν καὶ τῶν πυρετῶν αὐτῶν ἔνιοι μὲν ἀκριβῶς εἰσι ξηροί, 4
καθάπερ οἱ ἀκριβῶς ἑκτικοί, τινὲς δὲ ἐσχάτως ὑγροί, καθάπερ οἱ τυφώ-
δεις ἢ ⟨οἱ⟩ ἑλώδεις ὀνομαζόμενοι. εἰ δ' οὐ χαίρει ⟨τις⟩ τοῖς οὕτω καλου-
μένοις ἢ κατ' ἄλλου πράγματος ἐπιφέρειν εἴθισται τὰς εἰρημένας προσ-
ηγορίας, ἐν τῷδε τῷ λόγῳ διηγήσομαι τοὺς ὑγροὺς πυρετοὺς ὁποίους
εἶναί φημι· ⟨δι' ὧν⟩ ἱδροῦσιν οἱ κάμνοντες ἀπὸ ⟨τῆς⟩ πρώτης ἡμέρας
ἐν [δ'] αὐτοῖς ⟨τοῖς⟩ ἱδρῶσιν ἢ μετρίως ἢ οὐδὲν ὀνινάμενοι, τούτους
ὑγροὺς ἐγὼ τοὺς πυρετοὺς ὀνομάζω, ξηροὺς δὲ ἔμπαλιν ἐκείνους καλῶ

5 τὸ βιβλίον ὑπ' ἐμοῦ γεγραμμένον . . . τοῦτο . . . ἐπιγέγραπται Περὶ τῶν καθ' Ἱπποκράτην στοιχείων] *Gal. I 413—508 K., seorsum ed. G. Helmreich, Erlang. a. 1878* 8 ἕτερα δὲ . . . τὰ Περὶ κράσεων] *Gal. I 509—694 K., seorsum ed. G. Helmreich, Lips. a. 1904* 19 *febres* τυφώδεις *(cf. Gal. XIX 400 K.), vernacule dampfige, dunstige Fieber, maxime humidae, qua de causa non tam fumantes vel propter vaporem terrestrem (cf. Gal. X 579 K.) fuliginosae appellantur quam eiusdem generis esse videntur cuius* οἱ ἀτμώδεις πυρετοί *(cf. infra p. 6, 5 sq. et p. 8, 14/15)* 20 ἢ οἱ ἑλώδεις ὀνομαζόμενοι *scil.* πυρετοί] *eidem enumerantur CMG V 10, 2, 2 p. 56, 19: cf. Georg Sticker, Hippokrates. Der Volkskrankheiten erstes und drittes Buch (Klassiker der Medizin XXVIII) p. 108 sq. 114 sq.*

6 *solum* καὶ *praebent* LMP: τε ἅμα *supra lineam apposuisse videtur* L^1: *om. edd.* 7 ἱπποκρά^τ' L: ἱπποκράτους MP *edd.* 9 στοι^χ' L, στοιχείου P^1 *edd.*: στοιχεῖα MP 12 τῆς *om. a Chart. edd.* 15 ἐξικομένοις LM: ἐξηκομένοις P: ἐξηκομένης *Ald.*: *corr. Bas.* 19 ἑκτικοὶ L, γρ. καῦσοι *superscr.* L^1: καῦσοι MP *edd.* 20 *post* τυφώδεις *add.* ἢ ἑλώδεις L^1MP *Ald. Bas.*: *sustulit Chart., quem secutus est K. et sequi volebat Helmr.: at* ἢ ⟨οἱ⟩ ἑλώδε·ς *in textu reliqui ipsius Gal. ratione habita in Hipp. Epid. l. VI comm. I 29 [I 14 L.] CMG V 10, 2, 2 p. 56, 19* τις *super* τοῖς *addidisse videtur* L^1 22 ἐν τῷδε *scripsi*: ἐν τούτῳ *coni. Helmr.*: ἐγὼ τούτῳ *codd. et edd.* ο'τιν')' εἰ^σι ὑγροὶ πυρετοί *add. in marg.* L^1 23 δι' ὧν *ante* ἱδροῦσιν *addidi*: ἐν οἷς *malebat Helmr.* *post* ἱδροῦσιν *add.* μὲν *in marg.* P^1, *a quo receperunt omnes edd.* 24 ἐν [δ'] αὐτοῖς ⟨τοῖς⟩ ἱδρῶσιν *scripsi*: *ad* αὐτοῖς *'scil.* πυρετοῖς' *adnotaverat Helmr.* ὠνηνάμενοι LMP *Ald. Bas.*: *corr. Chart.*: ὀνίνανται *dubitanter coni. Helmr.* 25 ο'τίνες πυρετοί εἰϠι ξηροί *i. m. add.* L^1

τῶν πυρετῶν, οἷς δίψα σφοδρὰ καὶ γλῶττα ξηρὰ καὶ δέρμα σκληρὸν
5 οἱόνπερ βύρσα καὶ πολὺς αὐχμὸς ἐν ἅπαντι τῷ σώματι. καὶ μὴν καὶ ἕτεροί
τινές εἰσι πυρετοὶ τὴν διαπνοὴν ὅλου τοῦ σώματος ἔχοντες ἀνιαρὰν τοῖς
ἁπτομένοις, ὡς νύττεσθαί τε καὶ δάκνεσθαι δοκεῖν, διχῶς καὶ τούτου γι-
γνομένου, ποτὲ μὲν ἀερώδους ξηροῦ τοῦ προσπίπτοντος ἡμῖν, ἔστι δ' ὅτε
6 ὑγροῦ πως φαινομένου, καθάπερ ἀτμοῦ τινος. τοιαύταις ἰδέαις ἀλλήλων
201 διαφέρουσι καὶ | τῶν ὑγιαινόντων αὐτῶν αἱ κράσεις, ἃς δὴ καὶ δυσκρά-
τους εἶναί φαμεν ἐπανορθούμεθά τε καθ' ὅσον οἷόν τε τὴν φυσικὴν δυσκρα-
σίαν αὐτῶν. ἔστι γὰρ καὶ τοῦτο μόριον οὐ σμικρὸν τῆς ὑγιεινῆς τέχνης.
ὅσα δὲ εὔκρατα φύσει τῶν σωμάτων ἐστίν, οὐδὲν τοιοῦτον ἁπτομένοις
ἐμφαίνει. σύμμετρα γὰρ ἀκριβῶς ἐστιν, ὡς μήτ' ἐνδεῖν αὐτοῖς τὸ θερμόν,
οἷα γέρουσιν ἢ τοῖς ἐψυγμένοις, μήθ' ὑπερβάλλειν, ὡς τοῖς ἀμετρότερον
πονήσασιν ἢ διατρίψασιν ἐπὶ πλέον ἐν ἡλίῳ θερινῷ. πολὺ δὲ δὴ μᾶλλον
οὐδὲ τὸ δάκνον ἢ ἀνιαρὸν ἡ τούτων ἔχει θερμασία.
7 σαφηνείας δὲ ἕνεκα τῶν λεγομένων οὐδὲν ἂν εἴη χεῖρον ἀναμνη-
σθῆναί σε βαλανείων, ἐν οἷς ἓν μέν ἐστι δήπου τὸ τῶν εὐκράτων εἶδος,
αἱ δυσκρασίαι δὲ πολλαί. μία μὲν γὰρ δυσκρασία βαλανείου ψυχροτέρου
τῆς χρείας ὑπάρχοντος, ἑτέρα δὲ εἰ μέχρι τοῦ λυπεῖν ἤδη θερμανθείη,
τρίτη δ' ἄλλη καθ' ἣν οὔθ' ὡς ψυχρότερον οὔθ' ὡς θερμότερον αἰτιώμενοι
8 πλῆρες ἀτμοῦ φαμεν ὑπάρχειν καὶ κατὰ τοῦτο μεμφόμεθα. τίς γὰρ οὐκ
202 οἶδεν, εἴ γε ὅλως ἄνθρωπός ἐστιν, ὡς εὔκρατόν ἐστι μὲν | καὶ ὕδωρ
πολλάκις, ἔστι δ' ὁμοίως αὐτῷ καὶ ἀὴρ καὶ ἀτμός. οὕτω γοῦν καὶ λίθος
εὔκρατος ἐν αὐτοῖς τοῖς βαλανείοις γίγνεται, καθ' οὗ κυλινδεῖσθαι δυνα-
τόν, οὔτε θερμασίαν ὑπερβάλλουσαν οὔτε ψύξιν αἰτιώμενον οὔτ' αὐχμὸν
9 ἢ πλῆθος ὑγρότητος. ὥσπερ οὖν ἐν ὕδατι καὶ λίθῳ καὶ ἀέρι σύμμετρος
γίγνεται θερμότης, οὕτως καὶ κατὰ τὸν ἀτμόν, ὃς ἐπειδὰν εὔκρατος ὢν
ἐμπλήσῃ τὸ βαλανεῖον, οἱ λουόμενοι δυσχεραίνουσι μὲν καὶ μέμφονται
τὸ τοιοῦτον λουτρόν, ψυχρότερον δὲ ἢ θερμότερον οὐκ ὀνομάζουσιν, ὡς,
εἴ γε καὶ τοιοῦτόν τι ποιεῖ, διττὴν ποιοῦνται τὴν κατηγορίαν τοῦ βαλα-
νείου ψυχρὸν εἶναι φάσκοντες αὐτὸ καὶ μεστὸν ἀτμοῦ, καθάπερ γε καὶ
10 θερμὸν αὖθις ἀμέτρως σὺν ἀτμῷ δαψιλεῖ. μὴ τοίνυν ἐπιλανθανώμεθα
τούτων μηδὲ τὰ κοινῇ πᾶσιν ἀνθρώποις γιγνωσκόμενα διαφθείρωμεν

8sq. ἐπανορθούμεθα . . . τὴν φυσικὴν δυσκρασίαν· ἔστι γὰρ καὶ τοῦτο μόριον οὐ σμικρὸν τῆς ὑγιεινῆς τέχνης] *itaque intemperies contraria victus ratione sanandas censet Gal. De sanitate tuenda l. V VI 362 K. = CMG V 4, 2 p. 159/160 Koch*

3 σώματος *cum* MP *edd. retinui coll. quae animadverti ad Gal. in Hipp. Epid. l. VI comm. II 35 CMG V 10, 2, 2 p. 101, 5*: δέρματ° L 8 ἐπανορθώμεθα LMP *Ald. Bas.*: *corr. Chart.* 10 ὃ P: *corr.* P^1 *edd.* ἐστίν LP^1 *edd.*: εἰσίν MP 11 μήτ' *emendavit Helmr.*: μηδὲν *codd. et edd.* 12 οἷα L, *o superpos.* L^1: οἷο *(sic)* M: οἷα P *edd.* 13 πλεῖον *codd. et edd.*: *correxi* ἡλίῳ *om.* L, *signum s. v. apposuit* L^1: *exhibent* MP *edd.* 17 μέν γε LMP: γὰρ P^1, *quocum consentiunt universae edd.* 21 ὅλως *exhibent* L *omnesque edd.*: *om.* MP καὶ *ante* ὕδωρ *a Bas. om. edd.* 22 *post* αὐτῷ *perperam inseruit* ὁ *Chart.* 23 κυλινδεῖσθαι L *corr.* P^1 *Bas. ceteraeque edd.*: καὶ ὑλινδεῖσθαι M: καὶ ὕλην δεῖσθαι P: κυλην-δεῖσθαι *Ald.* 27 ἐμπλήσει *codd. et edd.*: *corr. Helmr.* 28 τὸ τοιοῦτον λουτρόν LM *ab Aldo edd.*: τῷ τοιούτῳ λούτρῳ P: τὸ τοιοῦτον λοῦτρον *(sic)* P^1
31 ἐπιλανθανόμεθα M

ὑπὸ περιττῆς σοφίας, ἣν ἐπιδείκνυνταί τινες, ἀλλὰ μεμνημένοι τῶν βαλανεί-
ων, ἐπειδὰν ἀκούσωμέν τινος ἐπὶ ζῴου λέγοντος ὡς ἔστι τούτου μὲν εὔ-
κρατον τὸ θερμόν, τούτου δὲ δύσκρα|τον, οὐκ ἐπ' ἄλλο τι μεταφέρωμεν 203
τὴν διάνοιαν, ἀλλ' ἐφ' ὅπερ ἅπαντες οἱ τὰς κοινὰς ἐννοίας διασῴζοντες
ἄνθρωποι καθ' ἑκάστην ἡμέραν ἐν ἄλλοις τε πολλοῖς καὶ μέντοι γε καὶ
τοῖς βαλανείοις ὧν ἐμνημόνευσα. θερμὸν γοῦν εἶναί φασι τὸ βαλανεῖον
καὶ ψυχρόν, εἶτ' αὖθις ἀτμοῦ πλῆρες ἢ ξηρὸν καὶ αὐχμῶδες ἑκάστῳ τῶν
ὀνομάτων ἴδιόν τι δηλοῦντες πρᾶγμα. πρὸς τοίνυν τοῖς εἰρημένοις ἕτε- 11
ρόν τι βαλανεῖόν ἐστι καπνοῦ πλῆρες καὶ ναὶ μὰ τὸν Δία γε τούτου πο-
λυειδεστάτου· ἕτερος μὲν ὁ ἐκ δρυΐνων ξύλων, ἕτερος δὲ ὁ ἐκ συκίνων
ἢ ἐλαΐνων ἐστὶ καὶ καθ' ἕκαστόν γε δένδρον ἄλλος καὶ ἄλλος. ἀλλ' οὐδέπω
δέομαι τῶν κατὰ μέρος διαφορῶν. ἀρκεῖ γάρ μοι τήν γε πρώτην ὅλον
[γε] τὸ γένος τοῦτο μιᾷ κλήσει τε καὶ νοήσει περιλαμβάνοντι καπνώδη
τὸν ἀέρα φάναι τοῦ βαλανείου, μηδ' ἐνταῦθα μεμφόμενον αὐτοῦ θερμα-
σίαν ἢ ψύξιν ἢ ὥσπερ γε μεμφόμενον αὖθις, εἰ οὕτως ἔτυχε, κατ' ἄμφω,
καὶ ὡς θερμὸν τὸ βαλανεῖον καὶ ὡς καπνῶδες.

ἐάσας οὖν ἤδη τὰ βαλανεῖα τῶν καθ' ἑκάστην | ἡμέραν ἐν ταῖς οἰκί- 204
αις ἡμῖν συμβαινόντων ἀναμνήσθητί μοι· ποτὲ μὲν ὑγρότητα τῶν οἴκων 12
ἐν οἷς ἔσμεν, ἔστι δ' ὅτε ἄμετρον ψύξιν ἢ θερμότητα μεμφόμεθα. πότε-
ρον οὖν ὁμοίως μεμφόμεθα τὸν κατὰ τὸν οἶκον ἀέρα τοῖς ὑπὸ κύνα καύ-
μασι, κἀπειδὰν καπνοῦ πληρωθῇ, ἢ κἀνταῦθα ὥσπερ ἐν τοῖς βαλανείοις
ἔστιν ὅτε κατὰ μὲν τὴν θερμασίαν διαλλάττουσιν οὐδέν; ἔστι δ' αὐτῶν
ὁ μὲν αὐτὸ δὴ τοῦτο μόνον, ἀὴρ θερμός, ὁ δὲ σὺν τούτῳ καπνώδης, εἶτα
ὁ μέν γε θερμὸς ἀὴρ οὐδέποτε προκαλεῖται δάκρυον, τῷ καπνώδει δ' ἀεὶ
ὑπάρχει τοῦτο, κἂν μετρίως θερμὸς ᾖ, ὥστε ἐναργῶς ἐνταῦθα κατάδηλόν
ἐστι τὸ δακνῶδες θερμὸν οὐ τῷ μᾶλλον θερμαίνειν, ἀλλ' ἑτέρῳ τινὶ διαλ-
λάττον. ἐγγυτάτω γοῦν φλογὸς μεγίστης ἀκάπνου στάντες θερμαινόμεθα 13
μὲν οὕτω πολλάκις, ὡς ἐγγὺς μὲν ἥκειν τοῦ καίεσθαι, δάκνεται δ' οὐδεὶς
οὐδὲ δακρύει τοὺς ὀφθαλμοὺς ὡς ἀπὸ καπνοῦ. θαυμαστὸν οὖν, εἴ τις
ἐπὶ καπνοῦ καὶ φλογὸς αἰσθάνεται | τῆς διαφορᾶς, ἐπὶ δὲ τῶν ἡμετέ- 205
ρων σωμάτων ἀναίσθητός ἐστιν ἐνίοτε μὲν ἰσχυροτάτης θερμασίας οἷον
φλογός, ἐνίοτε δὲ ἀνιαρᾶς καὶ δακνώδους οἷόνπερ καπνοῦ. θαυμάζω 14
δὲ οὐδὲν ἧττον, εἰ μὴ συγχωρεῖ τὰς κατὰ τὸ θερμὸν ἐν τοῖς ζῴοις δυσκρα-

6 τοῖς βαλανείοις ὧν ἐμνημόνευσα] *inde a p. 6, 16*

1 περισσῆς L 3 μεταφέρομεν LMP: *corr.* P^1 *edd.* 4 ἐννοίας *om.* P: *add. i. m.* P^1 *edd.* 7 ἢ *pro* καὶ *ante* αὐχμῶδες M καὶ *ante* ἑκάστῳ *falso add. Ald. ceteraeque edd., del. Corn.* 8 δηλ^ς^ *i. e.* δηλοῦντες L *corr.* P^1 *in marg., quem sequuntur ab Ald. edd.*: δηλοῦν MP 9 καπνοῦ *add.* LP^1 *edd.*: *om.* MP τὸν Δία] τὸν *add.* L, *velut infra p. 56, 8*: *om.* MP *edd.* 13 γε *post* ὅλον *delevi* τε *cum* P *deest in edd.* 15 *post* ὥσπερ γε *verba* νῦν κατὰ μίαν *adiecerim* 17 ἐάσης *per errorem K.* 18 ἀναμνήσθητι L *corr.* P^1 *edd.*: ἀναμνῆσθαι MP οἴκων L: οἰκείων MP: οἰκοίων *(sic) Ald.*: οἰκιῶν *adscr. Corn.*: οἰκίων *a Basileensi edd.* 19 πότερα οὖν LMP *edd.*: *correxi* 20 μὲν *ante* οὖν *add. Chart.* οἶκον L *et ab Ald. edd.*: οἰκεῖον MP 24 sq. *num propter hiatum* ἀεὶ τοῦθ' ὑπάρχει *collocare praestat?* 27 ἐγγυτάτῳ *falso Chart. K.* 28 μὲν *post* θερμαινόμεθα *deest in cunctis edd.* 31 *cum librarius ab altero* ἐνίοτε *ad alterum aberraverit, verba* ἐνίοτε μὲν ... οἷον φλογός *om.* MP: *in* L *servata praebent Ald. ceteraeque edd.*

σίας ἀνὰ λόγον ἔχειν ταῖς κατὰ τὰ βαλανεῖα καὶ τὰς οἰκίας· ὡς οὖν ἐν
ταῖς οἰκίαις ἄλλος μὲν ἀήρ ἐστιν οἴκου καπνώδους, ἄλλος δὲ ἁπλῶς
θερμοῦ, κατὰ τὸν αὐτὸν οἶμαι τρόπον ἕτερος τούτων ἐναργῶς ἐστιν, ἐν
ᾧ πλῆθός ἐστι καιομένων λύχνων ἢ δᾳδὸς ἅμα λιγνύι. καὶ τοίνυν καὶ
καλοῦμεν, ὥσπερ τὸν ἕτερον ἀέρα καπνώδη, λιγνυώδη τοῦτον ἐξ ὑπερ-
οπτήσεως ὕλης γενόμενον. ἡ γάρ τοι λιγνὺς ταύτῃ τοῦ καπνοῦ διενήνοχε,
καίτοι γε ἀμφοῖν περιττωμάτων ὑπαρχόντων φλογός, [ὅτι] ᾗ λιγνύς
ἐστι μὲν κατωπτημένης ὕλης γεώδους ἀναθυμίασις, καπνὸς δὲ οὔθ'
ὑπερωπτημένης οὔτε γεώδους, ἀλλ' ἡμικαύστου τε καὶ συμμιγοῦς ἐξ
ὑγρᾶς καὶ γεώδους οὐσίας. ὅστις οὖν ἐπαιδεύθη νομίμως ἐν Ἱπποκρα-
τείοις δόγμασιν, ἔμαθεν οὗτος, ὡς τῆς ὀνομαζομένης ἤδη συνήθως
206 ἅπασι τοῖς ἰατροῖς ἀδή|λου διαπνοῆς ἣν διαπνεῖται τὰ σώματα, τὸ μὲν
τοιοῦτόν ἐστιν οἷον ἀτμός, ἕτερον δὲ οἷον ἀὴρ ξηρός, ἕτερον δὲ σὺν αἰ-
σθηταῖς ὑγρότησιν ἐκπῖπτον. * * *

1 **3.** * * * αὕτη μὲν ἡ ῥῆσίς ἐστι τῶν ὑπὸ τοῦ Λύκου γεγραμμένων
εἰς κατασκευὴν τοῦ "μηδὲν διαφέρειν ἕτερον ἑτέρου θερμόν", οὐκ
ἀναμένουσα τὸν ἔξωθεν ἔλεγχον, ἀλλ' ἑαυτὴν καταβάλλουσα. τί γὰρ
δὴ καί φησι; τὸ θερμόν, ᾗ νενόηται θερμόν, οὐδεμίαν ἔχει
παραλλαγὴν πρὸς ἕτερον θερμόν. εἰ μὲν οὖν οὐδὲν ἐν τῷ λόγῳ
σημαίνει τὸ ᾗ νενόηται θερμόν, ἐξαιρείσθω τελέως αὐτοῦ. σημαῖνον
δέ τι σαφῶς ἐνδείκνυται ταύτῃ μὲν μὴ διαφέρειν τὸ θερμὸν τοῦ θερμοῦ,
2 καθ' ἕτερον δέ τι διαφέρειν. εἰ μὲν γὰρ οὐδαμῇ διαφέρει, περιττῶς πρόσ-
κειται τὸ ᾗ· εἰ δ' ἄλλῃ μέν πῃ διαφέρει, ταύτῃ δ' οὐ διαφέρει, καθ' ὃ δια-
207 φέρει, κατὰ τοῦτο | νοείσθωσαν αἱ διαφοραί, ὡς εἴ γε καθ' ὃ λέγεται μό-

11 τῆς ὀνομαζομένης ἤδη συνήθως ἅπασι τοῖς ἰατροῖς ἀδήλου διαπνοῆς] *vid. adnot. ad Gal. in Hipp. Epid. l. VI comm. II 35 (II 16 L.) CMG V 10, 2, 2 p. 101, 6* 15 τῶν ὑπὸ τοῦ Λύκου γεργαμμένων] *locus exhaustus lacuna, cuius in notatione (v. app. crit.) quod* L^1 *usus est* εἰς τὸ *pro* ἐν τῷ *consuetudinem linguae neograecae (sec. lex. Du Cangii) cum* κοινῇ *communem (cf. Schmid, Attic. IV 613) prodit; cf. Praef. p. XVIII.*

1 ἀνὰ λόγον] ἀνάλογον *ut p. 19, 18 codd. et edd.* 2 καπνῶ^{δ}' L: καπνώδους *corr.* P^1 *edd.*: καπνώδης MP ἁπλῶς L *corr.* P^1 *edd.*: ἁπλοῦ MP 4 λιγνύι *recte* L: λιγνύσι MP *edd.* 5 λιγνυώδη *om.* P, *in marg. add.* P^1 *ab eoque receperunt edd.* τοῦτο *pro* τοῦτον *ex errore Chart. propagavit K.* 6 sq. *ratio grammatica* ταύτῃ . . . ᾗ *poscit, sicuti* τ̄αύ . . . ἡ *exarata habet* L: αὕτη MP: ταύτῃ *corr. Ald.*: ἡ λιγνύς ἐστι L, *inter* ἡ *et* λιγνύς *litteras* τι *intrusit, quasi* ὅτι *legi voluisset, et* ἡ *superscripsit* L^1, *sicut* ὅτι ἡ λιγνύς ἐστι *cum* MP *exhibent omnes edd.*: ὅτι *uncinavi et* ᾗ *restitui; cf. ex. gr. p. 15, 11 vel CMG V 10, 2, 2 p. 257, 11 sqq.* 8 κατοπτημένης LMP *Ald.*: *corr. Bas.* 8 *et* 9 γεώδης *codd. et edd.*: *interprete latino praegresso qui* 'quod fuligo quidem terreae sit perustae materiae exhalatio' *vertit emendavi* 9 ὑπεροπτημένης *codd. et Ald.*: *corr. Bas.* ἡμικαύστου M *K.*: ἡμικαύτου LP *Ald. Bas. Chart.* 13 οἷον ἀὴρ ξηρός, ἕτερον δὲ *om.* MP: *in* L *servata exstant etiam in edd.* αἰσθητοῖς M 14 sq. *post* ἐκπῖπτον *add.* λείπει εἰς τὸ βαμβύκι (*comp. om.*) *in marg.* L^1: *item add.* λείπει εἰς τὸ πρωτότυπον *spatio duodeviginti fere versuum vacuo relicto* MP: *lacuna tredecim versuum exstat in Ald. Bas.*: *verba* λείπει τινά *add. Chart. K.* *prima novi capitis verba nullo lacunae signo praecedentibus annexa habet* L 16 θερμοῦ L 18 φασι M 20 ἐξαιρεῖσθαι LMP *Ald.*: *corr. Corn. et a Bas. edd.* σημαίνων *codd. et edd.*: *corr. Helmr.* δέ τι *ut v. 23* L: δ' ἔτι MP *edd.* 24 νοείσθωσαν L *et a Bas. edd.*: νοήσθωσαν MP *Ald.*

νον ἕκαστον σκοποῖτο, πάντων τῶν πραγμάτων ἀναιρήσεις τὰς διαφοράς.
τὸ ζῷον, ᾗ νενόηται ζῷον, οὐδὲν ἑτέρου διαφέρει ζῴου. τὸ φυτόν, ᾗ νε-
νόηται φυτόν, οὐδὲν ἑτέρου διαφέρει φυτοῦ. τὸ δένδρον, ᾗ νενόηται δένδρον,
οὐδὲν ἑτέρου διαφέρει δένδρου. ἆρ' οὖν οὐκ εἰσι τοῦ ζῴου διαφοραί, τὸ 3
πτηνὸν καὶ πεζὸν καὶ νηκτὸν καὶ τὸ ἔνυδρον καὶ ἔγγειον καὶ ἀέριον ἢ
τὸ θνητὸν καὶ ἀθάνατον ἢ τὸ λογικὸν καὶ ἄλογον ἢ τὸ ἥμερον καὶ [τὸ]
ἄγριον ἢ τὸ δειλὸν καὶ ἄλκιμον ἢ τῶν ἄλλων ὧν ἴσμεν ἕκαστον; τί γὰρ
δεῖ μακρολογεῖν; οὕτω τῶν φυτῶν τὸ μὲν δένδρον, τὸ δὲ θάμνος, τὸ δὲ
ἄκανθα, τὸ δὲ πόα, τὸ δὲ φρύγανον. ἢ καὶ πάντων, καθ' ὃ νενόηται, ζῴων
μηδεμίαν ἐχόντων διαφορὰν ὅμως καὶ ταύτας ἁπάσας ἃς εἴρηκα καὶ
πρὸς ταύταις ἑτέρας οὐκ ὀλίγας ἀληθῶς ἄν τις εἴποι ζῴου διαφοράς;
οὕτως δὲ κἀπὶ τῶν φυτῶν. οὐ γὰρ φυτόν γε φυτοῦ διενήνοχε τῷ τὸ μὲν 4
εἶναι λογικὸν αὐτῶν, τὸ δὲ ἄλογον οὐδὲ τῷ πτηνὸν ἢ πεζὸν οὐδὲ τῶν ἄλ-| 208
λων τῶν εἰρημένων οὐδεμιᾷ διαφορᾷ, καθάπερ οὐδὲ ζῷον ζῴου διαφέρει
τῷ τὸ μὲν εἶναι θάμνος, τὸ δὲ ἄκανθα, τὸ δὲ δένδρον, τὸ δὲ πόα, τὸ δὲ
φρύγανον, τὸ δὲ † κέδρος, ἀλλ' ἐν τῷ γένει τῶν φυτῶν ἡ τοιαύτη τομή.
ἀλλὰ καὶ νοσημάτων διαφορὰς αὐτὸς ὁ Λύκος γράφει παμπόλλας, καί- 5
τοι γε οὐδὲν διαφέρει νόσημα νοσήματος, ᾗ νόσημά ἐστιν, ὥσπερ οὐδὲ
σύμπτωμα συμπτώματος, ᾗ σύμπτωμά ἐστιν, ἀλλ' ὅμως καὶ τὰς τού-
των διαφορὰς ὁ Λύκος ἐπιχειρεῖ γράφειν, ὥσπερ γε καὶ τὰς τῆς πλευ-
ρίτιδος ἑκάστου τε τῶν ἄλλων νοσημάτων. καίτοι γε πλευρῖτις πλευ-
ρίτιδος, ᾗ πλευρῖτίς ἐστιν, οὐδὲν διαφέρει, ἀλλ' ὅμως ἡ μέν τις εἰς
τὴν κλεῖν ἔχει περαινομένην τὴν ὀδύνην, ἡ δ' εἰς τὸ ὑποχόνδριον. οὕτω
δὲ καὶ μετὰ μὲν τοῦ κεχρῶσθαι τὸ πτύελον ἡ ἑτέρα τῶν πλευριτίδων,
ἑτέρα δ' ἐναντία τῇδε καλουμένη πρὸς ἐνίων ἄπτυστος ἄλλαι τε πολλαὶ
διαφοραί, καθ' ἃς ὑπαλλάττεσθαι συμβαίνει καὶ τὴν θεραπείαν. ἀλλὰ καὶ | 209
ταύτας τῶν πυρετῶν αὐτῶν τὰς διαφορὰς ὁ Λύκος ἐκδιδάσκειν πειρᾶται, 6

10 sq. ταύτας ἁπάσας ἃς εἴρηκα ... ζῴου διαφοράς] *modo a v. 4 allatas differentias* 13 sq. τῶν ἄλλων τῶν εἰρημένων] *v. 4—7* 25 (πλευρῖτις) καλουμένη πρὸς ἐνίων ἄπτυστος] *cf. ex. gr. Gal. in Hipp. Epid. l. III comm. I 3 CMG V 10, 2, 1 p. 6 sq.* 26 καθ' ἃς (*sc.* διαφορὰς) ὑπαλλάττεσθαι συμβαίνει καὶ τὴν θεραπείαν (*sc.* τῶν πλευριτίδων)] *cf. e. c. Gal. XIII 149 XIV 445.* [*734*] *XV 850 sq. K.*

4 ἆρ' οὖν L: οὖν *om.* MP *edd.* 6 τὸ *ante* ἄγριον *delevi* 7 ἑκάστω LMP: *corr.* P^{1}, *quocum congruunt edd.* 9 τῶν *pro* καὶ *ante* πάντων *K.* ἐννόηται L, ε *littera erasa et altera* ε *inter* ν *et* νο *super versu posita corr.* L^{1}: ἐνενόηται *praebet Ald.*, νενόηται *adscr. Corn.* ζώω LM: ζῴων *restitui, quia* ω *voc. fin. addubitari non potest:* ζῶα *ex* P *et edd. servabat Helmr.* 10 εἴρηκε *per errorem K.* 11 ταύταις LM: ταύτας P *edd.* ἑτέρας MP *edd.*: ἑτέραις L 13 οὔτε τὸ *ante* πτηνὸν *codd. et edd.*: *correxi* 14 οὐδεμιᾷ διαφορᾷ *corr. Helmr.*: οὐδεμία διαφορά LMP *edd.* 16 τὸ δὲ κέδρος *post* τὸ δὲ φρύγανον *tradita, quamquam in eadem exemplorum enumeratione v. 8 sq. desunt, potius mutanda quam tollenda crediderim ob eam causam, quod scriptor nomina per paria composuisse mihi videtur, ita ut, quomodo hic* θάμνος: δένδρον, *illic* ἄκανθα: πόα *inter se cohaerent, eodem modo rami aridi et arida gramina simul cogitentur; quapropter in* κέδρος *vocabulo corrupto haud scio an* χόρτος *vel alia faeni significatio delitescat* 23 περαινομένην M *K. Helmr.*: περαιουμένην LP: περαινουμένην *Ald. Bas. Chart.* 24 μετὰ μὲν τοῦ L *edd.*: μὲν *om.* MP 26 ἐὰν *inter* ἀλλὰ *et* καὶ *in Ald. perperam insertum circumferunt omnes edd.*

καίτοι ⟨γ'⟩, εἴτε κατὰ πλεονεξίαν θερμασίας ἡ γένεσις αὐτοῖς ἐστιν εἴτε
κατὰ τὸ δακνῶδες τῆς ποιότητος, οὐδεμία γενήσεται διαφορὰ πυρετοῦ
πρὸς πυρετόν, ᾗ πυρετός ἐστιν.
7 οὕτως οὖν ἀπαίδευτον ἐρωτᾷ λόγον ὁ Λύκος, ὥστε οὐκ αἰσθάνεται
τὰς τέχνας ἁπάσας ἀναιρῶν. ἐν γάρ τοι τῇ γνώσει τῶν διαφορῶν ἑκάστου
τῶν ὄντων αἱ τέχναι συνίστανται. καὶ τοῦτο ἐπὶ πλεῖστον μὲν κἀν τῷ
[περὶ] Φιλήβῳ διῆλθεν ὁ Πλάτων εὐθὺς ἐν ἀρχῇ τοῦ συγγράμματος·
ἐφύλαξε δ' αὐτοῦ τὴν γνώμην Ἀριστοτέλης ⟨καὶ⟩ Θεόφραστος,
Χρύσιππος καὶ Μνησίθεος, καὶ οὐδεὶς ὅστις οὐ διῆλθεν ἐν τῷ περὶ
8 τέχνης γράμματι τὸν αὐτὸν λόγον. ἔστι δ' ἡ μὲν πρώτη ῥῆσις ὑπὲρ τῆς
κατὰ τὰς τέχνας συστάσεως τοῦ Πλάτωνος εἰρημένη τοιάδε· "φωνὴ
μὲν ἐστί που μία διὰ τοῦ στόματος ἰοῦσα καὶ ἄπειρος αὖ πλήθει πάντων
τε καὶ ἑκάστου. — τί μήν; — καὶ οὐδὲν ἑτέρῳ γε τούτων ἐσμέν πω σοφοί,
210 οὔθ' ὅτι τὸ ἄπειρον αὐτῆς ἴσμεν οὔθ' ὅτι τὸ ἕν· ἀλλ' ὅτι πόσα | τέ ἐστι
καὶ ὁποῖα, τοῦτ' ἔστι τό γραμματικὸν ἕκαστον ποιοῦν ἡμῶν; — ἀληθέ-
9 στατα. — καὶ μὴν καὶ τὸ μουσικὸν ὃ τυγχάνει ποιοῦν, τοῦτ' ἔστι ταὐτόν.
— πῶς; — φωνὴ μέν που καὶ [τὸ] κατ' ἐκείνην τὴν τέχνην ἐστὶ μία ἐν
αὐτῇ. — πῶς δὲ οὔ; — δύο δὲ θῶμεν βαρὺ καὶ ὀξὺ καὶ τρίτον ὁμότονον.
ἢ πῶς; — οὕτως. — ἀλλ' οὔπω σοφὸς ⟨ἂν⟩ εἴης τὴν μουσικὴν εἰδὼς ταῦτα
μόνα, μὴ εἰδὼς δέ, ὡς ⟨γε⟩ ἔπος εἰπεῖν, εἰς ταῦτα οὐδενὸς ἄξιος ἔσῃ. —
10 οὐ γὰρ οὖν. — ἀλλ', ὦ φίλε, ἐπειδὰν λάβῃς τά τε διαστήματα ὁπόσα
ἐστὶ τὸν ἀριθμὸν τῆς φωνῆς, ὀξύτητός τε πέρι καὶ βαρύτητος, ⟨καὶ⟩

6 sq. κἀν τῷ Φιλήβῳ διῆλθεν ὁ Πλάτων εὐθὺς ἐν ἀρχῇ τοῦ συγγράμματος] *Phileb. 12 D sqq.* 8 *Ex philosophis medicisque Mnesitheus maxime dignus est qui respiciatur: cf. Hohenstein, Der Arzt Mnesitheus aus Athen. Diss. Berol. 1935.* 10 sq. ἡ πρώτη ῥῆσις ὑπὲρ τῆς κατὰ τὰς τέχνας συστάσεως τοῦ Πλάτωνος] *Phileb. 17 B; cf. Gal. V 757 K.*

1 γ' *addidi* *verba* κατὰ πλεονεξίαν . . . εἴτε *propter* εἴτε *coniunctionem iteratam om.* MP: *transita ex cod.* L *integro princeps editor transtulit in ipsum textum Aldinae, unde receperunt universae deinceps edd.* 6 sq. κἀν τῶ περὶ φιλήβω (φιλίβω *eodem mendo quo p. 14, 26 et 15, 3* M *ut* φιλίβου *p. 11, 17 vel* φίλιβον *15, 3* L) LMP: περὶ *del. Corn. Chart.* 8 ἐφύλαξαν *praeferam* καὶ *ante* θεόφραστος *add. Ald.* 9 τε *post* Χρύσιππος *add.* P^1 *omnesque edd.* *verba* καὶ οὐδεὶς ὅστις οὐ διῆλθεν *om.* L, *add. in marg.* L^1: *exhibent in textu* MP *nec desunt in edd.* 11 εἰρημένον *falso Chart. K.* Σωκράτης *ante* φωνὴ *ex textu Plat., quocum concordans ubique partes interlocutorum insignivit, add. Ald.* 12 *inter* φωνὴ μὲν *et* ἐστί που *inseruit* ἡμῖν *Bas.* 13 *ante* τί μήν; *alterius interlocutoris nomen quod est* Πρώταρχος *ut huic ita ceteris quoque dialogi partibus praefixit Ald.* ἑτέρου LMP: ἑτέρων *ab Ald. edd.*: ἑτέρῳ *sec. text. Plat. scripsi* πως σοφοί *s. v. appos.* L^1: πως σοφοί *etiam* MP *Ald.*: πω *corr. Corn. Bas.* 14 οὐδ' ὅτι LMP: *corr. Ald.* ἄλλω τι LM: ἄλλο τι P: ἀλλ' ὅτι *corr. Ald.* 15 τὸ *ante* γραμματικὸν L *edd.*: τὴν *(sic)* M: τοι P 16 τὸν μουσικὸν *a Chart. edd.* 17 καὶ *ante* τὸ *om. Chart. K.* τὸ *ante* κατ' ἐκείνην *sec. text. Plat. sustuli* μία μὲν αὔτη LMP: ἐν *in marg.* P^1: μία ἐν αὐτῇ *Ald. Bas. Chart.*: μία μὲν αὐτῇ *K.*: *num* μία καὶ ⟨ἡ⟩ αὐτή? 18 δύο θέομαι LMP: θῶμεν *corr.* P^1: δύο δὲ θῶμεν *ab Ald. edd.* τρίτονον *frustra Chart. K.* 19 ἂν *s. v. add.* P^1 *edd.* 20 μόνον LMP: μόνα *recte* P^1 *edd.* μὴ εἰδώς γε, ὡς ἔπος εἰπεῖν LMP: δὲ *pro* γε *scr.* P^1 *edd.*: γε *post* ὡς *add.* P^1 *edd.*: μὴ δὲ εἰδὼς ὥς γ' ἔπος εἰπεῖν *text. Plat.* 21 οὐ γὰρ οὖν *in marg. add.* L^1 22 περὶ *a Chart. edd.* καὶ *ante* ὁποῖα *sec. text. Plat. add.* P^1 *edd.*

ὁποῖα καὶ τοὺς ὅρους τῶν διαστημάτων καὶ τὰ ἐκ τούτων ὅσα συστή-
ματα γέγονεν, ἃ κατιδόντες οἱ πρόσθεν παρέδοσαν ἡμῖν τοῖς ἑπομένοις
ἐκείνοις καλεῖν αὐτὰ ἁρμονίας, ἔν τε ⟨ταῖς⟩ κινήσεσιν αὖ τοῦ σώματος
ἕτερα τοιαῦτα ἐνόντα πάθη γιγνόμενα, ἃ δι᾽ ἀριθμῶν μετρηθέντα δεῖν
αὖ φασι ῥυθμοὺς καὶ | μέτρα ἐπονομάζειν καὶ ἅμα ἐννοεῖν, ὡς οὕτω δεῖ 211
περὶ παντὸς ἑνὸς καὶ πολλῶν ἅμα σκοπεῖν. ὅταν γὰρ [αὐτὰ] ταῦτά τε
λάβῃς οὕτως, τότε ἐγένου σοφός, ὅταν τ᾽ ἄλλο τῶν ⟨ὄντων⟩ ὁτιοῦν ταύτῃ
σκοπούμενος ἕλῃς, οὕτως ἔμφρων περὶ τούτου γέγονας." ἤρκει μὲν οὖν 11
καὶ ταῦτα παρὰ Πλάτωνος ἀκοῦσαι τοῖς ἔχουσι νοῦν ἀκροαταῖς εἰς
ἔνδειξιν ἁπασῶν τεχνῶν συστάσεως· οὐ γὰρ οἷόν τε γενέσθαι τεχνικὸν
οὐδὲ περὶ ἑνὸς ἄνευ τοῦ γνῶναι τὰς αὐτοῦ διαφοράς· ἀλλ᾽ οὐδὲν χεῖρον,
ὥσπερ ὁ Πλάτων αὐτὸς οὐκ ἠρκέσθη τῷ κεφαλαίῳ τοῦ λόγου μόνῳ,
παραδείγματα δὲ προσέθηκε σαφηνείας ἕνεκεν, τήν γραμματικήν τε καὶ
μουσικήν, οὕτως καὶ ἡμᾶς ἓν ἔτι προσθεῖναι παράδειγμα, τέχνης μὲν
γραφικῆς, ὕλης δ᾽ ὑποκειμένης αὐτῇ χρωμάτων. ἔξεστι γὰρ δήπου λέγειν 12
κἀνταῦθα, τὸ χρῶμα τοῦ χρώματος, ᾗ χρῶμά ἐστιν, οὐδὲν διαφέρει, καὶ
κατὰ ταῦτ᾽ ἀναιρεῖν ἁπάσας τὰς ἐν αὐτοῖς διαφοράς, ὅπερ ἀμέλει καὶ ὁ
Πλάτων αὐτὸς ἐν ἀρχῇ τοῦ Φιλήβου δεδήλωκε. διαιρουμένῳ γὰρ τῷ
Σωκράτει τὰς ἡδονὰς ὁ διαλεγόμενος οὐ συνεχώρει διαφέρειν ἀλλήλων |
ἁπάσας αὐτάς, καθ᾽ ὅσον εἰσὶν ἡδοναί, φάσκων ὁμοιοτάτας αὐτὰς ὑπάρ- 212
χειν, ἀλλ᾽ ὅ γε Σωκράτης ἀπαντᾷ τῷ λόγῳ τῷδε· "καὶ γὰρ χρῶμα, ὦ 13
δαιμόνιε, χρώματι κατά γε αὐτὸ τοῦτο οὐδὲν διοίσει τὸ χρωμα εἶναι πᾶν,
τό γε μὴν μέλαν τῷ λευκῷ πάντες γιγνώσκομεν ὡς πρὸς τῷ διάφορον

17 sq. καὶ ὁ Πλάτων αὐτὸς ἐν ἀρχῇ τοῦ Φιλήβου] *vid. ad p. 10, 11* 19 ὁ διαλεγόμενος οὐ συνεχώρει διαφέρειν ἀλλήλων ἁπάσας αὐτάς *scil.* τὰς ἡδονάς] *cf. ex. gr. U. v. Wilamowitz-Moellendorff, Platon I 630* 21 τῷ λόγῳ τῷδε] *Plat. Phileb. 12 E*

1 τῶν τοιούτων ὅασ LMP: *quae post* τῶν *interierunt* διαστημάτων καὶ τὰ ἐκ *add. in marg.* P^1 *ab eoque receperunt edd.*: τούτων *pro* τοιούτων *restituerunt Corn. et Bas.* συστήματος LMP: *corr.* P^1 *edd.* 3 ἁρμονίας P *edd.*: ἁρμονίαν LM ταῖς *e t. Plat. add.* P^1 *edd.* 4 δὴ *inter* ἃ *et* δι᾽ *in libris Plat. insertum adiciebat Helmr.* 5 αὖ (*post* αὖ *rasura, ex qua* τα *syllaba dignosci videtur, exstat in* L) LMP: αὐτὰ *a* P^1 *receperunt universae edd.* φασι] φησὶ *Ald. ceteraeque edd., sed e Plat. suo corr. Corn.* 6 καὶ *ante* πολλῶν *per errorem Charterianae deest in edd.* ἅμα *post* πολλῶν LMP *Ald.*: *om. Corn. Bas.* αὐτὰ ταῦτα *codd. et edd.*: αὐτὰ *secundum text. Plat. delev. Corn et. Helmr.* 7 τδ′ (τότε M) γενοῦ LM: τότε ἐγένου *recte* P *edd.* ὅταν δ᾽ *in codd. traditum e t. Plat. in* ὅταν τ᾽ *mut. Helmr.* ἄλλο *sec. t. Plat. scr.* P^1 *Corn.*: ἄλλω LMP *Ald.*: ἄλλων *a Bas. edd.* ὄντων *e t. Plat. s. v. add.* P^1, *cui debent edd.* 8 ἔμφρων L *corr.* P^1 *edd.*: ἄφρων MP τούτου] τούτων *l. Plat.* 11 αὐτοῦ *an* αὐτῶν *compendio ambiguo incertum* L: αὐτῶν MP *edd.*: αὐτοῦ *interpreti latino adstipulatus praetuli* 12 τοῦ λόγου *corr. Helmr. coll. e. c. CMG V 9, 2 p. 207, 4 Heeg*: τῷ λόγῳ *codd. et edd.* 13 προσέθηκε σαφηνείας ἕνεκε *(sic)* L: σαφηνείας ἕνεκεν προσέθηκε MP *edd.* 14 προσθῆναι LMP *Ald.*: *corr. Bas.* 15 αὐτῷ LMP: *corr.* P^1 *edd.* 18 διαιρουμένου LMP: *corr. P^1 edd.* 21 ἀπαντᾷ *corr. Corn. Chart., sicut 'occurrit' vertit int. lat. Iunt.*: ἅπαντα LMP *Ald. Bas.* χρῶμα *e t. Plat. corr.* P^1, *quem sequuntur edd.*: ἃ χρώμεθα LMP 22 χρώματι P^1 *edd.* χρώμᾱ L: χρώματα MP κατὰ τά γε P, *sed corr. Ald.* τὸ χρῶμα LMP: τῷ *a* P^1 *receperunt omnes edd.* 22 τὸ *ante* πᾶν *s. v. add.* P^1, *a quo transiit in Ald. ceterasque edd.* 23 ὡς πρὸς τῷ *sec. text. Plat. in marg. adscr.* P^1 *et cunctae deinceps exhibent edd.*: ὥσπερ ἔστω LMP

εἶναι καὶ ἐναντιώτατον ⟨ὂν⟩ τυγχάνει. καὶ δὴ καὶ σχῆμα σχήματι κατὰ
ταὐτόν· γένει μέν ἐστι πᾶν ἕν, τὰ δὲ μέρη τοῖς μέρεσιν αὐτοῦ τὰ μὲν
ἐναντιώτατα ἀλλήλοις, τὰ δὲ διαφορότητα ἔχοντα μυρίαν που τυγχάνει.
καὶ πολλὰ ἕτερα οὕτως ἔχοντα εὑρήσομεν, ὥστε τούτῳ γε τῷ λόγῳ
14 μὴ πίστευε, τῷ πάντα τὰ ἐναντιώτατα ἓν ποιοῦντι." αὕτη μὲν ἡ περὶ
χρωμάτων τε καὶ σχημάτων ῥῆσις, ἡ δὲ περὶ τῶν ἡδονῶν ἥδε· "ἥδεσθαι
μέν φαμεν τὸν ἀκολασταίνοντα ἄνθρωπον, ἥδεσθαι δὲ καὶ τὸν σωφρο-
νοῦντα αὐτῷ τῷ σωφρονεῖν· ἥδεσθαι δ' αὖ καὶ τὸν ἀνοηταίνοντα καὶ
213 ἀνοήτων δοξῶν καὶ ἐλπίδων μεστόν, ἥδε|σθαι δ' αὖ καὶ τὸν φρονοῦντα
αὐτῷ τῷ φρονεῖν, καὶ τούτων τῶν ἡδονῶν ἑκατέρας πῶς ἄν τις ὁμοίας
15 ἀλλήλαις εἶναι λέγων οὐκ [ἂν] ἀνόητος φαίνοιτ' [ἂν] ἐνδίκως;" ὥσπερ
δὲ τῶν ἡδονῶν τὰς διαφορὰς ὁ Πλάτων ἐν μὲν τῇδε τῇ ῥήσει διὰ βρα-
χέων ἐνεδείξατο, καθ' ὅλον δὲ τὸ βιβλίον ἐπὶ πλεῖστον διῆλθεν, οὕτως
τῶν τεχνῶν ἐν δυοῖν βιβλίοιν, τῷ Σοφιστῇ τε καὶ Πολιτικῷ· ἆρ' οὖν
ἐπιστημῶν μὲν καὶ ἡδονῶν εἰσι διαφοραὶ πολλαὶ καὶ χρωμάτων καὶ
σχημάτων καὶ τῶν ἐν ταῖς φωναῖς τόνων, ὡσαύτως δὲ καὶ ἡλικιῶν καὶ
ὡρῶν καὶ χωρῶν καὶ νόσων ἁπάντων τε τῶν ἄλλων, ἐν μόνοις δὲ τοῖς
θερμοῖς ἤτοι γ' οὐκ εἰσιν ὅλως ἢ ἀδύνατοι γιγνώσκεσθαι τοῖς ἀνθρώποις;
16 καὶ μὴν ὅ γε τοῦ Λύκου λόγος ἀναιρεῖ τοῦ θερμοῦ τὰς διαφοράς, ὡς
οἴεται μὲν αὐτοῦ μόνου, κατὰ δὲ τὴν ἀλήθειαν ἅμα τοῖς ἄλλοις ἅπασιν,
εἴ γε ἡ τοῦ λόγου δύναμις ὁμοίως ἀντεπεκτείνεσθαι δύναται. καὶ γὰρ δὴ
κἀπὶ τῶν ὑγρῶν αὐτῶν ἐφεξῆς ἐρῶ τάδε, μηδὲ ταῦτα διαφέρειν ἀλλήλων
λέγων, καθόσον ὑγρά. τὸ δὲ δὴ μέγιστον αὐτοῦ τῶν ἁμαρτημάτων, ὅτι
214 καὶ τὰς τέχνας ἁπά|σας ἀναιρεῖ τὴν σύστασιν ἐχούσας ἐν ταῖς τῶν εἰδῶν
διαφοραῖς. ὁ μὲν οὖν Πλάτων ἐν κεφαλαίῳ γε προειπὼν ὑπὲρ τῆς τῶν
τεχνῶν συστάσεως ἐπὶ παραδείγματος [τε] διῆλθε τὸν λόγον ἐπιδεικνὺς
ὅπως ἡ γραμματικὴ συνέστη τέχνη γνωσθείσης τῆς ἐν ταῖς φωναῖς δια-
17 φορᾶς. ὁ δὲ τοῦ Λύκου λόγος ἀναιρεῖ δηλονότι καὶ ταύτην τὴν τέχνην
καὶ τὴν μουσικὴν ὁμοίως αὐτῇ καὶ τὰς ἄλλας ἁπάσας, ἀξιῶν τῷ ᾗ νε-
νόηται τόδε τι μίαν ἔχειν ἐν αὐτῷ διαφοράν. θέασαι γοῦν ὅπως ἀναι-
ρήσει πρώτην μὲν τὴν περὶ τὰ γράμματα τέχνην ὁ λόγος αὐτοῦ, μετὰ δὲ

6 ἡ δὲ περὶ τῶν ἡδονῶν (ῥῆσις) ἥδε] *Plat. Phileb. 12 D* 13 sq. οὕτως τῶν τεχνῶν (*scil.* τὰς διαφορὰς ὁ Πλάτων διῆλθεν) ἐν δυοῖν βιβλίοιν, τῷ Σοφιστῇ τε καὶ Πολιτικῷ] *cf. v. Wilamowitz l. l. p. 504 sq. 565. 566 sqq.*

1 ὂν *cum libris Plat. add.* P[1] *edd* δεῖ *pro* δὴ M 2 αὐτῶν LMP: αὐτοῦ *e t. Plat. corr.* P[1] *edd.* 7 ἄνθρωπον *ut libri Plat. exhibet* L: *om.* MP *edd.* 8 φρονεῖν *pro* σωφρονεῖν MP: σωφνονεῖν *recte* L *et ab Ald. edd.* 9 ἥδεσθαι δ' αὖ καὶ τὸν φρονοῦντα αὐτῷ τῷ φρονεῖν *om.* MP *Ald.*: *praebent* L *Bas. Corn. sicut libri Plat., nisi quod* καὶ *deest* 10 ἑκατέρας *corr. e t. Plat. Bas. ceteraeque edd.* :ἑκατέρα LMP *Ald.* πως MP ὁμοίας *sicut t. Plat.* L *Bas. Corn.*: ὁμοίως MP *Ald.* 11 οὐκ ἂν ἀνόητος φαίνοιτ' ἂν ἐνδίκης LMP *Ald.*: *secundum text. Plat. utrumque* ἂν *inclusit Helmr.*: ἐνδίκως *e t. Plat. corr. Bas. Corn.* 13 ἐπὶ πλεῖστον L; *cf. p. 10, 6*· ἐπὶ πλεῖον MP *edd.* 14 ὦ *(sic)* LMP: τῷ *cum* P[1] *edd.* 18 ἀδύνατοι *scr. Helmr.*: ἀδύνατον LMP *Ald. Bas.*: ἀδύνατος *perperam Chart. K.* 21 ἀντεπεκτείνεσθαι LM: ἀντεπεκτείνασθαι P *omnesque edd.* 25 προσειπὼν *codd. Ald.*: *corr. Bas. Corn.* 26 ἐπὶ παραδείγματός τε *codd. et edd.*: τε *del. Helmr.*: *an* προειπὼν *praegresso* ἐπὶ παραδείγματος ⟨ἔπει⟩τα διῆλθε *legere malis?* 29 ἀξιῶν τὸ ᾗ *codd. et edd.*: τῷ *scr. Helmr.* 31 πρώτου M

ταῦτα καὶ τὰς ἄλλας ἁπάσας· δοκεῖ μοι ἀδύνατον καὶ ἀμήχανον
εἶναι τὴν φωνὴν ταύτην γε σκοποῦντι ῇ νενόηται (κατ' αὐτὴν
λέγω τὴν ἐκφώνησιν), πρὸς ἑτέραν ἂν φωνὴν παραλλαγὴν
ἔχειν, κατά τινα ἰδιότητα παραλλάττουσαν κατὰ ποιότητα ἐν
τῇ ἐκφωνήσει κειμένην. οὗτος ὁ λόγος ὁ αὐτός ἐστι πάντη τῷ κατὰ 18
τὴν ἀρχὴν γεγραμμένῳ τῆς ῥήσεως τῷ Λύκῳ καὶ δι' αὐτῶν γε περαί-
νεται τῶν ἐκείνου ῥημάτων ἁπάντων, ἑνὸς μόνου τοῦ κατὰ τὸ θερμὸν
ὀνόματος εἰς τὸ τῆς φωνῆς | μεταβεβλημένου, ὥστ', εἴπερ ἐκεῖνος 215
ὑγιής, καὶ οὗτος· ἀλλὰ μὴν οὐχ ὑγιὴς οὗτος, ὥστ' οὐδ' ἐκεῖνος, εἰ μή τι
ἄρα νομίζουσιν οἱ τὰ τοῦ Λύκου φρονοῦντες οὐδὲ τὴν ε̄ φωνὴν ἑτέραν
εἶναι τῆς ο̄, διαφέρειν δὲ τὴν ο̄ τῆς ω̄. εἰ δὲ καὶ ταύτας ἑτέρας ἀλλήλων
ὁμολογήσομεν εἶναι καὶ πρὸς ταύταις καὶ τὴν ᾱ καὶ τὴν ῑ καὶ τὴν ῡ καὶ
τῶν ἄλλων ἁπάντων γραμμάτων, αὗται μὲν ἔσονται τέτταρες ἐπὶ ταῖς
εἴκοσιν. ἡ γνοῦσα δ' αὐτῶν τὴν διαφορὰν τέχνη γραμματική, καθάπερ 19
γε καὶ μουσικὴ τέχνη περὶ τὴν ἐν ταῖς φωναῖς ὀξύτητα καὶ βαρύτητα,
καίτοι καὶ ταύτας οὐδὲν ἧττον ὁ τοῦ Λύκου λόγος ἀναιρεῖ. φωνὴ γὰρ
φωνῆς, ῇ φωνή, διαφέρει οὐδέν, ἀλλ' ὅμως ὁ μὲν τῆς μέσης φθόγγος
ὀξύτερος μέν ἐστι τόνῳ τῆς λιχανοῦ τῶν μέσων, βαρύτερος δὲ τόνῳ τῆς
παραμέσης. αὐτῶν δ' ἐκείνων πάλιν ὁ μὲν τῆς λιχανοῦ τῆς παρυπάτου
τῶν μέσων ὀξύτερος τόνῳ. ὁ δὲ τῆς παραμέσης βαρύτερος [ἡμι]τόνῳ
τῆς τρίτης τῶν διεζευγμένων. εἶτ' ἐκείνων αὖθις ὀξύτεροί τε καὶ βαρύ-
τεροι κἄπειτ' ἐκείνων αὖθις ἕτεροι, μέχρις ἂν ἐπὶ τὸν ὀξύτατόν τε καὶ
βαρύτα|τον ἁπάντων ἀφικνώμεθα φθόγγον. ἀλλ' ὁ θαυμασιώτατος Λύ- 216
κος οὐκ αἰσθάνεται ταῦτα πάντα ἀναιρῶν ἐν τῷ λέγειν 'δοκεῖ μοι ἀδύ- 20
νατον καὶ ἀμήχανον εἶναι τὸ θερμὸν ταῦτά γε σκοποῦντι, ῇ νενόηται
(κατ' αὐτὴν λέγω τὴν θάλψιν), πρὸς ἕτερον αὖ θερμὸν παραλλαγὴν ἔχειν.'
καλόν, εἰ μηδὲ χρῶμα χρώματος, ῇ χρῶμά ἐστι, διαφέρειν εἰπὼν ἀναι-
ρεῖ τὴν γραφικὴν τέχνην, ἐρυθρόν γε τι παραθεμένην χρῶμα καὶ λευκὸν
καὶ μέλαν καὶ ξανθὸν ὅσα τε ἄλλα τοιαῦτα. πολὺ γὰρ δήπου πιθανώ- 21

5 sq. τῷ κατὰ τὴν ἀρχὴν γεγραμμένῳ (*sc.* λόγῳ) τῆς ῥήσεως τῷ Λύκῳ] *cf. p. 8, 18 sq.* 15—23 καὶ μουσικὴ τέχνη περὶ τὴν ἐν ταῖς φωναῖς ὀξύτητα καὶ βαρύτητα] *Cf. C. v. Jan Mus. script. 420 sq.*

2 καὶ ταύτην P: κατ' αὐτὴν *corr.* P_{I} 4 εἶχεν P, *corr.* P^1 παραλλάττουσαν M *Ald.*: παραλαττουσ̆α L: παραλλάττουσα P 5 ὁ αὐτός L: αὐτός *(omisso* ὁ*)* MP *edd.* τοῦ . . . γεγραμμένου *codd. et edd.*: *correxi coll. ex. gr. quae reperiuntur p. 14, 11. 13* 10 οὔτε *codd. et edd.*: *cum coniunctiones aut* οὔτε — τὲ *aut* οὐδὲ — δὲ *rationi grammaticae satisfaciant,* οὔτε *in* οὐδὲ *commutandam censui* 12 πρὸς ταῦτα LMP *edd.*: *correxi* 13 αὗται] αὖτα *scriptione Aldina mirum in modum congruit cum* L, *quippe cuius in scriptura* ι *littera ob exiguitatem vix cognoscatur* 14 εἴκουσιν *Ald. Bas.*: *corr. Corn. Chart.* 17 διαφέρειν *falso a Chart. edd.* ὅμως ὁ μὲν . . . ὀξύτερος μέν ἐστι *codd. et edd*: *num alterutrum* μὲν *tollendum?* 18 τόνῳ *et post* ἐστι *et post* δὲ *a* P^1 *receperunt edd.*: τω νῶ *bis* LMP λιχανοῦ *corr.* P^1 *edd.*: λιχανῶ LMP 20 τόνῳ *sicut v. 16* P^1 *edd.*: τῶ νῶ *codd.* βαρύτερος L *corr. Corn.*: βαρυτέρως MP *edd.* ἡμιτόνῳ *codd. et edd.*: τόνῳ „*fort.*" *adscr. Corn., quem secutus sum* 23 ἀφικνούμεθα LMP *Ald. Bas.*: *corr. Chart.* 24 sq. ἀμήχανονκαὶ ἀδύνατον *colloc.* L, *at cf. p. 21, 30* 26 τὸν θάλψ·ι· L αὖ θερμὸν L: αὖθις θερμὸν MP *edd., nisi quod* θερμὸν *om. K.*
27 καλόν *cum asterisco* P *Ald.*

τερος ὁ λόγος αὐτοῦ περὶ χρωμάτων ἐστὶν ὁ λεγόμενος ᾗ νῦν εἴρηται
περὶ τοῦ θερμοῦ. θερμὸν μὲν γὰρ θερμοῦ διαλλάττειν φαμέν, οὐ μὴν
ἐναντίον γε ὑπάρχειν πάντῃ, χρῶμα δὲ χρώματος οὐ διαφέρει μόνον,
ἀλλὰ καὶ τὴν φύσιν ἐναντιώτατόν ἐστι τοῦ λευκοῦ τὸ μέλαν. |
217 1 **4.** 'Καὶ πῶς ἐγχωρεῖ', φήσειεν ἂν ὁ Λύκος, 'ἐναντίον εἶναι τῷ χρώ-
ματι, καθ' ὃ νενόηται χρῶμα ὄν;' καὶ ἀληθεύσει γε ναὶ μὰ τοὺς θεούς,
ὅσον ἐπὶ χρώματος [ναὶ] τὸ χρῶμα μηδὲν ἡγούμενος ἕτερον ἑτέρου δια-
φέρειν, ἀλλ' ὥσπερ τοῦτο ἀληθές, οὕτω κἀκεῖνο, τὸ λευκὸν τοῦ μέλανος
οὐ μόνον διαφέρειν, ἀλλὰ καὶ τοσοῦτον διαφέρειν, ὡς ἐναντιώτατον εἶναι.
καὶ πῶς ἐγχωρεῖ, τάχα φήσουσιν οἱ τὰ τοῦ Λύκου πρεσβεύοντες, ἅμα
μὲν εἶναι ταὐτόν, ἅμα δὲ ἐναντιώτατον τῷ μέλανι ⟨τὸ⟩ λευκόν; οἷς
2 ἡμεῖς ἀποκρινούμεθά τι γε τοσοῦτον, ὡς, εἴπερ οὐκ ἐγχωρεῖ τὸ λευκὸν
ἐναντίον θ' ἅμα καὶ ταὐτὸν εἶναι τῷ μέλανι, τὸ ἕτερον αὐτοῖν αἱρείσθωσαν.
ὁ μὲν γὰρ Πλάτων οἴεται δυνατὸν εἶναι, καθάπερ γε καὶ Ἀριστοτέ-
λης καὶ Θεόφραστος, ἕτερον ἑτέρῳ ταὐτὸν ὂν τῷ γένει, τοσαύτην
ὅμως ἔχειν τὴν ἐν εἴδει διαφοράν, ὡς ἐναντιώτατον ὑπάρχειν. οὗτοι δ'
218 εἰ μὴ νομίζουσιν ἀληθεύειν ἄμφω τὼ λόγω, τὸν ἐναργέστερον ἑλέσθω|σαν.
3 ἐναργέστερος δέ ἐστιν, ὅσῳ καὶ πᾶσιν ἀνθρώποις ὁμολογούμενος ἐν-
αντίον εἶναι τὸ λευκὸν τῷ μέλανι. καὶ μήν, εἴπερ ἀληθές ἐστι τοῦτο, νο-
μίζουσι δὲ αὐτοὶ μὴ δύνασθαι τοὺς λόγους ἀμφοτέρους ἀληθεύεσθαι, τόν
τε ἐναντίον εἶναι φάσκοντα τὸ λευκὸν τῷ μέλανι καὶ τὸν ταὐτόν, οὐκ
ὀρθῶς ἐροῦσιν μηδὲν διαφέρειν, ᾗ χρῶμά ἐστιν, τὸ λευκὸν τοῦ μέλανος.
4 ὁ μὲν οὖν ἐν τῷ τοῦ Πλάτωνος γράμματι διαλεγόμενος τῷ Σωκράτει
συγγνωστὸς ἦν ἴσως, κωλύων τὸν Σωκράτην διαιρούμενον ἡδονὴν ἡδονῆς
διαφορᾷ. οὐ γὰρ ἦν που βιβλίον οὐδὲν τοιοῦτον διδάσκον, ὡς ἐγχωρεῖ
πολλὰ πολλοῖς ὄντα τῷ γένει ταὐτὰ διαφέρειν ὅμως εἰς τοσοῦτον, ὡς
ἐναντιωτάτην ἀλλήλοις ἰδέαν τε καὶ φύσιν ἔχειν. ἐπεὶ δ' ὑπὸ Πλάτω-
νος ὁ Φίληβος ἐγράφη διδάσκων τἀληθές, εἰ μὲν οὐδ' ὅλως ἀνέγνω τὸ
βιβλίον ὁ Λύκος, ἄγαμαι τῆς παιδείας τὸν Λύκον. εἰ δ' ἀναγνοὺς οὐκ
5 ἐνόησε, θαυμάζω τῆς συνέσεως. εἰ δὲ νοήσας οὐκ ἐπείσθη, μακαρίζω τῆς

4 τὴν φύσιν ἐναντιώτατόν ἐστι τοῦ λευκοῦ τὸ μέλαν] *cf. p. 11, 23 sqq.*
14 Πλάτων οἴεται ... καθάπερ γε καὶ Ἀριστοτέλης καὶ Θεόφραστος] *Aristotelis cum Platone contra Antisthenem de rationibus iudicandi consensum attulit Wilamowitzius l. l. I 565* 23 ἐν τῷ τοῦ Πλάτωνος γράμματι] *Phileb. 12; cf. supra p. 12, 4*

1 καὶ *ante* περὶ *add. ab Ald. edd.* ᾗ *corr. Helmr.*: ἢ *codd. et edd.* 3 ἐναντίον LM *Ald. Bas.*: ἐναντίου P *Chart. K.* διαφέρει L, ν *superscr., ni fallor,* L¹, *corr. Helmr.*: διαφέρειν MP *omnesque edd.* 7 *post* χρώματος *in codd. additum* ναὶ *del.* P¹: καὶ *pro* ναὶ *ab Ald. omnes deinceps edd.* 9 διαφέρειν *sicut paulo post* L: διαφέρον *utroque loco* MP *edd.* 11 *post* ἐναντιώτατον *e v. 7/8 verba* εἶναι καὶ πῶς *iter.* P, *quocum faciunt universae edd.*: *recte om.* LM τὸ *ante* λευκόν *add. Helmr.* 13 αὐτοῖν *quam* αὐτῶν *scribere malui collatis insequentibus (v. 15); cf.* „eorum alterutrum eligant" *interpr. lat.*: αὐτοῦ LMP *edd.* 17 τὼ λόγω L: τὸν λόγον MP *edd.* 18 ἐναργέστερος δέ ἐστιν *corr. Helmr.*: ἐναργέστερον δέ ἐστιν (*omisso* ἐστιν MP) LMP *edd.* ὁμολογούμενον *codd. et edd.*: *corr. Helmr.* 19 τῷ λευκῷ L 21 καὶ τὸν ταυτὸν *cum codd. Ald.*: καὶ τὸν αὐτὸν *a Bas. falso ceterae edd.* 25 *num* ⟨οὔ⟩πω? τοιοῦτο διδάσκων *perperam Chart. K.* 27 ἐναντιώτατον *codd. et edd.*: *corr. Helmr.* 29 τὸν λύκον L *et a* P¹ *edd.*: τῷ λύκῳ MP

κρίσεως. ὦ πρὸς τοῦ Διός, ἐρωτᾷ τις λόγον οὐδὲ τὰ | πρῶτα μαθὼν 216
τῆς διαλεκτικῆς, ἔστι τις ἀπάνθρωπος Ἕλλην ἰατρὸς ἢ γραμματικὸς
ἢ ῥήτωρ ἢ φιλόσοφος ἢ ὅλως ὁστισοῦν ἄλλος ἀντιποιούμενος λόγων, ὃς
οὐκ ἀνέγνω τὸν Πλάτωνος Φίληβον; καίτοι τί λέγω τὸν Φίληβον; οὐ
γὰρ ἐν τούτῳ μόνῳ τὸν προκείμενον λόγον Πλάτων ἐδίδαξεν, ἀλλὰ καὶ
δι' ἄλλων πολλῶν ἐπεμνήσθη βιβλίων, ὧν ἐχρῆν μόνον κἂν ἕν γέ τι τὸν
θαυμασιώτατον Λύκον ἀνεγνωκέναι, ἀντιποιούμενον λόγων ἐπιστημονι-
κῶν. αἰσχρὸν γὰρ Ἱπποκράτην διελέγχειν ἐπιχειροῦντα καὶ λόγους ἐπ-
ερωτῶντα περαντικούς, ὡς νομίζει, μηδὲ τὰ πρῶτα φαίνεσθαι μεμαθη-
κότα τῶν ἐν ταῖς φιλοσόφοις διατριβαῖς.

ἀλλὰ νὴ Δία θαυμαστὸν αὐτοῦ τὸ περὶ τῶν ὑγρῶν ἐστι παράδειγμα. 6
καὶ γὰρ ταῦτα βούλεται μηδὲν ἀλλήλων διαφέρειν, ᾗ πάντα ἐστὶν ὑγρά·
καθ' ὃ μέντοι τὰ μὲν ὀξέα, τὰ δὲ στρυφνά, τὰ δ' ἁλμυρά, τὰ δὲ γλυκέα,
ταύτῃ διαλλάττει, οὐκ ἀκούει δὲ ἐν τούτοις αὐτὸς ἑαυτοῦ. λέγων γὰρ ᾗ
διαφέρει τὰ ὑγρὰ κατασκευάζειν οἴεται μηδεμίαν ἐν αὐτοῖς εἶναι
διαφοράν, ἀλλὰ μάτην μὲν Ἱπποκράτην διαφορὰν εἰρηκέναι, μάτην
δὲ Θεόφραστον | ὅλην πραγματείαν γεγραφέναι Περὶ χυλοῦ, καίτοι 220
καὶ αὐτὸ τοῦτο τοὔνομα ὁ χυλὸς ὑγροῦ διαφοράν τινα ἐνδείκνυται.
ἀλλ' ὅμως καίτοι διαφορά τις οὖσα ⟨τοῦ⟩ ὑγροῦ πάλιν αὖθις τέμνεσθαι 7
πέφυκεν εἰς ἑτέρας διαφοράς. οὐ μὴν θαυμαστὸν εἰς τοσοῦτον ἀπαιδευσίας
ἥκοντα Λύκον, ὡς νομίζειν ἐν ὄξει στύφουσαν εἶναι ποιότητα,
τοιαύτην τολμῆσαι πρὸς Ἱπποκράτην γράφειν ἀντιλογίαν. τὰ γὰρ
οὕτως ἐναργῆ καὶ Διοσκορίδης ὁ Ἀναζαρβεὺς ἐγίγνωσκεν οἵ τ'
ἄλλοι πάντες οἱ τὰ περὶ ὕλης ὑπομνήματα γράψαντες. ὀνομά-
ζουσι γοῦν ἐν τούτοις τὰ μὲν ἁλυκά, τὰ δὲ ἁλμυρά, τὰ δὲ πικρά, τὰ δὲ
γλυκέα, τὰ δὲ αὐστηρά, τὰ δὲ στρυφνά, τὰ δὲ στύφοντα, τὰ δὲ δριμέα,
τὰ δὲ ὀξέα. Λύκος δ' ὁ θαυμασιώτατος ἤτοι οὐδ' ὅλως γιγνώσκει δια- 8
φέρουσαν ὀξεῖαν ποιότητα στυφούσης ἢ πεπήρωται τὴν γεῦσιν, ὡς μηδ'
ὅλως αἰσθάνεσθαι τῶν ἐν τοῖς χυμοῖς διαφορῶν. ἔοικε γοῦν ὡς ἀπίου καὶ
μεσπίλου καὶ μήλου καὶ κυδωνίου τοῦ ὄξους αἰσθάνεσθαι, καίτοι γε πάν-

5 sq. Πλάτων καὶ δι' ἄλλων πολλῶν βιβλίων] *cf. p. 12, 12* 17 Θεόφραστον ὅλην πραγματείαν γεγραφέναι Περὶ χυλοῦ] *cf. Diog. Laert. V 2, 46* 32 Διοσκουρίδης ὁ Ἀναζαρβεύς] *Gal. cum alibi tum XI 794 K. de eius* περὶ ὕλης *commentariis rettulit; nuper de eo copiosius egit P. Diepgen, Gesch. d. Med. I 107*

1 τις *MP: post* τι *rasuram habet* L: τίς *per errorem K.* 2 τις *post* ἔστι *scr. Chart.* τὶς MP *Ald. Bas.* τίς L*K.* ἀπάνθρωπος: *corr. Deichgr.* ἂν ἄνος L: ἂν ἄνθρωπος MP *edd.* 3 λόγων *recte* P^1 *et ab Ald. omnes edd.; cf. v. 6*: λέγων LMP ὃς *corr. Helmr.*: ὡς *codd. et edd.* 4 καίτοι . . . φίληβον *om.* MP: *exhibet* L, *add. in marg.* P^1, *unde receperunt edd.* 5 μό' L: μόνον M: μόνων P: *corr.* P^1 *edd.* 6 μόνον *corr. Corn. Chart.*: νόμων LMP *Ald. Bas.* 9 νομίζ'' L: νομίζειν MP: *corr. Ald.* 10 φιλοσόφων *a Chart. edd.* 12 τοῦτο *codd. et edd.*: *corr. Helmr.* διηφέρειν *per errorem typothetae K.* ᾗ *scr. Helmr.*: εἰ LMP *edd.* 14 ταύ *sicut p. 8, 7* L, ταύτῃ P^1 *edd.*: ταῦτα MP 18 αὐτὸς LMP: αὐτὸ *ab Ald. edd.* αὐτὸς ⟨διὰ⟩ τούτου τοὐνόμα⟨τος⟩ *suppleverim et emendaverim* 19 τοῦ *ante* ὑγροῦ *addidi* αὖθις *conieci, cf. p. 23, 27*: αὐτοῦ LMP: αὐτὴ *adscr.* P^1 *et recepit Ald.*: αὐτὴν *frustra Bas. ceteraeque edd.* 23 Διοσκουρίδης *nescio an nulla necessitate flagitaverit Helmr.* 25 ταύταις *codd. et edd.*: *corr. Helmr.* 27 γινώσκει *cum* P *edd.* 28 ὡς] ὃς *ab Ald. edd.* 29 ἔοικε γοῦν LM: ἔοικεν οὖν P *edd.* 30 κηδωνίου *Ald.*

221 των ἀνθρώπων ἔνια μὲν τῶν μήλων | ὀξέα καλούντων, ἔνια δὲ στύφοντα,
γλυκέα δὲ ἄλλα, καθάπερ οἶμαι καὶ ῥοιὰς ὀξείας τε καὶ στυφούσας
9 καὶ γλυκείας. ἐν μέν γε τοῖς οἴνοις ὡς ἀρετὴ κακίας ἀφώρισται στύψις
ὀξύτητος· εὐγενεῖς μὲν γὰρ οἱ στύφοντες· ὀξὺς δ' οὐδεὶς κατὰ φύσιν, ἀλλ'
εἰ καὶ μικρὸν αὐτῷ προσέλθοι τοιαύτης ποιότητος, ὑποπτεύομεν αὐτίκα
τὴν εἰς ὄξος αὐτοῦ μεταβολήν. ἴσως οὖν ὁ Λύκος οὐδ' ὀξυλάπαθον οὐδ'
ὀξυαλίδα λαπάθου τε καὶ θριδακίνης διεγίγνωσκεν, οἷς στυφούσης μὲν
ποιότητος οὐδὲ τοὐλάχιστον ὑπάρχει, τῆς δὲ ὀξείας δαψιλῶς μετέσχηκεν
ἄμφω. θαυμαστὸν οὖν, εἰ ταῦτα μὲν ἀπὸ τῆς ὀξείας ποιότητος ὠνό-
10 μασται, τὸ δὲ ὄξος αὐτὸ μὴ μετέσχηκεν αὐτῆς. ἀλλ' ὁ μηδὲ τὰς κοινὰς
αἰσθήσεις ἀποσῴζων Λύκος ἐγκαλεῖν Ἱπποκράτει τολμᾷ. † πάλιν
οὖν ἔγνω τὴν παρὰ τοῖς φυσικοῖς ζήτησιν ὑπὲρ τοῦ τῶν χυμῶν ἀριθμοῦ.
κατὰ τοῦτο γὰρ οὐδέν, ὡς ἔοικε, διαφέρει χυμὸς χυμοῦ, καθ' ὅσον
χυμός ἐστιν. ἡδέως ἂν οὖν ἤκουσα, τίνος τῶν ὄντων εἰσὶν αἱ τοιαῦται
222 διαφοραί, γλυκὺς ὀξὺς δριμὺς | πικρὸς ἁλυκὸς ἁλμυρὸς στρυφνὸς αὐστηρὸς
στύφων λιπαρός. εἰ μὴ γὰρ χυμῶν, ἴσως ἤτοι φωνῶν ἢ χρωμάτων ἢ ὀδμῶν
ἢ διὰ τῆς ἁφῆς εἰς γνῶσιν ἥκουσι. παρὰ ταύτας γὰρ οὐκ ἔχομεν
ἄλλην αἴσθησιν, ἀλλ' εἰσὶν αἱ πᾶσαι πέντε, γεῦσις καὶ ἀκοὴ καὶ ὄψις καὶ
ὄσφρησίς τε καὶ ἁφή. διαγινώσκομεν δὲ ὥσπερ καὶ ταῖς ἄλλαις ἄλλα τῶν
αἰσθητῶν, οὕτως τῇ γεύσει καὶ τοὺς χυμούς. ὡς δὲ ἐν τοῖς ὑγροῖς αἱ δια-
11 φοραὶ πολλαί, κατὰ τὸν αὐτὸν τρόπον κἂν ταῖς αἰσθήσεσι. καίτοι γε ᾗ
αἰσθήσεις εἰσίν, οὐ διαφέρουσιν, ἀλλ' ὁ διαλεκτικώτατος Λύκος οὐκ
ἐάσει λέγειν ἡμᾶς οὔτ' ἐν τοῖς χυμοῖς εἶναι τὰς εἰρημένας διαφοράς, οὐδ'
ἐν ταῖς αἰσθήσεσιν ἃς ἅπαντες γιγνώσκουσιν, οὔτ' ἐν τοῖς χρώμασι καὶ
λευκὸν καὶ μέλαν καὶ φαιὸν καὶ ξανθὸν καὶ πυρρὸν ἐρυθρόν τε καὶ φοινικοῦν
καὶ κυανοῦν. οὐδὲν γὰρ χρῶμα χρώματος ᾗ χρῶμά ἐστι διαφέρει. μαί-

6 *Oxylapathi sapor sincere acidus appellatur Gal. XI 667 K. Oxyalis sec. lex. fort. Oxalis, cuius saporem amarum sincerum commem. Gal. XI 667 K.* 12 ζήτησιν ὑπὲρ τοῦ τῶν χυμῶν ἀριθμοῦ] *physici nonnulli secundum naturam unum solum esse humorem confirmasse narrantur Gal. XV 34 K.; in quolibet animali sanguineo quattuor esse humores universales expos. Gal. XII 275 K.; humores humani quattuor sanguis pituita bilis utraque et flava et atra describuntur [Gal.] XIV 696. 726 K. eadem ratione qua Hippocrates quattuor accepisse dicitur Gal. I 494. 506 V 128. 686 K. et ubi non; cf. etiam XIX 363. 486 K.* 23 ἐν τοῖς χυμοῖς εἶναι τὰς εἰρημένας διαφοράς] *supra v. 14 sqq.*

3 ὧ *ante* ἀρετὴ LMP *edd.*: ὡς *scripsi*: ᾧ *delebat Helmr.* 4 ὀξὺς *corr. Ald.*: ὄξους *codd.* 5 αὐτῷ *scripsi*: αὐτοῖς *codd. et edd.* προσελ' (θ *supra*) L, προσέλθοι *Helmr.*: προσέλθῃ MP *edd.* 6 αὐτοῦ LMP: αὐτῶν P1 *edd.* 9 μὲν *inter* θαυμαστὸν *et* οὖν *exhibent ab Ald. edd.* 10 μὴ LM: οὐ P *edd.* 11 *in* πάλιν οὖν *corrupto vel* ⟨μή⟩ ποτε οὖν *(cf. e. c. CMG V 10, 2, 1 p. 166, 2; 10, 2, 2 p. 148, 1. 159, 27) vel* μή τι οὖν *(cf. CMG V 10, 1 p. 88, 19; 10, 2, 1 p. 43, 22, 142, 13. 154, 21. 185, 6; 10, 2, 2 p. 130, 19. 279, 34) latere opinor* 13 τοῦτο] *nonne* τοῦτον *legere praestat?*: τούτους *coni. Helmr.* ὡς *et* LM *et cum* P1 *edd.*: *om.* P 15 ἁλυκὸς ἁλμυρὸς *ut p. 15, 24 codd.*: ἁλμυρὸς ἁλυκὸς *edd.* 17 ταύτ *i. e.* ταύτας L *edd.*: ταῦτα MP 26 κοιανοῦν LMP: *corr.* P1 *edd.* οὐδὲν *scripsi*: οὔτε *codd. et edd.* χρώματος ᾗ χρῶμα L *corr.* P1: ᾗ χρώματος χρῶμα MP *cum librarius a verbis* χρῶμά ἐστι, διαφέρει *ad eadem iterata (p. 17, 4) aberraverit,* μαίνονται τοίνυν ... χρῶμά ἐστι διαφέρει *om.* M: *exhibent in textu* LP *edd.*

νονται τοίνυν ἅπαντες ἰατροὶ καὶ φιλόσοφοι χρωμάτων μὲν ἡγούμενοι
διαφορὰς εἶναι τὰς εἰρημένας, χυμῶν δέ τὸν ὀξὺν καὶ πικρὸν καὶ δριμὺν
ὅσους τ' ἄλλους ὀλίγον ἔμπροσθεν εἶπον, | ὥσπερ καὶ τῶν αἰσθήσεων αὐ- 223
τῶν. οὔτε γὰρ χρῶμα χρώματος, ᾗ χρῶμά ἐστι, διαφέρει, ὡς οὐδ' αἴσθησις 12
αἰσθήσεως, οὔτε χυμὸς χυμοῦ, καθάπερ οὐδὲ πυρετὸς πυρετοῦ, μὴ [δὲ]
ὅτι θερμὸν θερμοῦ. μαίνονται τοίνυν οἱ γράψαντες ἰατροὶ πυρετῶν διαφο-
ρὰς πολλὰς καὶ τὸν καῦσον καὶ τὸν λειπυρίαν καὶ τὸν ἠπίαλον καὶ τὸν
τυφώδη καὶ τὸν λοιμώδη καὶ τὸν ἡμιτριταῖον ἀμφημερινόν τε καὶ τρι-
ταῖον καὶ τεταρταῖον. ἀλλὰ καὶ αὐτὸς ὁ Λύκος ἑτέρωθι γράφει πυρετῶν
διαφορὰς ὥσπερ γε καὶ τῶν ἄλλων σχεδὸν ἁπάντων πραγμάτων.

5. Τί ποτ' οὖν δόξαν αὐτῷ νῦν ἐπελάθετο τοῦ τέμνειν ἕκαστον τῶν 1
ἄλλων εἰς τὰς οἰκείας διαφοράς, ὅς γε 'καὶ περὶ τοῦ τῶν ἀχύρων ἐξ-
απτομένου πυρός, ᾧ χρῆσθαι τοῖς τὸν χρυσὸν ἐργαζομένοις ἔθος, οὐδε-
μίαν εἶναι νομίζει διαφορὰν [ἀλλὰ] πρὸς τὸ τῶν ἄλλων ὑλῶν· οὐδὲ γὰρ
τὸ πῦρ τοῦ πυρός, ᾗ πῦρ ἐστι, ⟨διαφέρειν, ἀλλὰ⟩ κατὰ τὸ
μᾶλλόν τε καὶ ἧττον. | ἰσχυρὸν γὰρ εἶναί τι καὶ ἀσθενὲς πῦρ συγ- 224
χωρεῖ, καὶ τό γε τῶν ἀχύρων ἀσθενέστατον εἶναι νομίζων εὐταμίευτον
εἶναί φησι πρὸς τὴν ἐργασίαν τοῦ χρυσοῦ. διατήκεσθαι γὰρ
αὐτὸν καὶ διαρρεῖν ἰσχυροτέρᾳ πλησιάζοντα φλογί.' ἀλλ', 2
ὦ βέλτιστε Λύκε, φαίη τις ἂν οἶμαι πρὸς αὐτόν, εἰ τῶν φυσικῶν φι-

2 χρωμάτων διαφορὰς . . . τὰς εἰρημένας] *modo p. 16, 24 sqq.* 3 ὀλίγον ἔμπροσθεν εἶπον] *p. 16, 14 sqq.* 7 τὸν καῦσον] *cf. CMG V 10, 1 p. 57 sqq. et G. Sticker l. l. p. 91 sqq. 109* τὸν λειπυρίαν] *defin. Gal. XIX 399 K.* τὸν ἠπίαλον] *cf. Gal. VII 347. 751 K. et Sticker l. l. p. 109. 115* τὸν τυφώδη] *defin. Gal. XIX 400; cf. supra p. 5, 19* 8 τὸν λοιμώδη] *sec. Thucyd. descr. Gal. VII 290 K.; cf. CMG V 10, 2, 2 p. 51 sq. et Sticker l. l. p. 104* τὸν ἡμιτριταῖον] *cf. CMG V 10, 1 p. 111 sq. 114 sqq. et G. Sticker l. l. p. 99 sq. 115* ἀμφημερινόν] *cf. CMG V 10, 1 p. 60* τριταῖον] *cf. CMG V 10, 1 p. 58 sq. 111 sq. et Sticker l. l. p. 109 sq.* 9 τεταρταῖον] *cf. CMG V 10, 1 p. 59 sq. 111 sq. 114; V 10, 2, 2 p. 348 sqq. et Sticker l. l. p. 112 sq.* ὁ Λύκος ἑτέρωθι γράφει] *in eis quidem quae Gal. attulit non leguntur*

2 διαφορὰς *add.* P *edd.*: *om.* L, *add. i. m.* L[1] χυμῶν] χυμ̀̀ *i. e.* χυμὸν L 3 ὅς ἐς τ' P: ὅσους τ' *corr.* P[1] 4 οὔτ' *ante* αἴσθησις *codd. et edd.*: *correxi* 5 αὐτῶν *post* αἰσθήσεως *add., sed del. ipse* L μὴ [δὲ] ὅτι *eodem sensu quo 'nedum' scripsi, cf. e. c.* CMG *V 9, 1 p. 81, 10 Mew. et Kuehner-Gerth, Gramm. d. griech. Spr. II³ 2, 260 a:* δὲ *add. codd. et edd.* 7 τὸν λειπυρίαν LMP: τοῦ *(sic)* λ. *Ald.*: τὸν *adscr. Corn.*: τὴν λ. *a Bas. ceterae edd.* αὐτοῦ LMP: *corr. Ald.* 12 ὅς γε] ὥστε *coni. Corn.* περὶ *Cornario assentiens abesse malim* 13 ᾧ *corr. Helmr.*: ὡς *codd. et edd.* 14 νομίζειν P, *sed corr. Ald.* ἀλλὰ *Corn. et Helmr. praegressis uncinavi* τὸ τὰς ἄλλας ὕλας LMP: κατὰ *ante* τὰς *add. Corn.*: τὸ τῆς ἄλλης ὕλης *coniecit Helmr.*: τὸ τῶν ἄλλων ὑλῶν *praetuli*: πρὸς *(ante* τὸ*) cum asterisco* P, *quod signum criticum merito neglexit Ald.; cf. e. c. p. 8, 20 vel 10, 3* 15 διαφέρειν, ἀλλὰ *pro* ἢ *inter* ᾗ πῦρ ἐστιν *et* κατὰ τὸ μᾶλλον *interisse arbitror, errore librarii hunc in modum explicato: scriba librorum exemplaris verba* διαφέρειν, ἀλλὰ *in textu transierat, sed adscripsit margini; postea similitudine verborum abductus alius librarius* ἀλλὰ *a margine pravum in locum post* διαφορὰν *(v. 14) intulit:* ᾗ πῦρ ἐστιν ἢ κατὰ τὸ μᾶλλόν τε καὶ ἧττον LMP *omnesque edd.*: διαφέρειν. διαφέρει γε μὴν κατὰ *pro* ἢ κατὰ *posuit Corn.*: ᾗ πῦρ ἐστιν, ἀλλὰ κατὰ τὸ μᾶλλόν τε καὶ ἧττον ⟨διαφέρει⟩ *coni. Helmr.* 16 συγχωρεῖ LM: ἐγχωρεῖ P *edd.* 17 εὐταμίευτον *codd.*: ἐνταμίευτον *edd.*

λοσόφων ἠκηκόεις ζητούντων, ὅπως αἱ φλόγες γεννῶνται, κατανενοή-
κεις ἂν οἶμαι τὰς ἐν αὐταῖς διαφοράς. ἐγὼ τοίνυν, ὅσον οἷόν τε διὰ βρα-
χυτάτων ἐπιτέμνεσθαι λόγον οὐ μικρόν, ἐξηγήσομαί σοι περὶ αὐτῶν.
3 ὁρᾷς οἶμαι τῆς καιομένης ὕλης ἀναθυμίασίν τινα γιγνομένην ἐν διεσπα-
σμένοις ἀπ' ἀλλήλων μορίοις, ὧν μεταξύ τις ἀὴρ ἀπολαμβανόμενος
ἐξ ἀνάγκης μὲν δήπου θερμαίνεται. παμπόλλην δὲ ἴσχει διαφορὰν ἐν τῷ
μᾶλλόν τε καὶ ἧττον. ἀλλὰ καὶ τὰ διαλείμματα τῶν ἀναφερομένων σω-
4 μάτων οὐκ ἴσα πάσαις ταῖς φλοξίν ἐστιν, ὥσπερ οὐδ' αὐτῆς τῆς ἀνα-
225 θυμιάσεως ἡ φύσις, ἀλλὰ καὶ μεγέθει καὶ σμικρότητι διενήνοχεν | ἀλλή-
λων τὰ τῆς καιομένης ὕλης ἀνε⟨νεχ⟩θέντα μόρια καὶ πυκνότητι καὶ μα-
νότητι καὶ τῷ τὰ μὲν ἡμίκαυτα, τὰ δ' οἷον ὁλόκαυτα ὑπάρχειν, ἢ ὅλως
τὰ μὲν μᾶλλον, τὰ δὲ ἧττον ἐκπυροῦσθαι. ὅταν οὖν ταῦτα φαίνηται το-
σαύτην ἔχοντα τὴν διαφορὰν ὅ τε ἀὴρ ὁ δεδεγμένος αὐτὰ ποτὲ μὲν μᾶλ-
λον ὑπ' αὐτῶν ἐκτεθερμασμένος ᾖ, ποτὲ δ' ἧττον, ἀναγκαῖον οἶμαι παμ-
πόλλην γε ποικιλίαν γίγνεσθαι καὶ διαφορὰν οὐκ ὀλίγην τῆς φλογός. ἡ
γὰρ τῆς μείξεως ἀνομοιότης τὸ πλῆθος τῶν διαφορῶν ἐργάζεται.
1 **6.** Ὥσπερ δὲ τὰ περὶ τοῦ πυρὸς ἀμαθῶς εἴρηται τῷ Λύκῳ, κατὰ τὸν
αὐτὸν οἶμαι τρόπον κἀπειδὰν φάμενος τριχῶς νενοῆσθαι τὸ πολὺ θερ-
μὸν ἕκαστον τῶν σημαινομένων ἐπεξέρχηται. τὸ μὲν γάρ τι κατὰ τὴν
οὐσίαν φησὶν νενοῆσθαι πολὺ θερμόν, τὸ δέ τι κατὰ τὴν ἐπί-
τασιν τῆς ποιότητος, τὸ δέ τι κατὰ τὴν ἰσχὺν τῆς οἰκείας
226 ἐνερ|γείας. ἀλλ' οὔτε κατὰ τὴν οὐσίαν εἶναι τοῖς αὐξανομένοις πολὺ
θερμὸν ἐπὶ σμικρῷ γε τῷ τοῦ σώματος ὄγκῳ οὔτε κατὰ τὴν τῆς ποιό-
τητος αὔξησιν· οὐ γὰρ φαίνεται θερμότερον τῶν ἀκμαζόντων. ἐν μὲν
δὴ τῇ τῶν οἰκείων ἔργων ἰσχύι συγχωρεῖ μὲν ὑπερέχειν τὸ τῶν αὐξα-
2 νομένων θερμόν, ἀλλ' οὐ κυρίως λέγεσθαι. ἔστι μὲν οὖν [ἡ] ῥῆσις αὐτοῦ,

1 ὅπως αἱ φλόγες γεννῶνται] *aer accensus flamma vocatur Gal. XI 406 K.; ignis quomodo fiat expon. Gal. XV 30 K.; cuiusdam aeriae quoque substantiae particeps esse ignis dicitur XV 95 K.*

1 κατανενοήκεις *ex usu Galeniano quam* κατενενοήκεις *corrigere malui*: κατα-νενόηκας LMP *edd.* 3 λόγων LMP *Ald. Bas.*: *corr. Chart.* 10 τῆς καιομέ-νης *om.* L, *add.* L^1, *ut habent* MP *edd.* ἀνε⟨νεχ⟩θέντα *temptavi coll. v. 7; nam ut* ἀναθυμιώμενα *a traditis abhorret, ita* ἀναθύοντα *verbum poeticum a stilo Gal. alienum*: ἀναθέοντα *codd. et edd.* 11 τὸ *ante* τὰ μὲν LMP: *corr.* P^1 *edd.* 12 *post* ἧττον *add.* ἔλαττόν τε καὶ πλεῖον ὑπάρχει (ὑπάρχων L) LMP: *expunxit* P^1, *quamobrem nihil horum invenitur in edd.* 14 οἶμαι] εἶναι *per errorem Chart. K.* 18 φάμενος *addidisse videtur* L^1 νενοεῖσθαι *cum codd. Ald.*: ἐννοεῖσθαι *a Bas. ceterae edd.*: *corr. Helmr.* 19 ἐπεξέρχεται LP^1 *edd.*: ἐπέρχεται MP: *corr. Helmr.* 19. 20 *verba* ἕκαστον τῶν σημαινομένων ... πολὺ θερμόν, *cum librarius ab altero* πολὺ θερμὸν *ad alterum aberraverit, om.* L, *add. in marg.* L^1: *praebent in textu* MP *edd.* 20 νενοῆσθαι *add.* L^1: νενοεῖσθαι M: ἐννοεῖσθαι P *omnesque edd.* τὸ *ante* πολὺ *add. Chart. K.* ἐπίστασιν *ex errore thypothetico K.* 22 οὐδὲ *codd. et edd.*: *correxi* 23 ἐπὶ σμικρῷ τε LMP: γε a P^1 *receperunt edd.* ὄγκῳ, *sicut* 'mole' *vertit interp. lat. Iunt., corr. Corn. et Chart.; cf. p. 22, 3*: ἔργῳ LMP *Ald. Bas.* 24 μὲν δὴ *suspecta habeo; aut* μέντοι *aut* γε μὴν *ex-specto* 25 ἰσχύι LP^1 *edd.*: ἰσχύει MP 26 λέγεσθαι *corr. Corn. Chart.*: λέγε-ται *codd. Ald. Bas.* ἡ *delevi*

δι' ἧς ταῦτα δηλώσει βέλτιστα, ἀλλ' ἐγώ μοι δοκῶ, καθάπερ ἐπὶ τῆς
προγεγραμμένης ἔπραξα, καὶ νῦν οὕτω ποιήσειν. οὖσαν γὰρ κἀκείνην
μακροτάτην οὐχ ὅλην ἔγραψα, μόνον δὲ τὸ ἐπικαιρότατον αὐτῆς ἐξέλεξα.
γιγνέσθω τοίνυν κἀπὶ ταύτης οὕτως καὶ γραφέσθω τὸ χρησιμώτατον
εἰς τὸ προκείμενον μέρος αὐτῆς (ὁ μὲν ἕτερος οὖν μοι τῶν λόγων καὶ δὴ 3
πέρας ἔχει, ἐπὶ δὲ τὸν λοιπὸν ἂν ἀφικοίμην. δύο γὰρ δήπου μέμνησθέ με
προθέμενον εὐθὺς ἐπιζητήσεις ἐν ἀρχῇ, μίαν μὲν τὴν εἰ ὀρθῶς προσ-
έθηκεν Ἱπποκράτης τὸ ἔμφυτον, ἄλλην δὲ εἰ ὀρθῶς εἶπε πλεῖστον εἶναι
τοῖς αὐξανομένοις τὸ θερμόν. τῆς δ' ἑτέρας οὖν ζητήσεως | ἐκτετελε- 227
σμένης ἐπὶ ταύτην ἂν λοιπὸν τραποίμην καὶ ἐπιχειρήσαιμι ἀνασκοπεῖ-
σθαι, εἰ ὀρθῶς λέλεκται πλεῖστον εἶναι τοῖς αὐξανομένοις τὸ θερμόν)·
κατὰ δὴ τὸ ἐξετάζειν [οὖν] ἕτερον πρὸς ἕτερον θερμὸν 4
τριττὰ τυγχάνει ὄντα τὰ ἐπιζητήσεως δεόμενα καὶ μάλα
πολὺ κεχωρισμένα ἀλλήλων. ἓν μέν τί ποτέ ἐστι τὸ πλεῖον
ἄλλο ἄλλου θερμόν, ἕτερον δέ τί ποτέ ἐστι ⟨τὸ⟩ ἄλλο ἄλ-
λου θερμότερον, καὶ τρίτον τί ποτ' ἐστι ⟨τὸ⟩ ἄλλο ἄλλου
θερμὸν ἰσχυρότερον. εἰ μὲν οὖν τύχοι τις ἐρόμενος ἡμᾶς, 5
ποῖόν τί ἐστι τὸ πλεῖον ἄλλο ἄλλου θερμόν, τὸ ἀνὰ λόγον
ὀφείλομεν ἀποκρίνεσθαι, ὡς κἂν πρὸς τὸν ἕτερον ἐρόμε-
νον, ποῖόν τί ἐστιν ἕτερον ἑτέρου ὑγρὸν πλεῖον, ἀποκρι-
νοίμεθα. ὥσπερ γὰρ ἐνταῦθα πρὸς τὸ εἰρημένον ἐπερώτημα
οὐκ ἔστιν ἄλλο τι ὀρθῶς ἀποκρίνασθαι ἀλλ' ἢ μόνον τουτο

1 sq. ἐπὶ τῆς προγεγραμμένης *scil.* ῥήσεως] *p. 12, 30 sqq.; vid. ad ibid. p. 13, 3 sq. adnotata* 6 sq. δύο μέμνησθέ με προθέμενον εὐθὺς ἐπιζητήσεις ἐν ἀρχῇ] *verisimiliter in eis quae post p. 8, 15 interierunt* 8 τὸ ἔμφυτον *nempe* θερμόν] *p. 4, 15; cf. p. 5, 11 sqq.*

1 ταῦτα δηλώσει *codd. et edd.*: *aor. praeferebat Helmr., an* ταῦτα δηλοῖ σοι *mori Galeniano convenientius est?* βέλτιστα *scripsi*: βελτίστη L: μεγίστη MP *edd.* 6 μέμνησθέ με προθέμενον *emendavi*: μεμνῆσθαι μου προθέμενον LMP *Ald. Bas.*: προθεμένου *coni.* P¹: μεμνῆσθαί μου προθεμένας *(sic) scr. Chart.*: μέμνησθέ μου προθεμένου *ante* εὐθὺς *proponere veritus non est Helmr.* 10 ἂν L: οὖν MP *edd.* καὶ *post* τραποίμην *exhibent L et ab Ald. edd.*: *om.* MP 12 οὖν *del.* P¹ πρὸς ἕτερον *om. Chart. K.* 14 κεχωρισμένα LP¹ *edd.*: κεχαρισμένα MP 15 sq. τὸ *utroque loco addidi* 17 τύχῃ *codd. et edd.*: *corr. Helmr.* ἐρώμενος *et v. 19* ἐρώμενον LMP *edd.*: *corr. K.* 19 κἂν *scr. Helmr.*: καὶ *codd. et edd.* τὸν *om.* MP: *cum* L *add. ab Ald. omnes edd.* 21 ἐνταῦθα πρὸς τὸ εἰρημ⊔/ ἐπερώτημα L, *s. v. posita* 'Λ' τὸ α' *i. e.* ἐστὶ τὸ πρῶτον *glossematis loco super* ἐπερώτημα *add.* L¹: ἐνταῦθα τὸ ἐπερώτημα πρὸς τὸ εἰρημένον ἐστίν MP: πρῶτον *post* ἐνταῦθα *ab Ald. add. edd.*: πρῶτον (*scil.* ἐπερώτημα) *editor princeps ex adnotatiuncula correctoris* L¹ *mutuatus orationi Lyci attribuit modo praegressam de humore interrogationem (v. 19—20) alteri de nive statim insequenti interrogationi (p. 20, 14—18) oppositam existimans nec perspiciens* L¹ *ab exemplari codicum* MP *profectum voce numerali verborum ordinem significare voluisse; quamobrem verba* ἔστι τὸ πρῶτον *vim interpretamenti critici prodere mihi videntur, ut suum locum in margine habere debeant, sicuti multa correctoris vel potius lectoris cuiusdam argumenta talesque eius animadversiones quales e. c. p. 25, 10 vel v. 22 ab* L¹ *in margine positas invenimus*: ὥσπερ γὰρ ἐνταῦθα πρῶτον τὸ ἐπερώτημα πρὸς τὸ εἰρημένον ἐστίν, οὐκ ἔστιν *(correctum ex* οὐκέτι *codicum et editionum)* ἄλλο τι ὀρθῶς ἀποκρίνασθαι (L: ἀποκρίνεσθαι MP *edd.*) *vix probabiliter temptabat Helmr.*: ὥσπερ γὰρ ἐνταῦθα πρὸς τὸ εἰρημένον ἐπερώτημα οὐκ ἔστιν ἄλλο τι ὀρθῶς ἀποκρίνασθαι *ipse ordinavi secutus* L

τὸ τῇ οὐσίᾳ ὑπερβάλλειν ⟨τὸ πλέον καὶ διπλασίῳ⟩ πλεί-
ονος ἀμέλει ὑγροῦ ἄν τις εἴποι εἶναι τὸν ἀμφορέα τοῦ
ἡμίσεως, οὕτω [δὲ] κἀπὶ τοῦ θερμοῦ, εἰ τὴν αὐτήν τις
ἐρώτησιν ἐρωτῴη ταύτην, ποῖόν ἐστι πλέον τοῦ ἑτέρου
228 θερμόν, οὐκ ἂν ἄλλο τι ὀρθῶς | ἀποκρινοίμεθα ἢ τὸ τῇ
οὐσίᾳ πλέον διὰ τὸ οὐσίας ὑπάρχειν πλείονος δηλονότι καὶ
6 παρήκειν ⟨εἰς⟩ τόπον πλείονα. καὶ οὐδὲν ἄν γε κωλύσει
ταὐτὸν καὶ πλεῖον εἶναι θερμὸν καὶ ἐπ' ἔλαττον θερμόν,
ὥσπερ γε καὶ τὸ πλεῖον τῇ οὐσίᾳ ὑγρὸν δύναιτ' ἂν ἐπ'
ἔλαττον εἶναι κεχυμένον. πρὸς μὲν οὖν τό γε ἐπερώτημα
7 τοῦτο ὀρθῶς ἄν τις ἀποκρίναιτο· πρὸς δ' αὖ ἐκεῖνο τὸ ποῖόν
ἐστιν ἕτερον ἑτέρου θερμότερον ἀποκρίνασθαι ὀρθῶς ἔστι
τὸ κατὰ τὴν θάλψιν ἐπιτεταμένον μᾶλλον, κἂν ἐπὶ οὐσίας
ἐλάττονος τύχῃ ὄν, ὥσπερ γε πρὸς τὸν ἐρόμενον, ὁποῖόν
τί ἐστιν ἕτερον ἑτέρου λευκότερον, ἔστιν ἀποκρίνασθαι
ὀρθῶς τὸ ἐπιτεταμένον μᾶλλον κατὰ τὴν ποιότητα τὴν
λευκήν. κατὰ γοῦν τοῦτο κἂν ἐν βραχεῖ ὄγκῳ τύχῃ οὖσα
χιών, λευκοτέραν ⟨ἄν⟩ τις φαίη αὐτὴν εἶναι οὑτινοσοῦν
8 ἄλλου λευκοῦ, ὥσπερ γε καὶ πρὸς τὸν ἐρόμενον, ποῖόν
τί ἐστι τὸ ἕτερον ἑτέρου ὑγρότερον, ἀποκρίνασθαι ἔστιν
ὀρθῶς τὸ μᾶλλον κεχυμένον, οἷον τὸ ὕδωρ τοῦ μέλιτος καὶ
τῆς πίττης, κἂν τὸ μὲν ὕδωρ ἐν πάνυ βραχείᾳ οὐσίᾳ θεω-
ρῆται, τὸ δὲ μέλι καὶ ἡ πίττα ἐν ὑπερβολῇ. οὕτω δὲ καὶ |
229 ⟨πρὸς⟩ τὸν περὶ τοῦ θερμοῦ ἐρόμενον, ποῖόν τί ἐστιν ἕτε-
ρον ἑτέρου θερμότερον, ὀρθῶς ἔστιν ἀποκρίνασθαι τὸ μά-
λιστα ἐπιτεταμένον κατὰ τὴν θάλψιν, οἷον τὸ πῦρ, κἂν
ἐπ' ὀλίγης οὐσίας θεωρῆται, ἕτερον δέ τί που θερμὸν καὶ
χλιαρὸν ἀντεξεταζόμενον τούτου τυγχάνῃ ἐπὶ πλείονος
9 οὐσίας ὑπάρχον. πρὸς μὲν οὖν ταῦτα αἵδ' ἀποκρίσεις εἰσί·

10 πρὸς τό γε ἐπερώτημα] *allatum supra p. 19, 18*

1 sq. πλεῖον ἀμέλει ὑγρὸν ἄν τις εἴποι εἶναι LMP *edd., praeterquam quod* εἶναι *deest libris impressis: equidem de talibus qualia* ⟨τὸ πλέον καὶ διπλασίῳ⟩ πλείονος ἀμέλει ὑγροῦ κτλ. *cogitabam* 3 δὲ *del. Helmr., quem sequi non dubitavi, quamquam Lyco nescio an* οὕτω δὴ *in apodosi placuisse possit* 4 ἐρωτοίη *codd. et edd.: corr. Helmr.* 6 πλείονος LMP: πλείονα *adscr.* P[1]: *per errorem typotheticum* πλείονον *Ald., corr. Corn.:* πλεῖον *a Bas. edd.* 7 παρήκειν τόπῳ πλείονι LMP *edd.:* παρήκειν ⟨εἰς⟩ τόπον πλείονα *exspecto* ἄν γε κωλύσει MP *edd.:* κωλύσῃ L: *ipse ne* κωλύσειε *quidem commendaverim, quia particulam* ἄν *cum fut. coniunctam posteriores non respuisse videntur; cf. Schmid Attic. IV 90* 11 ἀπεκρίνατο *codd. et edd.: corr. Helmr.* 14 γὰρ *codd.:* γε *edd.* ἐρώμενον *(ut infra v. 19 et 24* L*)* LMP *omnesque edd. praeter K., ubi correctum* 18 λευκοτέραν ⟨ἄν⟩ τις *corr. Deichgr.:* ἂν *add. post* φαίη *Helmr.* ὁτιοῦν LMP *Ald. Bas.: ex errore typothetae* οὑτινοσοῦν *Chart.: corr. K.* 22 θεωρεῖται LMP *Ald. Bas. Chart.: corr. K.* 23 sq. καὶ περὶ L, τ̀ *i. e.* τὸν *s. v. add.* L[1]: καὶ τὸν περὶ MP: πρὸς τὸν *post* καὶ *add. K.: om. Ald. Bas.: solum* πρὸς *om. Chart.* τοῦ *om. Chart. K.* 26 κἂν L *corr. Corn.:* οὐκ ἂν MP *edd.* 27 θεωρεῖται *a Bas. edd.* 28 τυγχανη L: τυγχάνει MP: τυγχάνον *ab Ald. omnes edd.* 29 τοῦτο *et* αὗται αἱ *malim collatis quae exstant v. 10 sq.*

πρὸς δὲ τὸν ἀναπυνθανόμενον, ποῖόν τί ἐστι τὸ ἕτερον ⟨τοῦ⟩
ἑτέρου ἰσχυρότερον θερμόν, οὐκέθ' ὁμοία ταῖς πρόσθεν ⟨ἡ⟩
ἀπόκρισις. οὔτε γὰρ τὸ κατὰ τὴν θάλψιν ἐπιτεταμένον μᾶλ-
λον ἀποκρινούμεθα οὔτε τὸ ἐπ' οὐσίας θεωρούμενον πλεί-
ονος, ἀλλὰ τὸ κατὰ τὴν ἄνυσιν τοῦ ἔργου ὑπερβάλλον.
συνίσταιτο δ' ἂν ὅπερ λέγω οὕτως· ἔργα δήπου τὰ τοῦ θερ- 10
μοῦ πολλά ἐστι. χεῖται γάρ τινα τούτῳ, καὶ ἄλλα συνίστη-
σι καὶ μεταβάλλει μάλα πολλὰ καὶ ὡς κατὰ μέρος εἰπεῖν
ἐπὶ τῶν ἡμετέρων σωμάτων πέττει τὴν τροφὴν ἐν γαστρὶ
καὶ τοῖς ἐντέροις καὶ εἰς τὸ σῶμα ἀνάγει τὴν κατεργασίαν
καὶ [πρὸς σῶμα] ἀλλοιοῖ καὶ προσφύει τοῖς ἡμετέροις σώ-
μασιν αὐτὴν κατά γε τὴν θρέψιν καὶ τὴν αὔξησιν. ἔστιν οὖν 11
ἰσχυρότερον ἕτερον ἑτέρου θερμὸν τὸ μᾶλλον παρέχεσθαι |
ταῦτα δυνησόμενον. τὸ δὲ τυγχάνον ὂν οὐχὶ πάντως τὸ **230**
ἤτοι κατὰ τὴν ποιότητα ἐπιτεταμένον ἢ κατὰ τὴν οὐσίαν
πλεῖον. πολλάκις γὰρ τὸ ἔλαττον τῇ οὐσίᾳ καὶ τὸ ἔλαττον
τῇ θάλψει ἀνυσιμώτατον πρὸς τὸ ἔργον ἐστίν. ὡς γὰρ τὸ
πρότερον εἴπομεν ὑμῖν, πρὸς τὴν ἀπόδοσιν τῶν οἰκείων ἔρ-
γων οὐ τὸ μάλιστα ἐπιτεταμένον ἐστὶν ἰσχυρότερον, ἀλλὰ
τὸ μάλιστα σύμμετρον, ὡς τό γε ἐπιταθὲν κατ' αὐτὴν τὴν
θάλψιν ἐνίοτε καὶ βλάβος τοῖς ἔργοις γίγνεται, καί μοι τού-
του πιστώματα ἱκανά, ἃ πρόσθεν ὑμῖν ἐγὼ διεξῆλθον περὶ
τῆς ἰδιότητος τοῦ θερμοῦ λέγων. τούτων ὧδε ἐχόντων καὶ 12
τριῶν ὄντων, ὥσπερ προείρηκα, τῶν ἐπιζητουμένων κατὰ
τὸ ἀντεξετάζειν ἕτερον πρὸς ἕτερον θερμόν, ἐπειδὰν Ἱππο-
κράτης φῇ ἐνταῦθα ἔχειν τὰ αὐξανόμενα τὸ θερμὸν πλεῖ-
στον τὸ ἔμφυτον, τῶν τριῶν ἕν, ἢ κυρίως χρώμενος ταύτῃ
τῇ φωνῇ ψεῦδός τι εἴρηκεν ἢ κακῶς κέχρηται τῇ φωνῇ
καὶ ψεῦδός τι εἴρηκεν ἢ ἵνα ἀληθές τι δόξῃ εἰρηκέναι |
χρὴ ⟨συγχωρεῖν⟩ αὐτὸν οὐ καλῶς τῇ φωνῇ κεχρῆσθαι. εἰ **231**
μὲν γὰρ λέγει πλεῖστον εἶναι τὸ θερμὸν τοῖς αὐξανομένοις 13
οἷον κατὰ τὴν οὐσίαν, ὡς ἂν καὶ τὸ ὑγρόν τις φαίη πλεῖστον
εἶναι τὸν ἀμφορέα, οὐ τὸ διπλάσιον τούτου, τῇ μὲν φωνῇ

18 πρότερον εἴπομεν . . . τὸ μάλιστα σύμμετρον] *cum hac elocutione Lycus supra (v. 5 sqq.) usus non sit, haud scio an scriptor ad expositionem de operibus calidi ampliorem referat, sed cuius Gal. mentionem non fecerit* 22 πιστώματα ἱκανὰ ἃ πρόσθεν ὑμῖν ἐγὼ διεξῆλθον] *modo v. 6 sqq.* 24 ὥσπερ προείρηκα] *p. 19, 12 sqq.*

1 τοῦ *add.* L[1] 2 ἡ *add. Helmr.* 3 τὴν *ante* θάλψιν *om. Chart. K.* 6 συνίσταται *codd. et edd.*: *corr. Helmr.* 11 πρὸς σῶμα *seclusit Helmr.* 17 ἀνυσιμότατον LMP: *corr. Ald.* 18 ὑμῖν L: ἡμῖν MP *edd.* 22 πιστώματα L: πιστότατα MP *edd.* ὑμῖν] ἡμῖν *ab Ald. recep. edd.* 26 φῇ *codd.*: φησὶν *edd.* 28 φωνῇ, ψεῦδός τε *ex errore K.* 30 *verbum* συγχωρεῖν *vel* νομίζειν *vel tale quid ad* χρὴ *addendum censeo: solum* χρὴ L: χρὴ γὰρ MP *edd.*: γοῦν *pro* γὰρ *coni. Corn.* 32 *nonne* τοῦ ὑγροῦ . . . πλείστου *praeferas?* 33 τὸν ἀμφορέα *scripsi*: τοῦ ἀμφορία LMP: τοῦ ἀμφορέως *scr.* P[1], *quocum consentiunt omnes edd.*

ὀρθῶς δόξει κεχρῆσθαι, ψεῦδος δέ τι πολλὴ ἀνάγκη ἐστὶν
αὐτὸν εἰρηκέναι. οὐ γάρ ἐστι τῇ οὐσίᾳ τὸ ἐπὶ τῶν αὐξα-
νομένων θερμὸν πλεῖστον, ὅτι οὐδὲ ὁ τοῦ σώματος ὄγκος
μείζων ἐστὶν ἐπὶ τούτων ἢ ἐπὶ τῶν ἀκμαζόντων τε καὶ γε-
ρόντων. τὸ δ' ἔμφυτον θερμὸν παντὶ παρεκτέταται τῷ σώ-
14 ματι. εἰ δ' αὖ πλείονα λέγει τοῖς αὐξανομένοις καὶ ταύτην
τὴν θάλψιν ἐπιτεταμένην ἴσως τούτων θερμοτέραν, ὡς
ἂν καὶ φαίη τις βουλόμενος εἰπεῖν τὴν χιόνα λευκοτέραν
εἶναι ἄλλου του τῶν λευκῶν, μὴ λευκοτέραν εἶναι αὐτὴν
μηδὲ μᾶλλον λευκήν, ἀλλὰ πλεῖον εἶναι τὸ λευκὸν τοῦδε
λευκοῦ, κατ' ἀμφότερα δόξει ἁμαρτάνειν Ἱπποκράτης,
κατά τε τὸ μὴ καλῶς κεχρῆσθαι τῇ φωνῇ καὶ κατὰ τὸ ἄλ-
15 λως ψεῦδός τι λέγειν· κατὰ μὲν τὸ μὴ καλῶς κεχρῆσθαι τῇ |
232 φωνῇ διαμαρτάνειν ἂν δοκοίη, ὅτι τὴν ἐπ' οὐσίας πλείονος
ταττομένην φωνὴν ταύτην ἔταξεν, ἐθέλων σημῆναι ποιό-
τητα ἐπιταττομένην μᾶλλον ὑπάρχειν τῇ θάλψει. ψεῦδος
δέ τι ἂν δοκοίη εἰρηκέναι, ὅτι οὐ μάλιστα ἐπιτεταμένον τὸ
θερμὸν τοῖς αὐξανομένοις κατὰ τὴν ποιότητα, οὐ δεόντως
θερμοτέρου ἐπὶ τῆσδε τῆς ἡλικίας τοῦ θερμοῦ ἢ ἐπ' ἄλλης
τινός. ὁ δὲ ἔφη εἶναι μάλιστα ἐπιτεταμένον ἐπὶ τῶν αὐξα-
νομένων· ὅτι δὲ τοῦτο ψεῦδος τυγχάνει ὂν τὸ μάλιστα ἐπι-
τετάσθαι τοῖς αὐξανομένοις τὸ θερμόν, ῥᾴδιόν ἐστι πάντα
16 ἐπιστῆσαι. οὐδὲν γὰρ ἂν εὑρεθείη γνώρισμα κατὰ τὸ σῶμα
ὑπάρχον ἐπὶ τῶν αὐξανομένων τῆς μάλιστα κατὰ τὴν θάλ-
ψιν ἐπιτάσεως τοῦ θερμοῦ. τὸ γὰρ εἰρημένον ὑπὸ τούτου
ἐν τῷ Περὶ φύσεως ἀνθρώπου συγγράμματι εἰς τέκμαρσιν
τοῦ πλεῖστον εἶναι τοῖς αὐξανομένοις τὸ θερμὸν ἠλίθιον
παντελῶς. τῷ γὰρ πρώτῳ χρόνῳ θερμότερον ἀποφαίνει
εἶναι τὸν ἄνθρωπον, τεκμαιρόμενος τῇ αὐξήσει πλείστῃ
τηνικαῦτα συντελουμένῃ. οὐ γὰρ ἂν πρὸς βίαν, φησί, καὶ
παρὰ φύσιν ἀνεφέρετο ἡ τροφὴ πρὸς ἐναντίον τῷ αὐτῆς |
233 βάρει ἐν τῷ αὔξεσθαι τὸ σῶμα, εἰ μή τι ἰσχυρὸν τὸ ἐπαναγ-
17 κάζον εἴη. τῷ γὰρ τοιούτῳ οὐ τὸ μᾶλλον ἐπιτετάσθαι

26 ἐν τῷ Περὶ φύσεως ἀνθρώπου συγγράμματι] *12. VI 64 L. CMG V 9, 1 p. 79 Mew.*

1 πολλὴ *scr. Helmr. cum* K.: πο͂ L: πολὺ MP *ceterae edd.* 11 ἱπποκρᾶ' L: ἱπποκράτην MP *edd.* 17 δοκῇ LM *edd.*: δοκείη *(sic)* P: *corr. Helmr.* 19 θερμο͂|' *ambigue* L: θερμότερον MP *edd.*: θερμοτέρου *Cornario praegresso scripsi* 22 sq. ποῦ! ἐπιστῆσαι L, ο *in* α *mut. et* ÷ *super* ἐπιστῆσαι *pos., sed tamen, seu* παντὶ *substituere seu* πάντα *dubitabat, in marg. incorrectum reliquit* L¹: παντὸς ἐπιστῆσαι MP: παντὶ ἐπιστῆσαι *ab Ald. edd.*: πάντα *numero plurali anteposui et* ἐπιστῆσαι *vel ex Galeni sermone tutatus sum talibus collatis qualia leguntur e. c. CMG V 9, 2 p. 256, 1 Heeg* 23 εὑρέθη *codd. et edd.*: *correxi* 28 ἀποφαίν' L, ἀποφαίνει *scr. Corn.*: ἀποφαίνειν MP *edd.* 31 *post* αὐτῆς *falso* τῆς *add. cum Chart. K.* 33 εἴη *scr. Helmr.*: ἢ LMP *edd.* τῶ μᾶλλον LMP *Ald. Bas.*: *corr. Chart.*

κατὰ τὴν θάλψιν τὸ θερμόν ἐστι γνώρισμα, ἀλλὰ τὸ ἰσχυ-
ρότερον εἶναι. τὸ δὲ ἰσχυρότερον, ὡς ὀλίγον ἔμπροσθεν
εἶπον, οὐ τοιοῦτον ἦν, οἷον τὸ μάλιστα ἐπιτεταμένον κατὰ
τὴν αὐτοῦ ποιότητα, ἀλλὰ τὸ μάλιστα σύμμετρον πρὸς τὸ
ἔργον· ὅπου δ' οὖν ταῦτα ταύτῃ ἔχει, εἴπερ οὕτως λέγει
Ἱπποκράτης· "τὰ αὐξανόμενα τὸ θερμὸν ἔχει πλεῖστον τὸ
ἔμφυτον", κατ' ἀμφότερα διαμαρτάνει, κατά τε τὸ μὴ
καλῶς κεχρῆσθαι τῇ φωνῇ καὶ κατὰ τὸ ψεῦδός τι ἄλλως
εἰρηκέναι. εἰ δ' ὡς τὸ τρίτον εἶπον, λέγει πλεῖστον εἶναι 18
τοῖς αὐξανομένοις τὸ θερμὸν ἐν ἴσῳ τῷ ἰσχυρότατον πρὸς
τὴν ἄνυσιν τοῦ ἔργου, ὅπερ γίγνεται ἐκ τοῦ μάλιστα σύμ-
μετρον εἶναι, οὐχὶ δέ γε ἐκ τοῦ ἤτοι τῇ οὐσίᾳ πλεῖον ὑπ-
άρχειν ἢ αὐτῇ τῇ θάλψει ἐπιτετάσθαι μάλιστα, τῇ μὲν ἂν
φωνῇ δοκοίη ⟨οὐ⟩ καλῶς κεχρῆσθαι, ὅτι πλεῖστον εἶπεν
εἶναι τὸ θερμὸν δέον φάναι ἰσχυρότατον, τὸ μέντοι εἰρη-
μένον ὀρθῶς λελέχθαι δοκοίη ἄν. εἴπερ γὰρ αἱ αὐξήσεις
ὑπὸ τοῦ | ἐμφύτου γίγνονται θερμοῦ, ὥσπερ οὖν ἐρεῖ 234
ὁ λόγος, ἀμήχανον καὶ ἀδύνατον μὴ ἰσχυρότατον εἶναι
αὐτὸ ἐπὶ τῶν αὐξανομένων. καί μοι εἰς τοῦτο καλῶς ἂν 19
εἴη λελεγμένον τὸ ἐκ τοῦ Περὶ φύσεως ἀνθρώπου συγγράμ-
ματος· 'ἀνάγκη γὰρ αὐξανόμενον καὶ χωρέον τὸ σῶμα πρὸς
βίην***' . . . ἰσχυρότατον ἔχειν τὸ θερμὸν αὐτῆς, οἷα καὶ ἡ τοῦ
Λύκου ῥῆσις εἰς μῆκος μὲν ἐκτεταμένη, πλέον δὲ οὐδὲν· ἑρμηνεύουσα 20
τῶν ὑπ' ἐμοῦ προειρημένων. εἰ μὲν γὰρ τῷ τῆς οὐσίας ὄγκῳ παραμετρῶν
ὁ Ἱπποκράτης πλέον ἔφησεν εἶναι τοῖς αὐξανομένοις τὸ θερμόν,
ἁμαρτάνειν αὐτὸν οἴεται μικροτέρου σαφῶς τοῖς παιδίοις ὑπάρχοντος
τοῦ σώματος. εἰ δὲ τὸ κατὰ τὴν θάλψιν ἐπιτεταμένον, πάλιν αὖ καὶ τούτῳ
μάχεσθαί φησι τὸ φαινόμενον. εἰ δὲ τὸ κατὰ τὴν ἐνέργειαν ἰσχυρότερον,
ἀληθὲς μέν τι λέγεσθαι συγχωρεῖ, κεχρῆσθαι δὲ οὐ καλῶς αὐτὸν ἀποφαί-

2 ὡς ὀλίγον ἔμπροσθεν εἶπον] *p. 21, 19* 9 ὡς τὸ τρίτον εἶπον] *p. 19, 16 sq.* 20 ἐκ τοῦ Περὶ φύσεως ἀνθρώπου συγγράμματος] *12. VI 64, 5 L. Gal. XV 155 K. CMG V 9, 1 p. 79 Mew.*

1 τὸ ἰσχυρότερον *corr. Chart.*: τῶ ἰσχυρότερον L *Ald. Bas.*: τῶ ἰσχυροτέρω MP 3 τὸ μάλιστα] τὸν μ. *ex errore typographico Chart. iterav. K.* 4 τὴν *post* κατὰ *om. Chart. K.* 5 ὅτε δὴ οὖν *codd. et edd.*: *aut* ὅτι δὴ οὖν *aut* ὅπου δ' οὖν *malim* 10 τῷ ἰσχυρότατον *corr. Helmr.*: τοῦ τε ἰσχυροτάτου LMP *edd.* 13. 14 τῇ μὲν ἂν φωνῇ *recte* L: οὖν *pro* ἂν MP *omnesque edd.* 14 δοκοίη καλῶς L: δοκοίη ἂν καλῶς MP *edd.*: οὐ *ante* καλῶς *Cornarium secutus addidi, cf. p. 22, 13 et v. 7 sq.* 16 δοκοίη ἄν MP: *Chart. K.*: ἄν *om.* L: δοκείη *(sic)* ἂν *Ald. Bas.* εἴπερ *scripsi*: ὥσπερ LMP *edd.*: ἐάνπερ . . . γίγνωνται *praeferebat Helmr.* 20 συγγράμμα^τ L: συγγράμματι MP *Ald.*: *corr. Bas.* 21 χωρέον *e text. Hipp. corr. Corn.*: χωραῖον LMP *edd.* 22 *post* βίην *lacunam hiare ex libris Hippocraticis primus intellexit Helmr., 'multa intercidisse videntur' adnotans; at* πρὸς βίην ἰσχυρόρατον ἔχειν *uno tenore exarata praebent* LMP, *sicuti defectus, quo non modo finem loci Hipp. laudati, verum etiam Galeni orationis initium exhaustum esse apparet, nullum exstat signum in edd.* 22 αὕτη *pro* αὐτῆς *adscr. Corn.* 27 τοῦ^τ *i. e.* τούτῳ L: τούτου MP *edd.* 29 ἀληθὲς μέν τι *corr. K.; cf. e. c. p. 21, 29*: ἀληθὲς μέντοι *codd. et edd.*

νει τῇ λέξει. χρῆναι γὰρ οὐ πλέον, ἀλλ' ἰσχυρότερον ὡς πρὸς τὴν ἐνέργειαν εἰρῆσθαι τὸ τῶν αὐξανομένων θερμόν. |

235 7. 'Αλλ', ὦ βέλτιστε Λύκε, φαίη τις ἂν οἶμαι πρὸς αὐτὸν ἀπολογού-
1 μενος ὑπὲρ ὧν ἐπηρεάζει τὸν Ἱπποκράτην μὴ ταῦτ' εἶναι μοχθηρὰ τὰ λεγόμενα. εὐθὺς οὖν τὸ κατὰ τὴν οὐσίαν πλέον θερμὸν οὐχ ἁπλῶς κρίνεται τῷ τοῦ παντὸς ὄγκῳ σώματος, ἀλλ', ὡς αὐτὸς ὁ Λύκος ἔλεγεν ἑτέρωθι, 'μέγιστον ἐγκέφαλον ἔχειν τὸν ἄνθρωπον', οὐχ ἁπλῶς λαμβάνων τὸ μέγεθος, ἀλλὰ κατὰ τὴν ἀναλογίαν τοῦ ζῴου πρὸς τὸ ζῷον. ὥσπερ οὖν οὕτω σμικρὸν παιδίον ἐλέφαντος τοῦ μεγίστου μείζονα τὸν ἐγκέφαλον ἔχειν φησίν, οὐ τῷ τοῦ σώματος ὄγκῳ μόνῳ προσέχων
2 τὸν νοῦν, ἀλλὰ προστιθεὶς αὐτῷ τὸ κατὰ τὴν ἀναλογίαν, οὕτω κἀπὶ τοῦ θερμοῦ σώματος ἐχρῆν πεποιηκέναι, σκεψάμενον ὁποῖόν τι τῶν ἐν ἡμῖν σωμάτων ἔμφυτον ὑπάρχει, τουτέστιν ἀρχέγονον. αὐτὸς γὰρ ἐπίσταται τοὔνομα καὶ γεγραμμένον ἐν τοῖς Ἱπποκρατείοις βιβλίοις καὶ συνημμένον ἐκεῖνο τὸ σῶμα τὸ ἐξ ἀρχῆς ὑπάρχον τοῖς γεννωμένοις, τουτέστιν ἐξ οὗ τὴν πρώτην ἔσχηκε γένεσιν. ἆρ' οὖν ἄλλο τι τοῦτ' ἐστὶ πλὴν κα-|
236 ταμηνίου καὶ σπέρματος; ἐγὼ μὲν οὐδὲν οἶδα τρίτον, ἀλλ' ἐπείπερ ἡ τοῦ σώματος οὐσία τοῖς γεννωμένοις ἐκ τούτων ἐστὶ τῶν ἀρχῶν, ἡ μὲν ἀκριβῶς πρώτη σύστασις οὐκ ἐκ πλείστων ἂν εἶναι λέγοιτο τῶν εἰρημέ-
3 νων σωμάτων, ἀλλ' ἐκ μόνων. καίτοι τί λέγω τὴν πρώτην ἀκριβῶς; εἰ γὰρ ἀναμνησθείημεν, ὁποίαν τινὰ διηγήσατο τὴν ἑκταίαν γονὴν Ἱπποκράτης, εἰσόμεθα σαφῶς ἔτι διαμένον ἐν αὐτῇ τὸ ἔμφυτον σῶμα· πρὶν γὰρ ὀστοῦ τινα φύσιν ἢ φλεβὸς ἢ ἀρτηρίας ἢ νεύρου ἢ χόνδρου ἢ συνδέσμου ἐν τῷ κυήματι φαίνεσθαι, μόνον αὐτοῖς ὑπάρχει θερμὸν σῶμα τὸ ἔμφυτον. ἀδιάπλαστος γάρ τις σὰρξ μαλακὴ παραπλήσιος αἵματος θρόμβῳ διαδέχεται τὴν πρώτην τοῦ κυήματος ἰδέαν, ἐν αὐτῇ τινας ἔχουσαν, καθάπερ Ἱπποκράτης ὠνόμασεν, οἷον αἱμάλωπας ἐκ τῆς τοῦ
4 σπέρματος οὐσίας τῆς ἐν αὐτῇ λευκότητος ὑπαρχούσης, ὕστερον δ' ἐκ πολλῆς τῆς ἀλλοιώσεως συνεχῶς γιγνομένης ὀστοῦ τις ὑπογραφὴ καὶ χόνδρου καὶ συνδέσμου καὶ νεύρου καὶ ἀρτηρίας καὶ φλεβὸς ἀποτελεῖται,
237 καθ' ὃν ἤδη χρόνον μένον ἔτι τὸ ἔμφυτον θερμὸν σῶμα | τοῖς κυουμένοις ἐστίν, ἀλλὰ πλεῖστον ἀεί τε καὶ μᾶλλόν ἐστιν, ὅσον αὐξάνεται τὰ

6 ἑτέρωθι] *non in eis Lyci commentariorum partibus quas Gal. laudavit* 16 τὴν πρώτην γένεσιν] *cf. p. 5, 12 sq.* 21 διηγήσατο τὴν ἑκταίαν γονὴν Ἱπποκράτης] Περὶ φύσιος παιδίου *13. VII 490 L.* 27 αἱμάλωπας] *Hipp. l. l. VII 490 L.*

2 εἰησθαι *(sic)* MP *corr.* P^1 ἐστὶ *ante* θερμόν *frustra add.* MP: *cum* L *om. ab Ald. edd.* 4 μὴ ταῦτ' εἶναι μοχθηρὰ] μὴ *integro servato* ἐστὶ *pro* εἶναι *substituit Corn.* 6 τῷ τοῦ παντὸς ὄγκῳ σώματος *a* P^1 *receperunt edd.*: τοῦ τοῦ παντὸς ὄγκου σώματος LMP 10 ἔχει LM: ἔχειν *corr.* P, *quocum faciunt edd.* 11 αὐτοῦ *codd. et edd.*: *corr. Helmr.* 13 ἀρχέγονον L *Chart.*: ἀρχήγονον MP *Ald. Bas.* 14 ἱπποκρατείοις MP *edd.*: ἱπποκρά^τ L 19 οὐκ ἐκ πλείστων ... τῶν εἰρημένων] *de* πλειόνων *cogitavisse videtur interpr. lat., quippe qui* 'non ex pluribus quam commemoratis' *verterit* 24 ὑπάρχ'' L: ὑπάρχειν MP: *corr.* P^1 *edd.* 26 τινὰς *corr. Corn. Chart. K.*: τινὰ LMP *Ald. Bas.* 32 μᾶλλόν ἐστιν] ἔτι *propos. Corn.* αὐξάνεται LM: αὔξεται P *edd.*

κυούμενα. τὸ μὲν ἔμφυτον αὐτῶν σῶμα θερμόν, ὅπερ ἦν αἷμα καὶ σπέρμα,
μεῖον γίγνεται. ποικιλία δὲ ἐπικτήτων προσγίγνεται σωμάτων. οὐδὲν 5
γὰρ τῶν εἰρημένων τοῖς ζῴοις ἔμφυτόν ἐστιν, ἀλλ' ἐπίκτητα πάντα καὶ
εἴπερ ὅλον οἷόν τ' ἦν γενέσθαι ποτὲ ζῷον ὄστινον ἢ νεύρινον, ἐφθείρετ'
ἂν οὕτως τὸ ἔμφυτον θερμόν. ἀλλὰ τοῦτο μὲν ἀδύνατον, ἐπικρατεῖν δὲ
τὴν τῶν ὀστῶν καὶ χόνδρων καὶ συνδέσμων καὶ νεύρων καὶ ἀρτηριῶν καὶ
φλεβῶν οὐσίαν ἐγχωρεῖ. τὰ γοῦν εἰς ἔσχατον γῆρας ἀφικόμενα τῶν ζῴων 6
ἐλαχίστην ἔχοντα τὴν αἱματώδη φύσιν ὀλίγου δεῖν ἐξ ὀστῶν μόνων καὶ
νεύρων ὑμένων τε καὶ συνδέσμων ἀρτηριῶν τε καὶ φλεβῶν καὶ χόνδρων
σύγκειται. ἐκ γὰρ πάντων τῶν τοῦ ζῴου μορίων ⟨μόνη μὲν⟩ ἡ σὰρξ
αἱματώδης ἐστίν, ἣν ἐλαχίστην ἔχει τὰ γεγηρακότα καὶ ταύτην ὀλίγαι-
μόν τε καὶ σκληράν. τῶν δ' ἄλλων τῶν εἰρημένων μορίων οὐδὲν αἱματῶ-
δές ὑπάρχει. οὔκουν ἁπλῶς χρὴ τῷ τῆς οὐσίας ὄγκῳ μετρεῖν τὸ ποσὸν
τοῦ συμφύτου σώματος, ὅπερ ἐπὶ τῆς δρα|στικωτάτης τῶν ἐν αὐτῷ ποιοτή- 238
των ἔμφυτον ὠνόμασται θερμόν, ἀλλὰ παραβάλλοντας τοῖς οὐκ ἐμφύ-
τοις σκοπεῖσθαι τὴν ἀναλογίαν. ὡς γὰρ ἐν τῷ βαλανείῳ πολὺν ἀτμὸν ἢ 7
νὴ Δία καπνὸν ἤ τι τοιοῦτον ἕτερον εἶναί φαμεν οὐ [γὰρ] πρὸς τὸ μέγε-
θος ἀναφέροντες ἁπλῶς τῶν οἴκων, ἀλλὰ πρὸς τὸν οἰκεῖον ἀέρα τῶν
βαλανείων, οὕτως καὶ κατὰ τὸν ἄνθρωπον ἐροῦμεν ἤτοι πλείστην εἶναι
τὴν οὐσίαν ἢ ὀλίγην τοῦ ἐμφύτου θερμοῦ, παραβάλλοντες τοῖς οὐκ ἐμφύ-
τοις σώμασιν· αἱματωδέστατα γὰρ ἅπαντα ἔχει τὸ βρέφος ἄχρι ⟨τοῦ⟩
καὶ τοῖς ὀστοῖς ἐμφαίνεσθαί τι τοιοῦτον. ἔμπαλιν δὲ οἱ γέροντες ἀναι-
μότατα πάντ' ἔχουσιν ἄχρι τῶν σαρκῶν· καὶ γὰρ ταύταις ἐλάχιστον
αἵματος ὑπάρχει. ἀλλ' ἦν ἔμφυτον σῶμα θερμὸν ⟨ἢ⟩ τὸ αἷμα, περαίνοιτ'
ἂν ἡμῖν ἐκ τῶνδε πλεῖστον μὲν εἶναι τὸ ἔμφυτον θερμὸν σῶμα τοῖς αὐξα-

10 sq. ⟨μόνη μὲν⟩ ἡ σὰρξ αἱματώδης] *cf. Gal. I 568 K.* 24 ἀλλ' ⟨εἴπερ⟩ ἦν ἔμφυτον σῶμα θερμὸν τὸ αἷμα] *vide p. 24, 27* αἱμάλωπας *et v. 1 sq.* τὸ μὲν ἔμφυτον αὐτῶν (*sc.* τῶν κυουμένων) σῶμα θερμόν, ὅπερ ἦν αἷμα καὶ σπέρμα

2 ποικιλία *ab Ald. edd.*: ποικι^λ' L: ποικίλων MP 3 ἐπίκτημα P 4 ὅλον οἷον LMP *Ald. Bas.*: ὅλως οἷον P[1]: οἷον *om. Chart. K.* *lacunam inter* ζῷ' *et* ἐφθεί *(sic) in* L *hiantem insertis* ὄστιν' ἢ νεύριν' *explevit et litteris* ρετ' *additis verbum* ἐφθείρετο *redintegravit* L[1]: *omnia in textu habent recte tradita* MP, *quibuscum congruunt edd.* 5 ἐπικρατεῖ LMP: *corr.* P[1] *edd.* 6. 7 καὶ φλεβῶν *exhibet unus* L: *om.* MP *edd.* 7 γοῦν MP *edd.*: οὖν L 8 μόνον P 10 ἐκ γὰρ πάντων *conieci*: ἐκ γὰρ *(hoc loco* μὲν *add.* P*)* μόνων LMP *Ald. Bas.*: ἐκ γὰρ μὲν ὅλων *cum Chart. K.*: ἐπ' σαρ' κ' τ̃ ὅλ τ̂ ζώου μορί *in marg. add.* L[1] μόνη μὲν *ante* ἡ σάρξ *addidi*: ἡ μόνη σὰρξ *a Chart. edd.* 13 χρὴ *om.* MP: *add.* L *edd. ab Ald.* 15 παραβάλλοντας P *et ab Ald. edd.*: παραβάλλοντ' L: παραβάλλοντες M 17 οὐ πρὸς *(medio* γὰρ *expuncto)* P[1], *unde receperunt edd.*: οὐ γὰρ πρὸς L: εἰ γὰρ πρὸς MP 18 οἴκων *emendavi; cf. p. 7, 18*: οἰκιῶν *codd. et a Bas. edd.*: οἰκειῶν *Ald.*, οἰκιῶν *adscr. Corn.* οἰκεῖον L *edd.*: οἰκειῶν MP τῶν βαλανείων L: τοῦ βαλανείου MP *edd.* 19 ἤτοι LP[1] *edd.*: εἴτε MP 20. 21 ἐμφύτοις *cum* P *edd.*: ἐν φυ̂ L: ἐν φυτοῖς M 21 τοῦ *addidi*
22 ὡς ἔχουσι τὰ τοῦ σώματ° μόρια ἐπί τε τ̃ βρεφ̃ κ' τ̃ γερόντ̃ *add. in marg.* L[1]
24 ἀλλ' ἦν ἔμφυτον *codd. et edd.*: *quae si genuina sunt,* ἢ *post* θερμὸν *interisse arbitror; an* ἀλλ' ⟨εἴ γε⟩ εἴη (*vel* ⟨εἴπερ⟩ ἦν) ἔμφυτον *scribere praestat?* 25 ἡμῖν *temptavi*: οὖν LMP *edd.*

8 νομένοις, ἐλάχιστον δὲ τοῖς γεγηρακόσιν· οὕτω δὲ καὶ τὸ σπέρμα συγκείμενον ἔκ τε τῆς ὀρρώδους ὑγρότητος καὶ τοῦ πνεύματος, οὗ κατ' αὐτὴν ἐλάχιστον μὲν ἐν τοῖς γεγηρακόσι, πλεῖστον δ' ἐστὶν ἐν τοῖς τῶν
239 αὐξανομένων σώμασι, καὶ τούτων μά|λιστα ἐν τοῖς νεωτάτοις, ὡς ἐν τοῖς Περὶ σπέρματος ὑπομνήμασιν ἐπεδείξαμεν, εἰ γοῦν ἀπορήσεις, εἰ
9 ῥᾳδίως ἀναλίσκεται καὶ διαρρεῖ τὸ σῶμα τῶν αὐξανομένων. καὶ μὴν ἐπί γε τῶν ἄλλων οὐκ ἀγνοεῖς ὕδωρ μὲν θερμὸν ἢ ἔλαιον ἤ τι τῶν οὕτως ὑγρῶν ἐλαχίστῳ χρόνῳ διαφορούμενον ὅλον, οὔτε δὲ γῆν οὔτε λίθον οὔτ' ἄλλο τῶν ψυχρῶν φύσει καὶ ξηρῶν. δύο μὲν γάρ εἰσιν ἐν ἅπασι τοῖς οὖσιν ἐπιτηδειόταται ποιότητες εἰς διαφόρησιν, ὑγρότης καὶ θερμότης, δύο δὲ ἔμπαλιν εἰς διαμονήν, ξηρότης τε καὶ ψυχρότης, ὥστ' οὐδὲν θαυμαστόν, εἰ τὰ μὲν τῶν παιδίων σώματα διά τε τὴν ὑγρότητα καὶ θερμότητα ῥᾳδίως διαπνεῖται, τὰ δὲ τῶν γερόντων οὐ ῥᾳδίως ὑπὸ ξηρότητος
10 καὶ ψύξεως πεπηγυῖαν ἐχόντων τὴν οὐσίαν. ὥστ', ὦ βέλτιστε Λύκε, περὶ ὧν ἐχρῆν ἐπιτιμηθῆναί σε, περὶ τούτων ἐγκαλεῖς. ἀγνοῶν γοῦν ἐφάνης ἕν τι τῶν πρώτων μαθημάτων, ὃ μηδεὶς τῶν εἰσηγμένων νομίμως ἀγνοεῖ. πολλὴν μὲν γὰρ οὐσίαν ἁπλῆν ὁ τοῦ σώματος ὄγκος κρίνει, σύν-
240 θετον δὲ ἐκ διαφερόντων | ὑπάρχουσαν ἡ τῶν μιχθέντων ἀναλογία,
11 καθάπερ καὶ τὸν ἐγκέφαλον ἤ τι τῶν ἄλλων μορίων. οὕτω γοῦν καὶ οἱ μειγνύντες οἶνον ὕδατι τοῦ πιεῖν ἕνεκεν ἤτοι πλείονα τὸν οἶνον λέγουσιν ἢ τὸ ὕδωρ ἢ οὐδέτερον, ὅταν εἰς συμμετρίαν κράσεως ἥκωσιν. ἔμπληκτος δ' οὐδεὶς οὕτως ἐστίν, ὡς ἐμβαλὼν εἰς οἴνου πίθον ὕδατος κοτύλην πλέον εἶναι λέγειν ἐν τῷ πίθῳ τὸ ὕδωρ τοῦ κατὰ τὸ μικρὸν ποτήριον, ὅταν, ⟨εἰ⟩ οὕτως ἔτυχεν, ἐν ἐκείνῳ τριῶν ὄντων κυάθων ὁ μὲν εἷς ὕδατος, οἱ
12 δὲ δύο ὑπάρχωσιν οἴνου. Λύκος δέ, ὡς οἶμαι, καὶ τὴν τετραφάρμακον ὀνομαζομένην δύναμιν ἐκ κηροῦ καὶ στέατος καὶ πίττης καὶ ῥητίνης ἴσων ἁπάντων συντεθειμένων οὐ φήσει πλείονα τὴν πίτταν ἔχειν, ἐὰν

4 sq. ἐν τοῖς Περὶ σπέρματος ὑπομνήμασιν] *l. I vol. IV p. 512—592, l. II p. 593—651 K.* 25 sq. τὴν τετραφάρμακον ὀνομαζομένην δύναμιν] *cf. Gal. I 452. XII 328 K.*

1 $\overset{\text{ἐ}}{\text{π}}$ σπέρματ^{ο} *in marg. add.* L^1 2 ὀρρώδους P *edd.*: ὀρώδους LM 5 ἐπεδείξαμεν *corr. Helmr.*: ὑπεδείξαμεν LMP: ἀπεδείξαμεν P^1 *edd.* ἀπορήσεις LP^1 *edd.*: ἀποδείξεις MP 8 χρόνῳ *om. Chart. K.* διαφορούμενα L: διαφαστούμενα MP: διαπνεόμενα *i. m. appos.* P^1: διαφορούμενον *corr. Ald.* οὔτε δὲ γῆν L: γὰρ *pro* δὲ MP *edd.* 10 ἐπιτηδειότατα ποιότητος M εἰς διαφόρησιν *om.* M *(omissionis signo appicto)* P: *habet* L, *a quo receperunt Ald. ceteraeque edd.* 11 ξηρότης τε καὶ ψυχρότης *corr.* P^1 *Ald. Bas.*: τε *om. Chart. K.*: ξηρότητος τε καὶ ψυχρότητος MP: ξηρο^{τ}/ τὲ καὶ ψυχρο^{τ}/ L 13 τὰ δὲ L *corr. Chart.*: τὰ τε *Ald. Bas.*: δὲ *om.* MP 14 τὴν οὐσίαν. ὥστε] τὴν οὐσίαν δὲ ὥστ' *e Charteriana perperam propagavit K.* 15 *spatium inter* τούτ̃ *et* ὧν *vacuum reliquit* L, *sed inserendo* ἐγκαλεῖς. ἀγνο *complevit* L^1 γοῦν L: οὖν MP *edd.* 16 ἕν *addidisse videtur* L^1 17 γὰρ *s. v. superscr.* L^1 18 δὲ *post* σύνθετον L *edd.*: γὰρ MP 19 οἱ *ante* μιγνύντες *om. ab Ald. edd.* 20 πλέονα L 21 ἔμπληκτος *om.* L, *add.* L^1 *sicut* MP *et edd.* 22 πλεῖ̀ L: πλεῖον MP *edd.*: πλέον *malim* 23 λέγ'' L, *in* λέγειν *dissolvi*: λέγει MP *edd.* πίθ' L: πίθῳ MP^1 *edd.*: πόθῳ P *statim* τοῦ οἴνου δωρ *(sic) in* τὸ ὕδωρ *corr. ipse* P 24 εἰ *add. Helmr.* 25 ὑπάρχουσιν *codd. et edd.*: *correxi* 27 συντεθειμένων *corr. Bas.*: συντεθημένων LP *Ald.*: συντεθημένον M φήσει L *corr.* P^1, *quem sequuntur omnes edd. praeter Bas.. quae habet* φύσει *sicut* MP τὴν πίτταν] μὲν πίτταν *ab Ald. edd.*

διπλασίαν τις ἐμβάλῃ τῶν ἄλλων. ἀλλὰ κἀνταῦθα ἐπισκέψεται, πότερον
πίθος ὅλος ἐστὶ μεστὸς τῆς τετραφαρμάκου δυνάμεως ἢ μικρόν τι λεκά-
ριον, εἶτα τὸν πίθον ἐρεῖ πολὺ πλείονα τὴν πίτταν ἔχειν τοῦ λεκαρίου,
κἂν ὁ μὲν ἐξ ἴσων ᾖ τῶν τεττάρων, ἡ πίττα δ' ὑπάρχῃ διπλασία τῶν ἄλ-
λων ἐν τῷ λεκαρίῳ. τοιγαροῦν ἅπαντα τὰ τοιαῦτα ἁμαρ|τήματα τῶν πολ- 241
λῶν μὴ δυναμένων †ἐστὶ διακρῖναι τὸ κατ' ἀναλογίαν καὶ μίξιν πολὺ τοῦ 13
κατὰ τὸ κοινὸν μέτρον ἁπλῶς οὕτω λεγομένου, οὐ κατὰ τὸν αὐτὸν
τρόπον, ἐφ' ὃν ὁ Λύκος ἐνεκάλεσεν Ἱπποκράτει; ἥ τε γὰρ οὐσία τοῦ
ἐμφύτου θερμοῦ πλείστη τοῖς αὐξανομένοις ἐστὶν ὡς πρὸς τὴν τῶν ἄλλων
ἀναλογίαν, ἥ τε σὺν αὐτῇ ποιότης ὡσαύτως, ἐπειδήπερ ἀχώριστοι τῶν
οὐσιῶν εἰσιν αἱ οἰκεῖαι ποιότητες, ὥσπερ γε ⟨αὐ⟩τῶν καὶ αἱ δυνάμεις.
οὕτω γοῦν κἂν εἰς τὴν τετραφάρμακον ἐμβάλῃς πλείονα τῆς τῶν ἄλλων 14
ἀναλογίας τὴν πίτταν, οὐ τὴν οὐσίαν μόνον αὐτῆς, ἀλλὰ καὶ τὴν ποιό-
τητα καὶ τὴν δύναμιν ἐρεῖς ἐνεῖναι πλείονα καὶ διὰ τοῦτο καὶ τὸ ὑγρὸν
μέρος τῆς πίττης ηὐξῆσθαι. δῆλον οὖν ὅτι κατὰ τὰ τρία τοῦ πολλοῦ ση-
μαινόμενα τὰ πρὸς τοῦ Λύκου γεγραμμένα πλείων ἥ τε πίττα λεχθή-
σεται κατὰ τὴν τετραφάρμακον εἶναι τό τ' ἔμφυτον θερμὸν τοῖς ζῴοις,
ἔτι δὲ μᾶλλον, ἐφ' ὧν οὐ κέκραται δι' ὅλων ἀλλήλων ὅλα τὰ μειγνύμενα, 15
κατάδηλόν ἐστι τὸ κατὰ τοὺς τρεῖς τρόπους οὓς ὁ Λύκος εἶπεν ἕτερον
ἑτέρου λέγεσθαι πλέον, ὥσπερ ἐπὶ | τοῦδε τοῦ φαρμάκου τῶν συνη- 242
θεστάτων ὄντος, ὃ σύγκειται μὲν ἐξ ἴρεως καὶ ἀριστολοχίας καὶ τοῦ τῶν
ὀρόβων ἀλεύρου καὶ λιβανωτοῦ, πάντων ἀλλήλοις ἴσων τῷ σταθμῷ,
δύναιτ' ἄν τις τὸ ἓν ἐξ αὐτῶν διπλάσιον ἐργασάμενος ἀναμεῖξαι τοῖς ἄλλοις
ἴσοις, οἷον, εἰ τύχοι, τὴν ἀριστολοχίαν. ἀληθὲς οὖν ἐστι κατὰ τὴν αὐτῶν

24 τὴν ἀριστολοχίαν] *ex aristolochiis duabus (tres enim species enumerantur Gal. XIV 82 K.) emplastrum describitur Gal. XIII 820 K.; aliud quod vocatur nigrum ibid. p. 781*

1 ἐμβάλῃ L: ἐμβάλλῃ MP *edd.* ἐπισκέψεται *corr. Corn.*: 'animadvertat' *interpr. lat.*: ἐπισκέψασθαι LMP *edd.* πότερον *ex* P *Ald.*: πότερα LM 4 ᾖ LMP¹: ἦν P *et universae edd.* ὑπάρχει LMP *edd.*: *corr. Helmr.* 5 τοιγαροῦν *scripsi*: εἴπερ οὖν *codd. et edd.*: εἴπερ *sustulit et* οὖν *post voculam insequentem traiecit Corn.* τῶν ἄλλων *codd. et edd.*: τῶν πολλῶν *restitui* 6 μὴ δυναμένων ἐστὶ διακρῖναι LMP *edd.*: *ex* ἐστὶ *corrupto potius* πιστ͂ *i. e.* πιστῶς *quam* καλῶς *vel* ὀρθῶς *eliciam*: ἐπιδιακρῖναι *proponit Deichgr.* μίξιν] *de accentu cf. Diels, Parmenides (Berol. 1897) p. 108* 7 ἄρ' *ante* οὐ *requisitum in* ἐφ' *delato et depravato recognoscere mihi videor* οὐ κατὰ] *de hac locutione comparabilitatis conferassis quae attuli Philol. 94, 118 sq.* 8 ἐφ' *uncinare melius duxerim quam in* καθ' *commutare*: ἐν ᾧ *proponit Deichgr.* 11 ὥσπερ γε τῶ LMP *edd.*: ⟨αὐ⟩τῶν *compleam an* ⟨ἅ⟩μα *substituam haereo*: τῶ *delebant Corn. et Helmr.* 12 πλέονα *codd. et edd.*: πλείονα *ex usu Gal. praeferam* 13 αὐτῆς MP *edd.*: αὐτὴν L 14 ἐνεῖναι] ἐνδεῖξαι *falso a Bas. edd.* 14. 15 τὸ ὑγρὸν ὅπερ ἂν τῆς πίττης LMP *edd.*: ὅπερ ἂν *del. Helmr.*: *in quibus* μέρος *latere coniecerim* 15. 16 σημαινόμενα P *edd.*: σημαινό^μν/ L: σημαινομένου M 16 ἥ^τ̀ L: ἥ τε P¹ *edd.*: ἤτοι MP 19 τὸ *deest in Chart. et K.* 20. 21 τοῦ συνηθεστάτου *falso scr.* P¹ 23 δύναιτ' ἄν τις *scripsi*: δήναι^τό τ τὸ *(super* τ *al.m.* ≐ *pos.)* L: δύναιτό τις τὸ MP *edd.*: τὸ *malim abesse* ἐργασάμενος *corr. Helmr.*: ἐργασά^μν/ L: ἐργασάμενον MP *edd.* 24 αὐτ^ῶ^ ^\ *(utrum* αὐτῶν *an* αὐτὴν *legendum sit dubium)* L: αὐτῶν *ab Ald. edd.*: αὐτὴν MP

μίξιν εἰπεῖν, ὅτι καὶ τῇ οὐσίᾳ καὶ τῇ ποιότητι καὶ τῇ ἐνεργείᾳ πλείων
16 ἐστὶ καὶ κρατεῖ τῶν ἄλλων ἡ ἀριστολοχία. ταὐτὸν δὴ τοῦτο κἀπὶ τοῦ
βαλανείου τις ⟨ἂν⟩ εἴποι μὴ μόνον ἔχοντος ἐν ἑαυτῷ τὸν εὐκρατότατον
ἀέρα, προσειληφότος δέ τι καὶ καπνοῦ καὶ ἀτμοῦ. δύναται γὰρ ἐκ τούτων
ποτὲ μὲν ὁ καπνὸς εἶναι πλείων, ποτὲ δὲ ὁ ἀτμός, ὥσπερ γε καὶ ὁ κατὰ
φύσιν ἀὴρ τοῦ βαλανείου. τὸ δ' ἁπλῶς οὕτως πλέον κατὰ τὴν τῆς οὐσίας
ὑπεροχὴν λέγομεν ᾧ καὶ τὴν ποιότητα συναύξεσθαι καὶ τὴν ἀπ' αὐτῆς
17 ἐνέργειαν ἀναγκαῖόν ἐστιν. ὑποκείσθω γοῦν εἶναι τὴν οὐσίαν τοῦ καπνοῦ
πλείονα τῆς τῶν ἄλλων δυοῖν· ὀρθῶς ἐρεῖς τηνικαῦτα καὶ τὴν ποιότητα
τοῦ καπνοῦ τῆς τῶν ἄλλων ποιότητος εἶναι πλείονα καὶ τὴν ἐνέργειαν,
243 ὁμο|λογουμένως δὲ οὐ πλείονα γίγνεσθαι ποιότητα ποιότητος, ἀλλὰ
σφοδροτέραν, ὥσπερ γε καὶ ἀμυδροτέραν, οὐκ ἐλάττω, παμπόλλης
οὔσης τῆς τοιαύτης χρήσεως τῶν ὀνομάτων ἐν ὅλῳ τῷ βίῳ καὶ κατὰ
18 πάσας τὰς τέχνας. καὶ τί δεῖ τῶν ἄλλων μνημονεύειν ἔχοντας ἐναργῶς
τοῦ λόγου μαρτύριον ἐπ' αὐτῶν τῶν πυρετῶν, οὓς ὁσημέραι πάντες ποτὲ
μὲν μείζονας ἢ ἐλάττονας ἀλλήλων γεγονέναι φασί, ποτὲ δὲ ἔλαττον ἢ
πλέον πυρέττειν τόνδε τοῦδε καὶ τὸν αὐτὸν χθὲς ἢ σήμερον. οὕτως οὖν
ὑποκειμένου λέγεσθαι τοῦ κατὰ τὴν ποιότητα πλείονος οὐδὲν θαυμα-
στόν, ἐν ᾧ βαλανείῳ πλείων ἐστὶν οὐσία καπνοῦ, καὶ τὴν ποιότητα φάναι
γεγονέναι πλείονα καὶ τὴν ἐνέργειαν, εἰ μὲν κυρίως ὀνομάζομεν ἰσχυρο-
τέραν τε καὶ σφοδροτέραν, εἰ δὲ καταχρώμενοι μείζονά τε καὶ πλείονα.
19 δήξεται γὰρ δηλονότι τοὺς ὀφθαλμοὺς ὁ καπνός, εἰς ὅσον αὐξάνεται κατὰ
τὴν οὐσίαν, ὥστ' ἀεὶ ταῖς οὐσίαις συναυξανομένων τῶν οἰκείων αὐταῖς
ποιοτήτων καὶ τῶν ἐνεργειῶν ἀληθῶς ἂν εἴποι τις ἐν τῷ τοιούτῳ βαλα-
νείῳ πλεῖστον εἶναι τὸν καπνόν. ὑποκείσθω δὲ πάλιν ἔλαττον μὲν |
244 ἀτμοῦ τε καὶ καπνοῦ κατὰ τὸ βαλανεῖον ὑπάρχειν, ἡ δ' οἰκεία τοῦ ἀέρος
οὐσία πλείστη ⟨φαίνεται⟩ κατὰ τὴν ἀναλογίαν οὖσά τε καὶ γιγνομένη
τοῦ τοῖς ζῴοις ἐμφύτου θερμοῦ. λεχθήσεται γὰρ καὶ νῦν ἐν τῷ βαλα-
20 νείῳ πλεῖστον εἶναι τὸ οἰκεῖον θερμόν. ἆρ' οὖν ἀποδεῖ τι τούτου τὸ

25sq. ὑποκείσθω δὲ πάλιν ἔλαττον κτλ.] *cf. supra v. 8sq.*

1 πλείων MP: πλεῖ L: πλεῖον *ab Ald. edd.* 2sq. τῶν ἄλλων . . . εἴποι μὴ *om.* MP: *cum* L *exhibent universae edd.* 3 ἂν *add. Helmr.* τὸν εὐκρατότατον MP: τ'' εὐκρα^{τ} L, *unde* τὸν εὔκρατον *ab Ald. receperunt edd.* 4 δὲ *del.* P[1] προσειληφότος *correxi, sicut recte* 'in balneo, quod non solum contemperatum aerem sortiatur, sed et fumi et vaporis aliquid admiserit' *vertit interpr. lat.*: προσειληφότα LMP *edd.* 6 ἁπλῶς οὕτως πλέον *corr. Corn.; cf. p. 27, 7*: ἁπλῶς οὐ τῷ πλείονι LMP *edd.* 8 ὑποκείσθω LP[1] *edd.*: ὑποκεῖσθαι MP

11 ὁμολογουμένως MP: ὁμολογου$^{μν/}$ L: ὁμολογούμενον *ab Ald. edd.* 13 βιβλίῳ *codd. et edd.*: *corr. Helmr., ut iam* 'in universa vita' *vertit interpr. lat.* 15. 16 ὁτὲ μὲν LMP *Ald.*: *corr. Bas.* 17 καὶ LM: κατὰ P *edd.* 18 πλέονος *codd. et edd.*: *correxi* 19 βαλανείῳ *cum* P[1] *edd.*: βαλα$^{ν/}$ L: βαλανείου MP πλείων *corr. Chart.*: πλεῖον LMP *Ald. Bas.* *verba* καπνοῦ, καὶ . . . εἰ μὲν κυρίως *om.* MP: *una cum* L *praebent cunctae edd.* 20 ἰσχυρο^{τυ,} *i. e.* ἰσχυροτέραν L: ἰσχυράν MP *edd.* 22 κατὰ *scr. Helmr.*: καὶ *codd. et edd.* 25 δὲ MP *edd.*: δὴ L ἔλαττον μὲν *emendavit Corn.*: ἐλέγομεν LMP *Ald. Bas.*: ⟨ὡς⟩ ἐλέγομεν *a Chart. edd.* 27 *vel* τηνικαῦτα φανεῖται *vel* φαίνεται *deesse putem* 29 τὸ *post* τούτου *corr. Chart.*: τῷ LMP *Ald. Bas.*

κατὰ τοὺς ἐν τῷ ζῴῳ χυμούς, ἐξ ὧν ἀτμιζόντων ἡ προσπίπτουσα θερμασία τοῖς ἁπτομένοις ἔξωθέν ἐστιν; ἄλλη μὲν γὰρ ἀπὸ τοῦ αἵματος ἀνάπτεται θερμότης, ἄλλη δὲ ἀπὸ τοῦ φλέγματος, ἄλλη δὲ ἀπὸ τῆς ξανθῆς ἢ μελαίνης χολῆς. ἐπὶ μὲν οὖν τῶν παίδων ἡ οὐσία τοῦ αἵματος πλείστη κατὰ τὴν τῆς μίξεως ἀναλογίαν· (τούτου γὰρ ἀναμιμνήσκειν ἀεὶ δεῖ καθάπερ ὑπὸ ληθάργου κατεχομένους τοὺς τὰ τοιαῦτα ληροῦντας, ὁποῖα Λύκος ἔγραψεν)· ἥ τε συναυξανομένη ποιότης οὖσα χρηστὴ καὶ φίλιος, οὐκ ἀνιαρὰ καὶ δακνώδης τοῖς ἁπτομένοις ἥ τ' ἐνέργεια καθ' ἣν αἱ πέψεις οὐ κνισώδεις γίνονται οὐδ' ὀξώδεις ὡς ἐπὶ φλέγματος.

κατὰ πάντας οὖν τοὺς τρόπους, ὦ γενναιότατε Λύκε, τοῖς αὐξανο- 21
μένοις πλέον ἐστὶ τὸ ἔμφυτον θερμόν, ὥστ' οὐδὲν Ἱπποκράτης ἥμαρτεν, | ἀλλὰ σὺ μᾶλλον ἐξηλέγχθης ἐπηρεάζων. ἐνεδείξω γὰρ ἐξ ὧν **245**
ἔγραψας οὐδ' ὅλως εἰσηγμένος ὑπὸ διδασκάλων τῶν Ἱπποκρατείων ἐπαΐειν τι δογμάτων ἐγκαλῶν τε προφανῶς οἷς οὐδ' ὅλως οἶσθα τήν τ' ἀντιλογίαν ἀμαθεστάτην ποιούμενος ἐφωράθης τε δι' αὐτῆς ἀνατρέπειν 22
ἐγχειρῶν ἁπάσης τέχνης σύστασιν, ἀγνοῶν γε ἃ περὶ τούτων ἔγραψε Πλάτων πολλάκις, ἐναντία δὲ λέγων σαυτῷ λυμαινόμενός τε τοῖς νέοις ὅσοι καθάπερ σὺ λογικῆς θεωρίας ἀγυμνάστως ἔχοντες ἀγνοοῦσι διακρίνειν ἀληθεῖς λόγους ψευδῶν. ἐφ' ἅπασι δὲ τούτοις τολμηρότατός τε ἅμα καὶ φλύαρος ὤφθης ἐπιχειρήσας γράφειν ἐξηγήσεις τῶν ὑφ' Ἱπποκράτους εἰρημένων ἄνευ τοῦ μεμαθηκέναι πρότερον αὐτά.

12 ἐνεδείξω κτλ.] *cf. p. 3, 7 sqq. 15; 4, 3 sqq.* 16 ἀγνοῶν γε ἃ περὶ τούτων (*sc.* ἁπάσης τέχνης συστάσεως) ἔγραψε Πλάτων πολλάκις] *cf. p. 12, 10 sqq. 15, 3*

1 κατὰ *ante* τοὺς *corr. Helmr. interprete Iuntinae praegresso qui* 'in animalis humoribus' *vertit*: καὶ LMP *edd.* 4 παιδίων *ab Ald. edd.* 6 ληθάργου MP *edd.*: λιθαρ*ᵹ* *incerto compendio* L 7 συναυξομένη P 9 κνισώδεις *corr. K.*: κνησώδεις MP *Ald.*: κνησω*δ* L: κνισσώδεις *Bas. Chart.* 15 ἐφωράθης τὸ LMP: τὴν *pro* τὸ P[1] *edd.*: τὸ *delebat Helmr.*: τε *scripsi* 16 γε *post* ἀγνοῶν *correxi*: δὲ *codd. et edd.* 17 ἐναντία δὲ λέγων L: ἐναντία λέγεις MP *edd.* λυμαινόμενός τε τοῖς L: τε *om.* MP *edd.* 19 τολμηρότατός τε] *in* τολ *syllabam desinit* L: μηρότατός τε ... αὐτά *add. in marg.* L[1] 21 *subscriptione egent* LP: *post* αὐτά *fol. 253ʳ* τέλος Γαληνοῦ πρὸς λύκον περὶ τῶν ἀφορισμῶν ἱπποκράτους οὓς κατεῖπε λύκος κατ' αὐτῶν ἐναντιούμενος τούτω τῶ ἀφορισμῶ ὅτι τὰ αὐξανόμενα πλεῖστον ἔχει τὸ ἔμφυτον *habet* M

GALENI

ADVERSVS EA QVAE IVLIANO IN HIPPOCRATIS APHORISMOS ENVNTIATA SVNT LIBELLVS

EDIDIT

ERNESTVS WENKEBACH

CONSPECTVS CODICVM ET EDITIONVM

L = *Laurentianus Florentinus gr. plut. LXXIV 3; s. XII/XIII; fol. 12^r—21^v*
L^1 = *corrector, nisi fallor, humanista Byzantinus*
M = *Marcianus Venetus App. class. V 4; s. XV; fol. 253^r—254^v*

Ald. = *editio Aldina Opizonis (ed. princeps a. 1525)*
Bas. = *editio Basileensis Hieronymi Gemusaei (a. 1538)*
Chart. = *editio Renati Charterii (Paris. a. 1679)*
K. = *editio Car. Gottl. Kuehnii (Lips. a. 1829)*

Corn. = *Iani Cornarii medici Zviccaviensis adnotationes ad Aldinae exemplar in bibliotheca universitatis Ienensis adservatum*
Deichgr. = *Carolus Deichgräber*
Helm. = *Georgius Helmreich*
Schubr. = *Conradus Schubring*

Numeri in marginibus pinguius adscripti Kuehnianae editionis (vol. XVIII 1, 246—299) paginas indicant.

ΓΑΛΗΝΟΥ
ΠΡΟΣ ΤΑ ΑΝΤΕΙΡΗΜΕΝΑ ΤΟΙΣ ΙΠΠΟΚΡΑΤΟΥΣ ΑΦΟΡΙΣΜΟΙΣ ΥΠΟ ΙΟΥΛΙΑΝΟΥ

XVIII 1
1. Ἄμεινον μὲν ἦν, ὥσπερ οἱ νομοθέται τοὺς ψευδῶς ἐγκαλέσαντας **246** 1
ὁμοίως τιμωροῦνται τοῖς ἐγκληθεῖσιν, εἴπερ ἥλωσαν, οὕτως καὶ τοὺς
ἀντιλέγοντας ψευδῶς οἷς οὐκ ἔμαθον ὑπέχειν ἀξίαν ὧν πλημμελοῦσι τι-
μωρίαν. ἐπεὶ δ' οὐκ οἶδ' ὅπως ὕβρεως μὲν ἐφεῖται δικάζεσθαι, νόμος δ'
οὐδεὶς κεῖται περὶ τῶν ψευδῶς ἐγκαλούντων, εἰκότως οἶμαι | κατὰ τῶν **247**
ἀρίστων ἀνδρῶν οἱ σκαιότατοι λέγειν τολμῶσιν. ἐχρῆν γὰρ ὥσπερ ἐν 2
Αἰγύπτῳ πάλαι τῶν κατὰ τὰς τέχνας εὑρισκομένων ἕκαστον ὑπὸ κοι-
νοῦ συνεδρίου τῶν πεπαιδευμένων κριθὲν ἐνεγράφετο στήλαις τισὶν ἀπο-
κειμέναις ἐν ἱεροῖς χωρίοις, οὕτω καὶ παρ' ἡμῖν εἶναί τι συνέδριον ἀνδρῶν
δικαίων τε ἅμα καὶ πεπαιδευμένων, οἳ δοκιμάζοντες τὰ νέα συγγράμματα
θήσουσι μὲν ἐν δημοσίοις χωρίοις τὰ χρηστά, διαφθεροῦσι δ' ὅσα μο-
χθηρά· βέλτιον δ' ἦν, εἰ μηδὲ τοὔνομα τοῦ γράψαντος ἐφύλαττον, ὥσπερ 3
οὐδ' ἐν Αἰγύπτῳ τὸ ἀρχαῖον· ἐκωλύθη γὰρ ἂν οὐχ ἥκιστα κἀκ τοῦδε
τῶν φιλοτίμων ἡ περὶ δόξαν ἄμετρος σπουδή.

νῦν δ' ἐπειδὴ καὶ γράφειν ἔξεστιν ἅπασι καὶ κρίνειν τοῖς ἐπιτυχοῦ- 4
σιν, εὐδοκιμοῦσι παρὰ τοῖς πολλοῖς οἱ τολμηρότατοι, καθάπερ ὁ Θεσ-

4 *tit.* ὑπὸ Ἰουλιανοῦ] *de hoc medico methodico, discipulo Apollonii Cyprii, cf. I. Gossen in Pauly-Wissowa-Kroll RE X (1919) 11sq.* 10sqq. ἐν Αἰγύπτῳ... τῶν εὑρισκομένων ἕκαστον ... ἐνεγράφετο στήλαις τισὶν ἀποκειμέναις ἐν ἱεροῖς χωρίοις κτλ.] *ex Aegyptiacorum quodam auctore* 20 ὁ Θεσσαλὸς δι' ὧν ἔγραψε λοιδορηθεὶς Ἱπποκράτει] *cf. H. Diller in Pauly-Kroll-Mittelhaus RE VI A 179. De Thessalo adversario scholae Coacae utpote sectatore Asclepiadis Bithyni et Themisonis iudicavit Gal. cum alibi tum IX 658 et X 10 K.; cf. Diller l. l. col. 174*

4 *tit. in fine* βιβλίον *add.* M *Chart. K.* τοῦ ψευδ ἐγκαλέσαντ LM: *corr. Ald.* 7 οἷς *scr. Helmr.*: ὧν LM *omnesque edd.* 10sq. ἐχρῆν ... εὑρισκομένων *om.* M: *exhibet in textu* L, *unde receperunt Ald. ceteraeque edd.* 12 κρι L, θ *add.* L[1] στήλεσί τισιν LM: στηλαῖσι τισὶν *Ald. Bas.*: στήλαισί τισιν *Chart. K.*: *corr. Helmr.* ἀποκείμενον M 14 οἳ L *edd.*: ἢ M 15 χωρίοις *s. v. add.* L[1], *sicut in textu habet* M, *sed haereo num necesse sit addere, cum* τὰ δημόσια *de aedificiis quoque publicis apud scriptores posteriores occurrat, qui vocabuli sensus ab hoc loco non alienus esse mihi videtur* διαφθείρουσι LM *Ald. Bas.*: διαφθειροῦσι *(sic) Chart.*: *corr. K.* 17 τῶν αρ L, τὸ *et* χ *et* αιον *s. v. posuit* L[1]: τὸ ἀρχαῖον M *edd.*

σαλὸς ⟨δι'⟩ ὧν ἔγραψε λοιδορηθεὶς Ἱπποκράτει, καίτοι βιβλίον ἓν
συνθεὶς ἐν ᾧ, καθάπερ οἴεται, τοὺς ἀφορισμοὺς ἐξελέγχει, δεικνὺς ἐναργῶς
248 ἡμῖν ἑαυτὸν οὐδὲ | τοὐλάχιστον ἐπιστάμενον τῆς Ἱπποκράτους τέ-
5 χνης. καίτοι δίκαιόν γε ἦν ἐκμαθόντα πρότερον αὐτὴν οὕτως ἐπιχειρεῖν
ἀντιλέγειν. ἢ τοῦτο μὲν ἴσως οὐκ ὀρθῶς εἶπον; οὐ γὰρ ⟨ἂν⟩ ἐτόλμησεν
ἀντειπεῖν τοῖς ἀληθέσιν, εἴπερ ἔμαθεν αὐτήν, πλὴν εἰ παντάπασιν ἀναί-
σχυντός τις ἦν, οἷος καὶ ὁ νῦν ἐπὶ τῆς Ἀλεξανδρείας γεγονὼς Ἰου-
λιανός, οὗ βίβλους εἶναί φασιν ὀκτὼ καὶ τεσσαράκοντα πρὸς τοὺς
6 Ἱπποκράτους ἀφορισμούς, ἐξ ὧν ἔναγχος ἔλαβον τὴν δευτέραν ἐν ᾗ τὸν
ἀφορισμόν, ὡς οἴεται, ψευδῆ φησιν εἶναι τοῦτον· "ἐν τῇσι ταραχῇσι τῆς
κοιλίης καὶ τοῖσιν ἐμέτοισι τοῖσιν αὐτομάτως γιγνομένοισιν, ἢν μὲν οἷα δεῖ
καθαίρεσθαι καθαίρωνται, ξυμφέρει τε καὶ εὐφόρως φέρουσιν· ἢν δὲ μή,
τοὐναντίον. οὕτω δὴ καὶ κενεαγγείη, ἢν μὲν οἷα δεῖ γίνεσθαι ⟨γίνηται⟩,
7 ξυμφέρει τε καὶ εὐφόρως φέρουσιν· ἢν δὲ μή, τοὐναντίον." καὶ χάρις γε
τύχῃ τοῦθ' ἡμῖν πρῶτον ἐγχειρισαμένῃ τὸ βιβλίον, ὅπως μὴ μάτην ὁ
χρόνος τρίβοιτο μακρὸν ἀναγινωσκόντων ⟨ἔλεγχον⟩ ὃν ἔγραψε πρὸς τὸν
πρῶτον ἀφορισμὸν ⟨ὃς⟩ τῶν ἑξῆς ἁπάντων ἐστὶ προοίμιον. ἴσως γὰρ ἂν
249 ἠναγκάσθην τι καὶ πρὸς ἐκεῖνα γράψας | οὐδὲν μέγα δοκεῖν πεποιηκέναι

9—14 τὸν ἀφορισμὸν ... τοῦτον· "ἐν τῇσι ταραχῇσι τῆς κοιλίης ... τοὐναντίον"] *Hipp. Aph. I 2. IV 458 L.* 16 sq. μακρὸν ⟨ἔλεγχον *vel* λόγον⟩ ὃν ἔγραψε πρὸς τὸν πρῶτον ἀφορισμὸν ⟨ὃς⟩ τῶν ἑξῆς ἁπάντων ἐστὶ προοίμιον] *hic Iuliani libellus a Gal. libenter neglectus (cf. v. 18) interiit; Gal. in Hipp. Aph. comm. I exstat XVII B 345—450 K.; de Hipp. dicto: vita brevis, ars longa cf. etiam Gal. VIII 636 K.*

1 δι' *ante* ὧν *addidi* ἔγραψε M *edd.*: ἔγραφε L καίτοι M*Ald.*: καί' L συνθεὶς M *edd.*: συν L, εις *superscr.* L[1] 2 ἐξελέγχει M *edd.*: ἐξελέγχ L, ει *add.* L[1] 5 ἂν *inseruit* L[1] 6 τοῖς ἀληθέσιν ἀντειπεῖν *transpos. ab Ald. edd.* ἔμαθεν L *edd.*: ἔμαθον M *dubitatione non sunt maiora, quae post* πλὴν *exarata habuit* L, *aut* πλ̂' εἰ *quibus lectu perdifficilem voculam negandi supra lineam adiecit* L[1], *ita ut in tali oratione* πλὴν εἰ μὴ ... ὤν *(pro* ἦν *tradito) pleonasmus non inusitatus (cf. Herm. 79, 51[1]), etsi Gal. exemplis indigeo, oriri possit, aut, si* πλ̂' η L *scripsisse et* εἰ *superposuisse* L[1] *verisimilius statuitur, corrector hoc quoque loco congruit cum* M, *quem sequuntur edd.* 7 οἷος L *edd.*: οἷς M ἀλεξάνδρου M γεγον L: γεγονὼς M: γέγονεν *ex Ald. propagaverunt edd.* 9 ἔλαβ' L: ἔλαβον M *Ald. Bas.*: ἔλαβεν *per errorem Chart., quem iter. K.* 10 ὡς οἴεται *delenda censeo* ψευδῆ φ (*i. e.* φησίν) εἶναι L: φησὶν *cum* M *om. edd.* 11 κοιλίης M κοί L: κοίλης *Ald. Bas.*: *corr. Corn. Chart.* 12 καθαίρονται LM: *corr. Chart.* ἢν δὲ μὴ M *edd.*: εἰ δὲ μὴ L 13 sq. *cum librarius ab altero* τοὐναντίον *ad alterum aberraverit,* οὕτω ... τοὐναντίον *om.* L, *add. in marg.* L[1]: *in textu praebet* M *sicut edd.* οὕτω δὴ M *et ab Ald. edd.*: δὴ *om.* L[1]: δὲ *Hipp.* κενεαγγείη] αγγείη, ἢν *cum margine abscisso interciderunt in eis quae adscr.* L[1] *incertum* οἵην *an* οἷαν *exhibeat* L[1] γίνεσθαι M: γίγνεσθαι L[1] *edd.* γίνηται *om.* ML[1] *Ald.*: γίγνεται *add. Bas. Chart.*: γίγνηται *scr. K.* 14 ξυμφέρει M: συμφέρει L[1] *edd.* σιν· ἢν δὲ μή *perierunt ex eis quae add.* L[1] καὶ *ante* χάρις *deest in Bas. ceterisque edd.* 15 ἐγχειρησαμένη LM: ἐγχειρησαμένοις *Ald. Bas.*: *corr. Chart.* 16 ἀναγινωσκόντων *(quod sanum esse ostendit e. c. CMG V 9, 2 p. 53, 18 Diels)* ὃν ἔγρ' L: ἀναγινωσκόντων ὧν ἔγραψε *cum* M *ab Ald. edd.*: ἔλεγχον *vel* λόγον *addam*: ⟨τὸ⟩ μακρὸν (*sc.* βιβλίον) ἀναγ. ὃ *coni. Deichgr.* 17 ἀφορισμόν, ⟨ὃς⟩ τῶν ἑξῆς *scripsi*: *cum interprete edit. Iunt. consentiens, qui* 'aphor., qui deinceps ceterorum prooemium est' *vertit,* ὃς *iam add. Corn.*: ὧν *pro* τῶν *frustra a Bas. edd.*

διὰ τὸ μηδέπω θεωρίας ἰατρικῆς ἅπτεσθαι τὸν λόγον. ἀλλ' ὅ γε προειρη- 8
μένος ἀφορισμὸς οὐ περὶ μικρῶν τῆς τέχνης διαλέγεται συμβουλεύων τῷ
ἰατρῷ τῶν αὐτομάτως γιγνομένων κενώσεων διά τε τῆς ἄνω καὶ κάτω
γαστρὸς μιμεῖσθαι τὰς ὠφελούσας, καὶ διδάσκει γε τίνες εἰσὶν αὗται καὶ
πῶς αὐτὰς γνωριοῦμεν, ὥσπερ γε καὶ τίνες αἱ βλάπτουσαι σὺν τοῖς οἰκείοις
γνωρίσμασιν. εἰ μὲν οὖν ἐμεμαθήκει τὴν τέχνην Ἰουλιανὸς ὑπὸ διδα-
σκάλων Ἱπποκρατείων, οὐκ ἂν ἐτόλμησε τοῖς ἀληθέσιν ἀντιλέγειν.
ἐπεὶ δὲ οὔτ' αὐτὸς οὔθ' ὁ τῆς τοιαύτης ἐμπληξίας ἡγεμὼν αὐτοῦ 9
Θεσσαλὸς ἐγνώκασι τῶν Ἀσκληπιαδῶν τὴν τέχνην, θαυμαστὸν οὐδὲν
ἀγνοεῖν αὐτοὺς ἃ μηδ' οἱ χωρὶς λόγου φάσκοντες ἰατρεύειν ἠγνόησαν.
ἀκοῦσαι γοῦν ἔστιν ἐκείνων λεγόντων αὐξηθῆναι μάλιστα τὴν τέχνην ἐκ
τῆς μιμητικῆς πείρας. ὅσα γὰρ ἐκ περιπτώσεως γενόμενα τοὺς κάμνον-
τας ὠφέλησε, ταῦθ' ἡμεῖς, φασί, μιμούμενοι πολλάκις συνεστησάμεθα
καὶ διαιρούμενοι ταῦτα φυσικὰ μὲν ὀνομάζουσιν ὧν ἐκ τοῦ σώματος ἡ
αἰτία, κατὰ | τύχην δὲ γίγνεσθαί φασιν ὧν ἔξωθεν, ὥστε μὴ μόνης φύ- **250**
σεως, ἀλλὰ καὶ τύχης εἶναι μιμητικὸν τὸν ἰατρόν. εἴρηται γοῦν ὑπ' ἐκεί- 10
νων τῶν ἀνδρῶν ἄλλα τε πολλὰ τῶν κατὰ τύχην ὠφελησάντων παραδείγ-
ματα καὶ ὁ τὴν ἐν μετώπῳ φλέβα διακοπεὶς ἐκ τοῦ καταπεσεῖν. ἐπὶ
γὰρ ὁμοίως διακειμένου τὴν αὐτὴν φλέβα τεμεῖν ἐτολμήσαμεν,
φασίν, ἐλπίδι τῆς αὐτῆς ὠφελείας. ἀλλὰ καὶ γαστὴρ ἀξιολόγως
ὑπελθοῦσα φλεγμαινόντων ὀφθαλμῶν, εἶτ' ὀνήσασα μεγάλως ἐπὶ τὴν τοῦ
γενομένου μίμησιν ἡμᾶς προὐτρέψατο. ὡσαύτως δὲ καὶ τοὺς ἰκτεριῶντας 11

1 sq. ὅ γε προειρημένος ἀφορισμός] *modo p. 34, 10 sqq.* 10 οἱ χωρὶς λόγου φάσκοντες ἰατρεύειν] *empirici dicuntur qui experientiam solam profitentur (cf. Gal. I 65 K.) et per experientium omnia contendunt inveniri (cf. Gal. X 159 K.); cf. K. Deichgräber, Die griech. Empirikerschule frg. 44, p. 133* 11 αὐξηθῆναι μάλιστα τὴν τέχνην ἐκ τῆς μιμητικῆς πείρας] *nam experientia principium inventionis medicinae vocatur etiam [Gal.] XIV 676 K.* 14 φυσικὰ] *cf. Gal. I 66 K.* 15 sq. ὥστε μὴ μόνης φύσεως ἀλλὰ καὶ τύχης εἶναι μιμητικὸν τόν ἰατρόν] *medicus ut Hipp. Epid. I 5. II 636, 1 L. I 190, 4 Kw.* ὑπηρέτης τῆς τέχνης *nominatus est, cui etiam naturae minister aequiperatur a commentatore XVII A 150 K. CMG V 10, 1 p. 77, 13 vel XV 309 K., ita secundum auctores quosdam nempe empiricos* τύχης μιμητής *appellatus esse videtur* 22 sq. τοὺς ἰκτεριῶντας ἀθρόα χολώδη διαχωρήματα ὤφθη πολλάκις ὠφελήσαντα] *quod attinet ad variam lectionem corruptam quae est* χολωδῶν διαχωρημάτων ἔμετος, *sic* εἰλεός *significatur in observatione aegrotae nonae Hipp. Epid. l. III. III 58 L. I 221, 22 sqq. Kw. et ibid. 8. III 88 L. I 228, 16 Kw., tam letale variorum morborum symptoma, ut nulla ratione saluti imitabili fieri possit aegrotantibus; videassis et Galeni locorum allatorum expli-*

1 τὸν λόγον *corr. Ald.*: τῶν λόγων LM 2 μικρὸν LM: *corr. demum Chart.* τὸν ἰατρὸν LM *edd.*: *correxi* 3 αὐτομάτως *scr. Helmr.*: αὐτομάτων *codd. et edd.* 5 γνωριου^{μ} ν ὥσπερ L, ε *ante* ν *et* ὧν *post* ν *add.* L^1: γνωριοῦμεν ὧν ὥσπερ M *Ald.*: ὧν *del. Bas.* βλάπτονται M 6 ὑπὸ διδασκάλοις ἱπποκρα$^{τ'}$ L, είοις *superscr.* L^1: ὑπὸ διδασκάλοις ἱπποκρατείοις M: *corr. Ald.* 9 τὴν *ante* τῶν *transpos. Chart. K.* γ' *add. post* θαυμαστόν *Ald. omnesque edd.*

11 ακοσ L, ἀκουσ^{αι} (αι *in ras.*) L^1: ἀκοῦσαι M *edd.* 12 τοὺς κάμνοντας *om.* M: *praebent* L *edd.* 13 ὠφέλ (ησε *in ras.* L^1) L 15 ὧν L^1, *solum* ν L

18 με$^{τ'π}$ L: μετώπῳ M *edd.* φλέβαν M διακοπ L, εις *in ras. add.* L^1
18. 19 ἐπὶ *et* ἐτολμήσαμεν *corr. Helmr.*: ἐπεὶ *et* ἐτόλμησαν *codd. et edd.*
20 ἐλπίδε *(sic)* M

ἀθρόα χολώδη διαχωρήματα ὤφθη πολλάκις ὠφελήσαντα καὶ τοὺς τὸν καλούμενον ἐλέφαντα νοσοῦντας ἡ τῶν μελαγχολικῶν χυμῶν κένωσις καὶ τοὺς ὑδεριῶντας ⟨ἡ τῶν⟩ ὑδατωδῶν· καὶ ἐκ τούτων πρόδηλόν ἐστιν ὅτι καὶ τοῖς ἰατροῖς προσήκει μιμεῖσθαι. καὶ τί δεῖ λέγειν αὐτομάτους κενώσεις, ὅπου καὶ τὰ τῶν διδασκάλων ἔργα μιμούμενοι μανθάνομεν τὴν τέχνην; ἢ Θεσσαλὸν μέν, ἐὰν διὰ κλύσματος οὑτινος ὑπαγωγοῦ τὴν γαστέρα θεραπεύσῃ τὸν κάμνοντα, μιμητέον ἐστὶ τοὺς τούτου μαθητάς,
251 12 ἐὰν δ' | αὐτομάτως ὑπελθοῦσα τύχῃ, φευκτέον; ἢ τῆς ἐμμήνου καθάρσεως ἰσχομένης, ἐὰν ἔμετος αἵματος γένηται τῇ γυναικὶ κἄπειτα Θεσσαλὸς ἤτοι κινήσας τὴν κάθαρσιν ἢ φλέβα τεμὼν ἰάσηται τὸ πάθος, οὐκ ἂν ἁμάρτοιεν οἱ μαθηταὶ μιμησάμενοι τὸν διδάσκαλον, ἐὰν δ' αὐτομάτως ῥαγέντων τῶν καταμηνίων ἡ κάμνουσα ῥᾳστωνήσῃ, τοῦτο οὐκέτ' αὐτοὺς μιμητέον; καὶ μὴν οὐδὲν διαφέρει πρὸς τὴν ἑκατέρων μίμησιν ἄν θ' ὑπὸ τῆς μαίας ἄν θ' ὑπὸ Θεσσαλοῦ κινηθέντων τῶν καταμηνίων ἄν τε καὶ χωρὶς τούτων αὐτομάτως ἐκκριθέντων ἡ κάμνουσα ῥᾳστωνήσῃ· διὰ γάρ τοι τὴν κένωσιν, οὐ διὰ τὸ ποιῆσαν αὐτὴν ἡ ὠφέλεια γίνεται,

cationem CMG V 10, 2, 1 p. 96 et Georgii Sticker adnotationem ad eorundem versionem germanicam in Klass. d. Med. t. XXVIII p. 132

2 ἡ τῶν μελαγχολικῶν χυμῶν κένωσις] ὁ ἐλέφας *(elephantiasis Graecorum, vernacule Aussatz) melancholicus affectus appellatur cum alibi tum VII 727 et XI 142 sqq. K.; cf. P. Richter Galenos Über die krankhaften Geschwülste, Klassiker der Medizin. XXI (1913) 22*[7]

1 ἀθρόα LM *edd.*: ἀθρόος (*scil.* χολωδῶν διαχωρημάτων ἔμετος) *coni. interpr. ed. Iunt., qui* 'repentinus et copiosus biliosorum excrementorum vomitus' *vertit* ἀθρόα χολῶ^δ/ διαχῶ^ρ/ (*i. e.* χολώδη διαχωρήματα) *recte opinor scr.* L, ὧν *et* ἡ^σ/ (*i. e.* χολωδῶν διαχώρησις) *superpos.* L¹: ἀθρόα χολωδῶν διαχωρημάτων M *Ald. omnesque deinceps edd.*: ἔμε^τ *(quod quin in* ἔμετος *dissolvendum sit non dubito, sed quod non minus certe affirmaverim ex dittographia litterarum ultimarum prioris vocabuli* διαχωρήματα *corrumptum esse)* L, *expunxit* L¹: ἔμετος M *Ald. Bas. Chart.*: *uncinavit K.*: *equidem in genuina lectione* ἀθρόα χολώδη διαχωρήματα *acquiescendum arbitror, quam servavit* L *quacum congruenter* ὠφελήσα^ν *i. e.* ὠφελήσαντα *scr.* L: *om.* M: *ex errore typographico* ὠφελήσα *Ald.*: ὠφελήσασα *scil.* κένωσις *adscr. Corn.*: ὠφελοῦσα *a Basileensi edd.* 2 νοσοῦντας L *edd.*: νοσήσαντας M μελαγχολικῶν M: μελαν L, ω *comp. pro* ων *superpos.* L¹: *unde* μελανῶν *cum Ald. universae edd.* *inter* κένωσις *et* καὶ ἐκ τούτων *inseruit* καὶ τοὺς ὑδεριῶντας ὑδατωδῶν M: *post* ὠφελήσαντα *(v. 1) traiecit* L 3 ἡ τῶν *sc.* χυμῶν κένωσις *add. Helmr.* καὶ ἐκ τούτων *om.* L 5 τῶν *om.* L: *add.* L¹M *edd.* 6 ἐπαγωγοῦ M 7 θεραπεύσει LM *edd.*: *corr. K.* ἐστὶ τοὺς τούτου μαθητάς M *edd.*: εστι τουτο μαθ^τ L, τοὺς τούτου μαθ^τ (*i. e.* μαθητάς) *corr.* L¹ 8 φευκταῖον *codd. et edd.*: *corr. K.* 9 ἰσχομένης *(eadem vi qua* ἐπεχομένης, *cf. e. c. CMG V 10, 2, 1 p. 129, 13 sq.)* LM *Ald. Bas.*: ἐχομένης *perperam Chart. et K.* ἔμετος αἵματος *(compendiose)* LM: αἵματος ἔμετος *ab Ald. ad Chart.*: αἵματος μέγεθος *mirabiliter K.* 11 μιμησάμενοι LM: μιμούμενοι *ab Ald. edd.* 12 ῥαστωνήσει (*ut v. 15* L, *sed corr.* L¹) LM *Ald. Bas. Chart.*: *corr. K.* 13 αὐ^ο L: αὐτοὺς L¹M *edd.* ἑκατέρων *Helmr.* ἑκατέραν *Ald.*: ἐκ δευ^τρ/ L: ἐκ δευτέρου M 14 μαίας *corr. Ald.*: μι^ J L: μιᾶς M τοῦ *ante* Θεσσαλοῦ *add. Ald.* 15 τούτ^τ αὐτομα^τ/ (αὐτομάτων M) ἐκκριθεν' LM: *corr. Ald.* 16 τὸ ποιῆσ^σ αὐ^τ (ην *compend. add.* L¹) L: τὸ ποιῆσαν αὐτὴν M *edd.*: τὸ ποιῆσαν αἴτιον *coni. Helmreich; haud scio an Gal.* τὸ ποιῆσαν αὐτὴν ⟨αἴτιον⟩ *scripserit eodem modo quo ex. gr. CMG V 9, 2 p. 66, 20 sq. Diels* γίνεται *codd.*: γίγνεται *edd.*

καὶ τοῦτο διδάσκων ὁ Ἱπποκράτης ἔγραψε τὸν ἀφορισμὸν ἐκεῖνον· 13
"γυναικὶ αἷμα ἐμεούσῃ τῶν καταμηνίων ῥαγέντων λύσις."
ὅπως ἂν ῥαγῇ, φησί, τὰ καταμήνια, λύσις ἔσται τοῦ παθήματος, εἴτε
φυσικῶς εἴτε καὶ ἡμῶν τοῦτ' ἐργασαμένων. οὐ γὰρ τὸ ποιῆσαν αἴτιον,
ἀλλὰ τὸ γινόμενον ὠφελεῖ τὴν νοσοῦσαν. ἓν μόνον ὑπαρχέτω τοῖς
καταμηνίοις τὸ ἀθρόως ἐκκριθῆναι, ὅπως ὁ Ἱπποκράτης ὠνό|μασε, 252
ῥαγέντων, ἔθος ὂν αὐτῷ τὰς ἀθρόας κενώσεις οὕτω προσαγορεύειν, ὡς
εἰ καὶ κατὰ τήνδε τὴν λέξιν εἰρήκει· "γυναικὶ αἷμα ἐμεούσῃ τῶν κατα-
μηνίων ἀθρόως ἐκκριθέντων λύσις". ἐπιλείποι δ' ἄν με ἡ ἡμέρα διερχό- 14
μενον ὅσα μιμοῦνται τῶν αὐτομάτως γιγνομένων οἱ ἄνθρωποι· οὐ μὴν
οὐδ' ἀμφισβητεῖ τις ἕτερος, ἀλλ' ὡς κοινὴν ἔννοιαν δέχονται πλὴν τῶν
μιαρῶν σοφιστῶν, ὅσοι περὶ μὲν τὰ τῆς τέχνης ἔργα καὶ τῶν ἰδιωτῶν
εἰσι χείρους, ἱκανοὶ δ' ἀπαναισχυντῆσαι καὶ μακρὰς φλυαρίας συνθεῖναι
κατὰ τῶν ἀρίστων ἰατρῶν, οἷος καὶ νῦν γέγονεν Ἰουλιανὸς οὗτος, ὃν
ἅπαντες μὲν ἴσασι μηδὲν πώποτε τῶν τῆς τέχνης ἔργων μεταχειρισά-
μενον, ἀναισχύντως δ' ὑβρίζοντα τοὺς παλαιοὺς ἰατρούς.

2. Ἃ γοῦν ἐτόλμησε γράψαι πρὸς τὸν ἀρτίως εἰρημένον ἀφορισμὸν οὐδ' 1
εἰπεῖν οἷόν τε πηλίκην ἤτοι γε ἀμαθίαν ἢ ἀναισχυντίαν ἢ τόλμαν ἐνδείκνυ-
ται, μᾶλλον δ' εἰ χρὴ| τἀληθὲς εἰπεῖν καὶ ταῦτα πάντα καὶ τούτων ἔτι πλείω. 253

1 ὁ Ἱπποκράτης ἔγραψε τὸν ἀφορισμὸν ἐκεῖνον· "γυναικὶ . . . λύσις"] *Aph. V 32. IV 542 L.; cf. Gal. comm. XVII B 821 K.* 11 πλὴν τῶν μιαρῶν σοφιστῶν, ὅσοι περὶ τὰ τῆς τέχνης ἔργα καὶ τῶν ἰδιωτῶν εἰσι χείρους] *tales quales Gal. verbis* σοφιστὰς ἀνομιλήτους τοῖς ἔργοις τῆς τέχνης *descripsit veteribus dici consuesse* λογιάτρους *scriptor saepius testatur, velut XV 160 K. CMG V 9, 1 p. 81, 24 Mew. vel XVII A 574. 591 K. CMG V 10, 2, 1 p. 59, 3. 70, 11* 13 (ἱκανὸς) μακρὰς φλυαρίας συνθεῖναι κατὰ τῶν ἀρίστων ἰατρῶν, οἷος καὶ νῦν γέγονεν Ἰουλιανός] *Gal. ipse se iuvenem Alexandriam se contulisse narrat X 53 K.*, ἵνα *(inquit)* καὶ παρὰ ζῶντος ⟨τ⟩ἀνθρώπου φωνῆς ἐκμάθωμεν λήρους μακρούς

1 ἔγρ͞α L 4 φυσικ L, ῶς *add.* L¹ 5 ἓν L *edd.*: ἢ M 7 ἔθος ὂν αὐτῷ *accus. absol. eadem ratione qua* δέον, ἐξόν, εἰωθός *al. usurpatum ex Aldina retinui,* ⟨ὡς⟩ ἔθος ἦν αὐτῷ *substituere supervacaneum existimans*: ἔθος ὢν αὐ͞τ (αὐτῶ M) LM 8 ῥῆσιν *pro* λέξιν M εἰρήκει *Helmr.; cf. Acta Acad. Berol. a. 1928, cl. phil.-hist. n. 9, p. 20 sq.*: *quod idem fortasse voluit* εἰρη' L: εἰρῆσθαι M *omnesque edd.* 9 ἀθρόως *corr. Chart.*: ἀθρόον LM: ἀθρόων *Ald. Bas.* με η *(in ras.)* διερχομενον L, ἡ ἡμέρα *pro erasis superpos.* L¹: *in textu praebet* M, *quocum consentiunt edd.* 10 αὐτομα͞τ' L: αὐτομάτων M: αὐτομάτως *ab Ald. edd.* 11 αμφισβη τις L: ἀμφισβητεῖ τις L¹M *edd.* ἀλλ͞ο L, ἀλλ͞ως L¹: ἀλλ' ὡς M *edd.* 13 συνθῆναι M 14 οὐ͞τ' *i. e.* οὕτω L, οὐ͞τ͞ο *i. e.* οὗτος L¹ *ut* M *edd.* ὃν οἱ πάντες (ὃν οἱ *in ras. add.* L¹) LM *edd.*: ὃν ἅπαντες *scripsi* 16 ἀναισχύντως M *edd.*: ἀναίσχυ͞ν͞τ L, ως *superscr.* L¹ ἃ γοῦν LM: ἄγ' οὖν *ab Ald. edd.* γράψαι L *edd.*: γράψας M ἀρ͞τ' L 18 *inter* οἷόν τε *et* ἤτοι *spatium septem litterarum vacuum relictum in cod.* L *vocula* πηλίκην *addita complevit* L¹: *praeb. i. t.* M *edd.* ἀμάθειαν M *fort. recte, sed* ἀμαθίαν *cum* L *edd.* τολ͞μ' *ut p. 64, 21* L: τόλμην M *edd.*: *correxi coll. ex. gr. CMG V 4, 1, 1 p. 49, 7 de Boer vel ibid. V 9, 1 p. 74, 8 Mew.* 19 ἐπὶ πλεῖ͞ L: ἐπὶ πλείω L¹M *edd., in quibus* ἔτι *corr. Ald.*

τάχα μὲν οὖν ἄμεινον ἦν μηδ' ἀντιλογίας ἀξιοῦν αὐτὰ τῆς διὰ γραμμά-
2 των μηδ' ἀπολλύναι τινὰ καὶ πρὸς τοῦτο χρόνον. δεηθέντων δέ μου λιπα-
ρῶς πάνυ πολλῶν φίλων, ὅσα προσκομισθέντος μοι τοῦ βιβλίου καθ' ὃ
τὸν προειρημένον ἀφορισμὸν ἐξελέγχειν Ἰουλιανὸς ἐπεχείρει διῆλθον, ἐν
ὑπομνήμασιν αὐτοῖς παρασχεῖν, ὑπέμεινα καὶ τοῦτον οὐ σμικρὸν ἆθλον,
ἀλλ' εἰ χρὴ τἀληθὲς εἰπεῖν πολὺ μείζω τοῦ κατὰ τοὺς αὐτοσχεδίους οὓς
ἡμερῶν ἓξ ἢ πλειόνων ἐποιησάμην ἐπιδεικνὺς τὸ πλῆθος τῶν λήρωδῶν
3 Ἰουλιανοῦ λόγων ὧν ἐνέγραψε τῷ βιβλίῳ. κυριώτατον γὰρ ἄν τις
εἴποι τοῦτο δὴ τὸ συνήθως λεγόμενον, ὡς οὐδέν ἐστιν ἀπεραντολογώτε-
ρον τἀνθρώπου· "Θερσίτης δ' ἔτι μοῦνος ἀμετροεπὴς ἐκολῴα", ⟨καὶ⟩
τούτῳ μᾶλλον ἂν ἢ Θερσίτῃ πρέποι πάντας ὑπερβαλόντι τοὺς πώποτε
γεγονότας ⟨ἐν⟩ ἀμετροεπίαις. καὶ τοίνυν οἱ παραγενόμενοι τοῖς λόγοις
254 ἀναγινωσκομένοις αὐ|τοῦ δύο ταύτας ἔθεντο προσηγορίας τἀνθρώπῳ,
τὴν ἀμετροεπίαν καὶ τὴν ἀπεραντολογίαν, ὥστ' οὐκ ἐμοῦ σωφρονίζοντος,
ἀλλ' Ὀδυσσέως τινὸς ἐδεῖτο τοῦ τῷ σκήπτρῳ καθίζοντος· σωφρονίσαι

2 δεηθέντων δέ μου λιπαρῶς πάνυ πολλῶν φίλων κτλ.] *similiter atque illam in Lycum Macedonem invectivam invitum dedita opera se litteris mandavisse nullam aliam ob causam simulat, nisi quod obtrectationes aphorismorum Hippocraticorum refutare in animo habebat (p. 4, 16 sq.)* 9 τοῦτο δὴ τὸ συνήθως λεγόμενον, ὡς οὐδέν ἐστιν ἀπεραντολογώτερον τἀνθρώπου] *de huius elocutionis vi proverbiali cf. e. c. Lucian. Mort. dial. 10, 10 vel Diog. Laert. I 35* 10 sq. 'Θερσίτης δ' ἔτι μοῦνος ἀμετροεπὴς ἐκολῴα' . . . 'Ὀδυσσέως τινὸς ἐδεῖτο *(sc. Iulianus)* τοῦ τῷ σκήπτρῳ καθίζοντος] *B 212 sqq.*

1 ἀντιλογίας L *corr. Corn. K.*: ἀντιλογίαν . . . τῆς *(sic) cum* M *inde ab Ald. usque ad Chart.* αὐ^{τ} L, ᾶ *add.* L^1 2 ἀπολῦ L, ναι *add.* L^1: ἀπολῆναι M: *corr. Ald.* δε^{μ} L, ου *add.* L^1 3 προκομισθέντος *codd. et edd.*: *corr. Corn.* 4 ἐξελέγχων M διῆλ^{θ} L: διῆλθεν M *Ald. Bas.*: διῆλθον *corr. Corn. Chart.* 5 αὐ^{τ} ͂ *i. e.* αὐτοῖς L: αὐτῇ M: αὐτὰς *Ald. Bas.*: αὐτὰ *Corn. Chart. K.* τοῦτον οὐ σμικρὸν ἆθλον *scr. Chart.*: τοῦ^{τ} οὐ σμι|'' ἆθλ' L: τοῦτο οὐ σμικρὸν ἆθλον (ἆθλα *Ald. Bas.*) M: οὗτος οὐ σμικρὸς ἆθλος *coni. Corn.* 6 τὸν *ante* κατὰ L: *in* τοῦ, *quamquam* τοὺς *quoque legi potest, recte mutavisse mihi videtur* L^1: τοὺς M *Ald. Bas.*: τῶν *Chart. K.*: μείζων (*sc.* ὁ ἆθλος) τοῖς *coni. Corn.* τοὺς αὐτοσχεδίους] *nisi* λόγους *mente audire licet*, τοὺς αὐτοσχεδι⟨ασμ⟩ούς *commendaverim* 7 πλεόνων *codd. et edd.*: *correxi* πλῆθος τῶν λήρων τῶν M *in ras.* L^1 *edd.*: ληρωδῶν *ex* λήρων τῶν *coll. p. 43, 11 et 53, 16 sq. restituere malui* 8 ὧν ἔγραψε (*etiam* M) τ(ῷ L^1) βιβλί(ῳ L^1) L, ἐν *inter* ὧν *et* ἔγραψε *s. l. intrusit* L^1 κυριῶ$^{τ/}$ L: κυριώτατον M *edd.*: *num* κυριώτατα *praeferas?* 9 συνήθως *Helmr.* συνῆ$^{θ'}$ L: σύνηθες M *edd.* 10 τἀν͞ω' LM: *corr. Ald.* θερσι$^{τ/}$ δε$^{τ/}$ μοῦ^{ν} αμετροε^{π} ἐκο$^{λ/}$ L: θερσίτης δὲ μοῦνος ἀμετροεπὴς ἐλαίη M: δέ τις *ab Ald. edd.*: δ' ἔτι *restitui*: ἐκολῴα *ex B 212 dissolvi*: ἐλάλει *secundum* M *frustra tempt. Ald. ceteraeque edd.* καὶ *addidi* 11 τοῦ L: τοῦ M: τω *add.* L^1, *quocum* τούτῳ *praebent edd.* πρε$^{π/}$ LM: πρέπει *omnes edd.*: *corr. Helmr.* ὑπερβάλο^{ν} L: ὑπερβαλόντι M: ὑπερβάλλοντα *Ald. ceteraeque edd.*: ὑπερβάλλοντι *adscr. Corn.* 12 ἐν *add.* L^1 13 ἀναγινωσκο$^{μν/}$ LM: ἀναγινωσκόμενοι *ab Ald. edd.*: *corr. Helmr.* αὐτοῦ M *corr.* L^1: αὐτοῖς *compend.* L: αὐτοὺς *cunctae deinceps edd.* ἔθετο L, ν *superscr.* L^1 14 ἀμετροε$^{π/}$ L, ι^{ᒪ} *i. e.* ίαν *add.* L^1 15 ἐδεῖτο τοῦ τῷ σκήπτρῳ καθεζομένου (καθεζομν L, ι *super* ε *pos.* L^1) M *edd.*: αὐτόν *mente addendum ratus* καθίζοντος *nulla difficultate potius quam* κολαζομένου *vel* μαστιζομένου *(gen. med. verbi) scripsi*

γὰρ τὸν οὕτως ἔμπληκτον οὐδ' αὐτὸς ὁ τῶν Μουσῶν δύναται χορός.
ἐπεὶ τοίνυν ἄκων ἠναγκάσθην γράφειν ταῦτα, ⟨ὅδε⟩ ὁ λόγος ἐστὶν ὑμῖν 4
ὡς ⟨ἐν⟩ μοί⟨ρᾳ⟩ προοιμίου τινός, ὅπως μὴ καταγνωσθῶ πρὸς τῶν
ἀναγνωσομένων αὐτά· μέλλω γὰρ ἐλέγξειν ἄνθρωπον ἔμπληκτον ἀμαθῆ
δοξόσοφον ἀπαιδεύτοις μειρακίοις ἐν ἅπαντι τῷ βίῳ φλυαρήσαντα,
παρ' οἷς ἐξ ὧν ἐβλασφήμει τοὺς παλαιοὺς ἐπιστεύθη τις εἶναι. δέομαι 5
⟨δ'⟩ οὖν συγχωρῆσαί μοι κολάσαι τὴν ἀπαιδευσίαν αὐτοῦ λόγοις τραχυτέροις ὧν εἴθισμαι χρῆσθαι. δεινὸν γὰρ εἰ τούτῳ ⟨μὲν⟩ ἐξέσται λοιδορεῖσθαι τῶν παλαιῶν τοῖς ἀρίστοις, ἡμῖν δ' οὐκ ἐξέσται δι' ἀποδείξεων ἐναργῶν ἐξελέγχειν αὐτοῦ τὴν ἀπαιδευσίαν. εἰς τοσοῦτον γὰρ ἥκει μεγέθους ὥστ' οὐδ' ὅθεν ἄρξηταί τις εὑρεῖν εὐπετές. |

3. Κατὰ μὲν τὴν ἀρχὴν τοῦ βιβλίου τὰ πλείω πρὸς Σαβῖνον ἀποτεί- 255 1
νεται καταλιπὼν τὸν Ἱπποκράτην, καὶ τοῦτο μέν, ὡς ἔοικεν, ἐν ἁπάσῃ ποιεῖ τῇ πραγματείᾳ, καίτοι πρὸς τοὺς Ἱπποκράτους ἀφορισμοὺς

3 ὡς ⟨ἐν⟩ μοί⟨ρᾳ⟩ προοιμίου τινός] *ex more Platonico* (*cf. ex. gr. Phileb. 54 C* ἐν τῇ τοῦ ἀγαθοῦ μοίρᾳ *vel Legg. II 656 B* ὡς ἐν παιδιᾶς μοίρᾳ) *redintegrata verba translationis usum demonstrant, cuius et originem idem Plato* (*Legg. IV 722 D* κιθαρῳδικῆς ᾠδῆς λεγομένων νόμων προοίμια) *aperuit et consuetudinem artificiosam ad orationis sublimitatem adhibuit (Tim. 29 D de rep. VII 531 D Legg. III 700 B al.)* 12 πρὸς Σαβῖνον] *de hoc Hippocrateo cf. nova testimonia CMG V 9, 1 p. 15, 14. 18 82, 19 Mew. V 10, 2, 1 p. 17, 22 154, 18 165, 11 169, 6 V 10, 2, 2 p. 32, 5 al. Hecker, Gesch. d. Heilk. I 173 M. Wellmann, Herm. XLVII 9 sq.*

2 ἠναγκας$^{θ/}$ L: ἠναγκάσθη M: *corr. Ald.* 2. 3 *totius libelli locum lectu difficillimum ex disquisitione quam accuratissima sic hunc* γραφ/· ταῦ^{τ} ὁ λόγ^{ο} ’·∧·’ ὑμ’ ως μ^{οι} προοι$^{μ/}$ τιν^{ο}’ *exploratum habere videtur* L: γράφειν· ταῦτα δ' εἰσὶν μοι προοιμίου τινὸς, *tamquam si sumpta sint ex* L, *ab Aldina ad Kuehnianam ex* M *circumferunt edd.*: *distinctione mutata* ταῦτα *ad priora traxi*: ὅδε *ante* ὁ *addidi*: *pro* δ' εἰσὶν *librorum impressorum nequaquam accipi possunt quae exstant in* L; *sed cum ne Schoenianam quidem lectionem quae est* δασι *veram esse agnoscam, signa characterum impugnata* ὁ λόγ^{ο} ’·∧·’, *i. e.* ὁ λόγος ἐστὶν (*cf. e. c. unum de multis p. 48, 7*) *significare mihi persuasi*: *quattuor ambiguae quae post* ἐστὶν *in* L *sequuntur litterae neque cum Helmreichio pro* ὑμῦς *neque cum Schoenio pro* ὑμᾶς *accipiendae, sed verisimiliter* ὑμῖν ὡς *legendae esse videntur*: ⟨ἐν⟩ μοί⟨ρᾳ⟩ *moris Platonici memor supplere conatus sum; quod attinet ad* προοιμίου τινὸς, *conf. p. 34, 17*: *itaque totam sententiam hac ratione formavi*: ἐπεὶ τοίνυν ἄκων ἠναγκάσθην γράφειν ταῦτα, ⟨ὅδε⟩ ὁ λόγος ἐστὶν ὑμῖν ὡς ⟨ἐν⟩ μοί⟨ρᾳ⟩ προοιμίου τινός, ὅπως μὴ κτλ. 3 καταγνωσθῶ πρὸς *emendavi*: καταγνωσ^{θ} L, ει∧ *superscr.* L^1: καταγνωσθῇ M *edd.*: ὑπὸ *codd. et edd.* 4 μέλλω M: μελλ L, ⌒ *pro* ων *add.* L^1, *unde* μέλλων *edd.*: μέλλω γὰρ *quam* μέλλων γε *scribere melius habui* ἐλέγξειν L: ἐλέγξαι M: ἐλέγχειν *ab Ald. edd.* 5 ἐν *add.* L: *om.* M *edd.* 6 ἐπιστευ$^{θ/}$ (*i. e.* ἐπιστεύθη *sicut exhibet* M) L: ἐπίστευσέ τις *perperam Ald. ceteraeque edd.* 6. 7 δέομαι ⟨δ'⟩ οὖν *scripsi* 7 μοι L *edd.*: με M 8 οὐκ *ante* εἴθισμαι *frustra add. Ald.* εἰ τοῦτον ἐξέσται (εἰ *et* ἐξέσται *in ras. add.* L^1) LM *edd.*: εἰ τούτῳ ⟨μὲν⟩ ἐξέσται *cum Cobeto correxi et supplevi* 9 ἡμῖν δ' οὐκ ἐξ(έσται *in ras. add.* L^1) LM *edd.* δια πο^{δ}⌒ L, διάπο^{δει} L^1: δι' ἀποδείξεων *recte* M *edd.* 11 ὡς *ab Ald. receperunt edd.* τι L, ς *superpos.* L^1: τις M *edd.* ευροευπε^{τ} L: εὑρεῖν εὐπετές L^1 M *edd.* 12 αβεινον L, σ *et* ῖ *superscr.* L^1: *corr.* M *Bas. Corn.*: σταβίνου *Ald.* 13 ἔοικεν *om.* L: *add.* L^1M *edd.* απι^{α} L: ἁπάσῃ M *edd.*

ἐπιγράψας αὐτήν, οὐ πρὸς τὰς Σαβίνου ἐξηγήσεις, εἶτα φλυαρεῖ πολλά,
καθάπερ ἔθος αὐτῷ, λῆρόν τινα ῥημάτων ἀσαφῶν συντιθείς, ὃν εἰ μὲν
ἐλέγχειν τις ἐπιχειροίη, φθάσει πληρώσας βιβλίον μέγιστον, πρὶν ἄρξα-
2 σθαι δόξειν, συγχωρήσας οὐ λελέχθαι πάντα. γράφοντι μὲν οὖν δυσδιά-
θετον καὶ τοῦτο, μᾶλλον δ' ἄπορον ἐσχάτως. ἐν μέντοι τοῖς αὐτοσχεδίοις
λόγοις οὓς πολλάκις ἐποιησάμεθα παρόντων ἀνδρῶν πεπαιδευμένων ἐπι-
δέδεικταί τις ἡμῖν εὐπορία καθ' ὁμοιότητα τῶν εἰς τοὺς παλαιοὺς ἐξ-
ηγήσεων εὑρεθεῖσα· καθάπερ γὰρ ἐκείνων τὸ προβληθὲν βιβλίον ἐν ταῖς
3 δημοσίαις ἐπιδείξεσιν ἐξηγούμεθα ****** εἰ δὲ ὁ μεθοδικὸς φαίη
λεληθότως φυσικευόμενος, [ὅτι] μὴ ἀλαζὼν μηδὲ μεγαληγό-
ρος μηδ' εἰς μέσον φέρων τὴν ἄνωθεν ῥίζαν τοῦ κεκρυμμένου
256 δόγματος, δύο εἶναι τὰ | σώματος πάθη ⟨καὶ⟩ τῷ γε κατὰ
φύσιν συνεστῶτι δύο ἂν ἐφεδρεύειν τροπὰς καὶ μεταβολὰς
ἀλλήλαις ἐναντίας ἢ συναγομένου πλείω ἢ χεομένου βίᾳ,
διανοητὰ ἂν δοκοίη λέγειν οὐ μὰ Δία φυσικευομένοις τοῖς

12—14 δύο σώματος πάθη ... ἢ συναγόμενον πλείω ἢ χεόμενον βίᾳ] *quae hoc loco* συναγωγή *et* χύσις *appellantur (cf. etiam p. 42, 3. 7 sq.), eis alibi nomina quae sunt* στέγνωσις καὶ ῥύσις *vel* γένος στεγνὸν καὶ ῥοῶδες *induntur (cf. p. 43, 2 I 176 X 20. 124. 194 K.) vid. Diller RE VI A 175. 176*

1 επιγρ$^{α/}$ L: ἐπιγράφειν M: ἐπιγράφει *ab Ald. edd.*: ἐπιγράψας *correxi* αυτ L, ήν *add.* L^1 αβινου L: *corr.* L^{1}M *edd.* 2 ὧν *codd. et edd.*: ὃν *quam* ὧν ... ἐλέγχῳ *scribere malui* 3 τι *post* ἐλέγχειν LM *Ald.*: τις *corr. Corn. et a Bas. edd.* ἐπιχειροῖ LM *edd.*: *correxi* πρὶν ἄρξασθαι δόξειν *scripsi*: πρὶν ἄρξασθαι δόξει M: πρὶν ἄψασθαι *(defend. Schubr.)* δόξει L *Ald.*: δόξῃ *cum Bas. ceterae edd.* 4 συγχωρήσας *scripsi*: συγχω$^{ρ\wedge}$ L: συγχωρῶν M *edd.* γράφοντι *corr. Corn.*: γράφοντα M *edd.*: γράφο^{ν} L οὖν *om.* L: *add.* L^{1}M *edd.* δυσδιαθε^{τ} L *edd.*: δ' εἰσδιάθετον M 5 *et* καὶ *et* δ' *om.* L: *add.* L^{1}M *edd.* απορ εσχα^{τ} L, ον *et* ως *superscr.* L^1 6 εποιησα$^{μ/}$ L, θ *add.* L^1: ἐποιησάμεθα M *edd.* επι κτ L, δεδει *et* αι *in ras. add.* L^1: ἐπιδέδεικται M *edd.* 8 *ante* εὑρεθεῖσα *lacunam quattuor fere litterarum habet* L 9 δημοσίαις LM: δημοσίοις *ab Ald. edd.* δ' *emend. Helmr.* *inter* ἐξηγούμεθα *et* εἰ δὲ *aqua haeret; post* ἐξηγούμ^{θ} *supra lineam digitum appinxit et in marg.* λεῖ^{π} *apposuit* L^1: *post* ἐξηγούμεθα *spatium 3 1/2 versuum reliquit vacuum* M: *lacunam ambitus maioris exhibent Ald. et Bas.*: ὀλίγα λείπει *adnotavit Chart.*: *stellulas i. t. inser. K.* 10 φυσικευόμενος *scr. Chart.*: φυσικευο$^{μν/}$ L: φυσικευόμενον M *Ald. Bas.* ὅτι *uncinavit Helmr.* μεγαλη^{γρ} L, γορος *s. v. add.* L^1 11 φέρ$^{\frown}$ L: φέρων M: φέρω *ab Ald. edd.* κεκρυμμένου L *edd.*: κεκριμένου M 12 ⟨καὶ⟩ τῷ γε *scripsi*: τῷ γὰρ L *edd., quibuscum dubitanter facit Deichgr.*: *solum* τῷ M 13 συνεστῶ^{τι} L *edd.*: συνεστῶτα M ἐφεδρεύειν *restitui*: εφεδρευ εν L, οι *inseruit* L^1 *ut* ἐφεδρεύοιεν *cum* M *Deichgr.*: ἐφεδρεύσειεν *ab Ald. edd., sed* ἐφεδρεύσειαν *K.* 13. 14 τρο$^{π\backslash}$ καὶ μεταβο$^{λ\backslash}$ ἀλλη$^{λ/}$ ἐναν$^{τ/}$ L: τροπὰς καὶ μεταβολὰς ἀλλήλων εἰς ἐναντίον M: τροπαὶ καὶ μεταβολαὶ ἀλλήλαις ἐναντίαι *ab Ald. recep. edd. Carolo Deichgr. comprobata*: *at mutavi* 14 συναγομένου *et* χεομένου *corr. Corn. et a Bas. edd.*: συναγο$^{μν\backslash}$/ *et* χεο$^{μν\backslash}$/ L: συναγόμενον *et* χεόμενον M: συναγωμένου *et* χεομένου *Ald.* 15 διανοη^{τ} L, α *add.* L^1 οὐ μὰ δία φυσικευομένοις LM: οὐ μὰ διαφυσικευομένοις *per errorem Ald.*: *ideo* οὐ μὲν διαφυσικευομένοις *a Bas. edd.* 15 sq. *cum* φυσικευομένοις *coniuncta habet* ἀλλ' ἰατροῖς L: *omissa* φιλοσόφοις (τοῖς *deest*) καὶ περὶ τῆς τῶν ὅλων ὕλης διηλεγμένοις *in marg. appos.* L^1: *in textu praebet* M

φιλοσόφοις καὶ περὶ τῆς τῶν ὅλων ὕλης διαλεγομένοις, ἀλλ'
ἰατροῖς φυσικοῖς. αὕτη μέν σοι μία ῥῆσίς ἐστι τῶν θαυμαστῶν ⟨τοῦ⟩ 4
'Ιουλιανοῦ λόγων, ⟨ἐν⟩ οἷς ἀποχωρῶν ⟨ὧν⟩ ὁ 'Ασκληπιάδης καὶ Θε-
μίσων καὶ Θεσσαλὸς ἔθεντο στοιχείων ἐπὶ τοὺς προειρημένους ἥκει
φιλοσόφους ἀναιροῦντας ἐκ τοῦδε τοῦ κόσμου παντάπασι τὸ κενόν. ἑτέρα
δ' ἐφεξῆς αὐτῆς ἥδε· ἀλλ' ἐπιχωρήσειν † καὶ μήτ' ἐκείνης κατά- 5
σχοιμ' ἂν τὸ λοιπὸν τῆς γλώττης, ὡς μὴ εἴποιμι. τί γὰρ † ἂν
ἐμοὶ καὶ τόδε ἢ ὅτι ταῖσδε ταῖς τροπαῖς ὥσπερ ἠκολούθησεν
ἡ τῶν στοιχείων γένεσις, οὕτω καὶ θερμοῦ φύσις καὶ ψυχροῦ
καὶ ὑγροῦ καὶ ξηροῦ; ἐκείνων γὰρ πρώτων γόνων ἔγγονα
ποιήματα ἂν εἴη. ὅρα πῶς ἐν ὑψηλοτάτῳ θρόνῳ καὶ μετεωρο-
τάτῳ καθημένη ἡ μέθοδος ἐλάνθανεν, ἣν ὑπὸ ἐπιεικείας
καὶ μετριότητος βουλομένην λαν|θάνειν ἐν οὐρανῷ ἔδειξα καὶ 257
ἐξεκάλυψα μόνος καὶ πρῶτος ⟨τὸ⟩ ἐπισκοτοῦν νέφος παραγα-
γὼν καὶ ἐλευθερώσας. ταῦτ' οὖν ὁ 'Ιουλιανὸς λέγει καὶ τούτων ἑξῆς 6
ἄλλο τι· μεῖον ἂν ξυμφεροίμην 'Επικούρῳ οὐχ ἑλόμενος αὐτοῦ
τὰ στοιχεῖα, οὐχ ἑνώσαντι τὴν οὐσίαν. ἐν μὲν δὴ τῷ περὶ τῆς
μεθόδου ταῦτά τε καὶ ἄλλα πολλὰ γέγραπται 'Ιουλιανῷ τὸ βιβλίον

3 ὧν ὁ 'Ασκληπιάδης καὶ Θεμίσων καὶ Θεσσαλὸς ἔθεντο στοιχείων] *de temporum ordine in his medicis sic afferendis cf. quae docuit Carolus Deichgräber RE V A 1636* 16 sq. 'Επικούρῳ . . . οὐχ ἑνώσαντι τὴν οὐσίαν] *de Epicuri principiis universi duobus quae* κενόν *et* ἄτομα *nominavit vid. imprimis Epist. ad Herod. 39 sq. et 41 sqq. p. 22 ed. Bailey eiusque comm. p. 182—188*

1 διηλεγμένοις M *Ald. Bas.*: διειλεγμένοις *Chart.*: *corr. Helmr.* 2 ἐστι *om.* M ⟨τοῦ⟩ *add. Deichgr.* 3 ἐν *add. Helmr., sed superfluens iudicans* λόγων, οἷς ἐπιχωρεῖ *(i. e. quibus conceditur)*, ⟨εἰ⟩ *coni. Deichgr.* ὧν *add. Chart.* 4 στοιχεῖα *codd. et edd.*: τὰ *add. Deichgräber RE V A 1636*: στοιχείων *exspecto, sicuti iam Helmr. coll. Kuehner, Griech. Gramm. p. 915 A. 5* εἶτα *ante* ἐπὶ *add. Corn.* 5 κενόν *corr. Corn. Chart. post interpr. lat., qui vertit* 'ad philosophos qui prorsus e mundo vacuum auferunt'; *cf. p. 42, 21*: κοινόν LM *Ald. Bas.* 6 ἀλλ' ἐπιχωρησ̂ ('∧' *pro* ιν, *sed* ἐπιχωρήσειν M) καὶ μήτ' ἐκείνης *non integra exhibent* LM: ἐπιχωρήσειν *omnes edd.*: *dubitanter* ἀλλ' ἐπιχώρησιν μηκέτ' ἐκείνης *proposuerim* 7 ἂν τὸ] *ex Ald. peccato* αὐτὸ *cunctae propagaverunt edd.* τί γὰρ ἂν ἐμοὶ καὶ τόνδε ὅτι ταῖσδε L, τῆδε *super* τόνδε *pos. et* ἢ *ante* ὅτι *add.* L¹M: καὶ *omisso* τί γὰρ ἂν ἐμοὶ * τίδε; ἢ ὅτι *Ald. Bas.*: τόδε; ἢ ὅτι *Chart. K.*: *etiamsi neque antecedenti neque huic sententiae satis certum auxilium ferre potui, tamen* τί γὰρ ἄλλο μοί ἐστι τῆσδε; ὅτι *coniectando pericliter* αὖ *pro* ἂν *et* τῷδε *pro* τόδε *malebat Deichgr.* 10 ἐκεῖ γὰρ πρῶτ'' γό' L: ἐκείνων γὰρ πρώτων γόνων *corr.* L¹: τῶν *ante* γόνων *add.* M *et ab Ald. edd.* 11 ἐν ὑψηλοτατ' θρόν' καὶ μετεωροτ' L: ἐν ὑψηλοτάτω θρόνω καὶ μετεωροτάτω M: *dat. plur. praetulerunt edd.* 13 βουλόμενος L *edd.*: *corr. Schubr.* 14 ⟨τὸ⟩ *add. Helmr.* παραγὼν *per errorem Ald.* 15 τοῦ L: ⌒ *i. e.* ων *et* ἐξῆς *add.* L¹: τούτων ἐξῆς M *edd.* 15 ἄλλο τι L *Ald.*: *distinctione mutata cum prioribus coniunxi; cf. e. c. p. 45, 12*: *non minus probabiliter* ἀλλά τοι *ad posteriora traxit Corn.* μὴ νῦν LM *edd.*: μει` *(i. e.* μεῖον*)* ἂν *conieci* ξυμφερ L, οι *et* μ̂ *add.* L¹: ξυμφεροίμην *cum* M *edd.* επικουρ L, ω *add.* L¹ ου *(spatio vacuo relicto)* αὐτ L, χ' εἱλομενος *et* οῦ *add.* L¹: οὐχ ἑλόμενος αὐτοῦ *recte* M: *at* οὐχ εἱλόμενος *Ald.*: *corr. Chart.* 17 ἑνωσαντ L, ι *add.* L¹ 18 ιουλιανῶ τὸ βιβλίον ὅλον επιγράφοντ (ι *add.* L¹) L: ἰουλιανῶ . . . ἐπιγράφοντι M: τὸ βιβλίον ὅλον ἰουλιανοῦ ἐπιγράφοντος *traiecta et mutata ab Ald. acceperunt edd.*

7 ὅλον ἐπιγράφοντι Φίλωνα. δι' ἄλλου δ' αὖθις, ἐν ᾧ περὶ τῶν ψυχικῶν καὶ σωματικῶν παθῶν ὁ λόγος ἐστὶν αὐτῷ, γράφει ταυτί· σύμμετρον δὴ κατάστασιν καὶ μεμετρημένην συναγωγῆς τε καὶ χύσεως ὑποστησάμενοι ἐπὶ τῶν ἀνθρωπείων συγκριμάτων ὄνομα αὐτῇ ἐθέμεθα ὑγείαν. εἰ δ' ἥδε ἡ μεσότης ὑπὸ νόσων ἐπιβουλευθείη, ἐξ ἀνάγκης πάσχει τὰ σώματα συναγόμενα καὶ σκληρυνόμενα καὶ ξηρότερα γινόμενα ἢ χεόμενα καὶ μαλακυνόμενα καὶ ὑγραινόμενα.

1 4. Αὗται μὲν οὖν αἱ ῥήσεις τοῦ λαμπροτάτου σοφιστοῦ Ζήνωνι καὶ
258 Ἀριστοτέλει καὶ Πλάτωνι τοὺς Μεθοδικοὺς ἰα|τροὺς ἕπεσθαι φάσκοντος. ἡμεῖς δ' αὖθις ἀναμνήσομεν αὐτὸν ὡς ἕκαστος τούτων τῶν φιλοσόφων ἅμα πολλοῖς τοῖς μετ' αὐτὸν εὐκρασίαν μὲν ἡγεῖται τὴν ὑγείαν εἶναι θερμοῦ καὶ ψυχροῦ καὶ ξηροῦ καὶ ὑγροῦ, νοσήματα δὲ γίνεσθαι τὰ γοῦν κατὰ δίαιταν ὑπερβάλλοντος ἑκάστου τῶν εἰρημένων ἢ ἐλλείποντος, εἶναι δὲ καὶ χυμοὺς ἐν τῷ σώματι, τοὺς μὲν ὑγροὺς καὶ ξηροὺς κατὰ δύναμιν, ἐνίους δὲ θερμοὺς ἢ ψυχροὺς ἀναλογίζοντας
2 νοσήμασιν. οὕτως Πλάτων ἅμα τοῖς ἀπ' αὐτοῦ πᾶσιν, οὕτως Ἀριστοτέλης ἅμα τοῖς ἐκ τοῦ Περιπάτου, οὕτως Ζήνων καὶ Χρύσιππος ἅμα τοῖς ἄλλοις Στωϊκοῖς ἐγίγνωσκον. Ἰουλιανὸς δ' οὐδ' ἀνέγνω τι βιβλίον ὧν εἶπον ἀνδρῶν οὐδ' ὅλως ἀκολούθου καὶ μαχομένου σύνεσιν ἔχει, πάντως γὰρ ἂν ᾔσθετο τῇ μὲν ἀναιρούσῃ τὸ κενὸν αἱρέσει

1 Φίλωνα] *Sic inscriptum Iuliani librum* Περὶ τῆς μεθόδου *solis ex commemorationibus huius invectivae compertum habemus; cf. Sprengel, Gesch. d. Med. II 53* (βιβλίον) ἐν ᾧ περὶ τῶν ψυχικῶν καὶ σωματικῶν παθῶν ὁ λόγος ἐστίν] *ne de hoc quidem opusculo Iuliani aliunde quicquam audivimus* 9. 18 Ζήνωνι] *cf. St. V. F. I 132* 18 *et* 43, 4. 19 Χρύσ.] *cf. St. V. F. II 771* 21 τὸ κενόν] *cf. e. c. CMG V 10, 2, 2 p. 215, 5 sqq.*

2 ταῦ^{τ} L, ι *adscr.* L^1: ταυτὶ M *edd.* μὲν *ante* δὴ *om.* L: *add.* M *edd.* 3 μεμετρι$^{μν/}$ συαγῶ *i. e.* συναγωγῆς L: μεμετρημένην συναγωγὴν M: *corr. ab Ald. edd.* ὑποστησα$^{μν/}$ L, οι *add.* L^1 4 τ^{ω} ανθρῶ^{π} L, ει *add.* L^1: τῶν ἀνθρωπείων M *edd.* 5 εἰ δ' ἥδε ἡ μεσότης ὑπὸ νόσων ἐπιβουλευθείη *Helmr. praegresso scripsi*: ἥδε L (δὲ ἡ *superscr.* L^1) M: ὑπὸ νόσων *add. in ras. 9 litterarum capaci* L^1, *praebent* M *et* τῶν *ante* νόσων *add. omnes edd.*: ἐπιβουλευθείη (είη *superposuisse videtur* L^1) LM: ἐπιβουλευθεῖσα *ab Ald. edd.* 6 πάσχ L, ει *et* τὰ *in ras. add.* L^1 7 γιγνόμενα *edd.* 9 ζήνων^{ι} (ος *mut.* L^1) καὶ ἀριστοτε$^{λ/}$ καὶ πλα$^{τν/}$ L: ζήνωνος καὶ ἀριστοτέλους καὶ πλάτωνος M: *corr. Ald.* 11 ἀναμνήσομεν L. *edd.*: ἀναμνήσωμεν M αὐτῶν LM *edd.*: *corr. Helmr.* 12 μετ' αὐτὸν] *interpretem lat.* 'hisque multos posteriores' *vertentem secutus* μετ' αὐτοὺς *scribere verebitur si quis* αὐτὸν *Hippocratem dici intelleget* 13 καὶ ὑγροῦ καὶ ξηροῦ *sicut p. 43, 7 vel 49, 21 colloc. cum Ald. ceterae edd.* γίγνεσθαι *edd.* 16 ἢ L: καὶ M ἀναλογίζον$^{τ/}$ L: ἀναλογίζονται M *Ald. Bas.*: ἀναλογίζοντας *corr. Corn. Chart.*: *aut* ἀναλόγους ὄντας νοσήμασιν *aut* ἀνάλογον τοῖς νοσήμασιν *commend. Helmr.* 17 ἀπ' αὐτοῦ *Helmr. secutus scripsi coll. e. c. p. 47, 8 vel 51, 9*: ὑπ' αὐτοῦ (οὗ *add.* L^1) LM *edd.* 18 τῶν *pro* τοῦ *ante* περιπάτου M 19 ἄλλοις *om.* L: *add.* L^1M *edd.* ἐγίνωσκον *edd.* 20 ουδ' ολως L: οὔθ' ὅλως L^1M *edd.* 21 *in* ἀναιρούσῃ *desinit fol. 254^{v}* M, *cuius fol. 255 vacuum relictum est* κ.ν αιρες L: κεν'' αἱρέσει L^1: κενὸν αἱρέσει *ab Ald. edd.*

ταῦθ' ἑπόμενα, τῇ δ' ὑπάρχειν εἰπούσῃ συμμετρίαν μέν τινα πόρων
εἶναι τὴν ὑγείαν, ἐν στεγνώσει δὲ καὶ ῥύσει τῶν δι' αὐτῶν φερομένων
συνίστασθαι τὰ κατὰ δίαιταν νοσήματα. Πότερον οὖν Ἀριστοτέλους 3
καὶ Χρυσίππου καὶ τῶν ἄλλων ἁπάντων Περιπατητι|κῶν τε καὶ 259
Στωϊκῶν ἑξῆς παραγράψω τὰς ῥήσεις, ἐν αἷς φλέγμα καὶ χολὴν
αἰτιῶνται καὶ τὰ πρῶτα νοσημάτων τέτταρα ὑπάρχειν φασίν, ὥσ-
περ καὶ τὰ στοιχεῖα τὸ θερμὸν καὶ τὸ ψυχρὸν καὶ τὸ ξηρὸν καὶ τὸ ὑγρόν,
ἢ τοῦτο μὲν ὡς ἂν οὐχ ἓν ἢ δύο βιβλία πληρῶσαι δυνάμενον, ἀλλὰ καὶ
τρία καὶ τέτταρα καὶ πλείω παραλιπεῖν ἄμεινον, ἀρκεσθῆναι δὲ μό-
νοις τοῖς ὑπὸ Πλάτωνος εἰρημένοις; ἴσως ἄμεινον οὕτω πρᾶξαι καὶ μὴ 4
συναδολεσχεῖν τὰ πάντα ληρώδει σοφιστῇ. τοσοῦτον μόνον εἰπόντες
ὑπὲρ τῶν ἐκ τοῦ Περιπάτου τε καὶ τῆς Στοᾶς τῶν φιλοσόφων ἀπαλ-
λάξομεν. οὐδὲν ⟨γὰρ⟩ ἂν εὕροις οὔτ' Ἀριστοτέλους οὔτε Θεοφρά-
στου βιβλίον, ἐν ᾧ περὶ νοσημάτων ἀναγκασθέντες εἰπεῖν τι ⟨χωρὶς τοῦ⟩
θερμοῦ καὶ ξηροῦ καὶ ψυχροῦ καὶ ὑγροῦ μνημονεῦσαι διῆλθον τὸν λόγον,
ἀλλὰ καὶ τούτων ἀεὶ μέμνηνται καὶ σὺν αὐτοῖς πολλάκις ἑκατέρας τῆς
χολῆς, μελαίνης καὶ ξανθῆς, οὐκ ὀλιγάκις δὲ καὶ φλέγματος, οἵ γε
καὶ τὰς διαφορὰς αὐτοῦ διέρχονται, τὸ μὲν ὀξύ, τὸ δ' ἁλμυρὸν ἢ ἁλυκόν,
ἄλλο δὲ γλυκὺ προσαγορεύοντες. οὐ μὴν οὐδὲ Χρύσιππος ἑτέρως, | 5
ἀλλ' οὕτως ἀεὶ καὶ περὶ νοσημάτων καὶ χυμῶν διαλέγεται. ⟨κἂν⟩ εἴ τις 260

1 συμμετρίαν τινὰ πόρων εἶναι τὴν ὑγείαν] *cf. Gal. X 268 K. et Dilleri animadversiones de hac parte doctrinae methodicorum l. l. col. 176* 2 ἐν στεγνώσει καὶ ῥύσει] *vide quae adnotavi ad p. 40, 12* 9 ἀρκεσθῆναι δὲ μόνοις τοῖς ὑπὸ Πλάτωνος εἰρημένοις] *quod factum esse constat in Gal. libris illis quos inscripsit* Περὶ τῶν Ἱπποκράτους καὶ Πλάτωνος δογμάτων *V 181—805 K. seorsum editis ab Iwano Müller, nisi ad p. 44, 1 recte rettulit Schubr.* 18 τὸ μὲν ὀξύ] *cf. CMG V 4, 2 p. 207, 9 Helmr.*

1 τῇ L, θ *superscr.* L¹: τοῦθ' *ab Ald. edd.*: τῇ θ' *adscr. Corn.*: τῇ δ' *antepos. Helmr.* εἰποῦσι L, σῃ L¹: εἰπούσῃ *edd.* 2 δὲ *in ras.* L¹ των φ..ομένων L, αυ *ante* τῶν *et* ερ *add.* L¹: αὐτὸ *ab Ald. edd.*: αὐτῶν *vel* αὐτοῦ *adscr. Corn.*: αὐτῶν φερομένων *scr. Helmr.* 3 δίαιτ (∪ *pro* αν *superscr.* L¹) L: διαίτην *omnes deinceps edd.* 6 τὰ πρῶτα νοσήματα τέτταρα L *edd.*: νοσημάτων *talibus fultus quae exstant p. 4, 6 vel 14, 29 restituere satis habui, velut e. c. Plat. Prot. 343 C* τὸ πρῶτον *(i. e. initium)* τοῦ ᾄσματος *et Gal. in Hipp. De nat. hom. Comm. I 14 CMG V 9, 1 p. 28, 17 sq. Mew.* ἕκαστον *(sc.* ζῷον*)* ἐκ τῶν πρώτων τεττάρων γέγονεν, ἅπερ ἀπὸ τῶν ποιοτήτων ὀνομάζοντες ὑγρὸν καὶ ξηρὸν καὶ ψυχρὸν καὶ θερμὸν λέγομεν *scripserunt* 7 καὶ τὸ ξηρὸν καὶ τὸ ὑγρὸν L: *ut p. 42, 13 transpos. Ald.* 9 καὶ πλείω *add.* L¹ μόνοις L: μόνον *ab Ald. edd.* 10 ἰσ͡ *i. e.* ἴσως *recte* L; *cf. p. 52, 20*: εἰς οὓς *frustra mut.* L¹, *cui inde ab Ald. usque ad K. astipulantur edd.* οὓ͡ L: τοῦτο L¹ *edd.* 11 εἰ͡πι *i. e.* εἰπὼν L *edd.*: *correxi* 12 τε *add.* L¹ 13 γὰρ *addidi* εὕρ' *pro* εὕροις L: εὑροῖς *per errorem typotheticum Ald. universae edd.* 14 ᾧ *add.* L¹ τι ⟨χωρὶς τοῦ⟩ θερμοῦ *suppl. et emend. Helmr.*: τὶ θερ͡μ L *edd.*: ἄνευ τοῦ *ante* θερμοῦ *iam add. Corn., qui si* τι ⟨χωρὶς τοῦ⟩ θ. *praetulisset, consuetudinem Gal. melius observasset; cf. ex. gr. p. 49, 6* 15 καὶ ξηροῦ *post* θερμοῦ *collocatum retinui ex* L: *post* ὑγροῦ *transpos. Ald.* 16 μεμνηται L, ν *add.* L¹ *et edd.* 17 *post* μελαίνης *add.* τε *Ald.* οἵ γε *in ras. add.* L¹ 18 καὶ *ante* τὰς *ab Ald. om. edd.* αὐτοῦ *recte* L; *cf. p. 45, 12 sq.*: αὐτῶν *Ald. ceteraeque edd.* 20 οὕτως *corr. Bas. Corn.*: οὗτος L *Ald.* περὶ νοσημάτων καὶ χυμῶν L: τῶν *ante* νοσημάτων *et* περὶ τῶν *ante* χυμῶν *add.* L¹:

ἐθέλοι μόνων τῶν εἰρημένων τριῶν ἀνδρῶν ἐκλέγειν τὰς ῥήσεις, οὐκ ὀλίγα πληρώσει βιβλία, σχολάζων δ' οὕτως τις, ὥσπερ Ἰουλιανὸς ἐπὶ τῆς Ἀλεξανδρείας ἐσχόλαζεν, ἐὰν ἐθέ⟨λῃ⟩ καὶ τῶν ἄλλων ἁπάντων Στωϊκῶν ἢ Περιπατητικῶν ἑκάστου τὰς ῥήσεις ἐκλέγειν, ὅλην βιβλιοθήκην πληρώσει.

6 ἀλλ' ὅπερ ἔφην ἐάσας τούτους ἀρκεσθήσομαι μόνου ⟨τοῦ⟩ Πλάτωνος ῥήσεσιν ἑπομένου κατὰ πάντα τοῖς Ἱπποκράτους δόγμασιν. οὐ μὴν οὐδὲ παρὰ τούτου τῶν ἄλλων ἐκλέξας βιβλίων ὄντων πολλῶν, ἀλλ' ἐξ ἑνὸς ἀρκεσθήσομαι μόνου τοῦ Τιμαίου παραγράψαι ταῦτα· "τὸ δὲ τῶν
7 νόσων πόθεν συνίσταται, δῆλόν που καὶ παντί. τεττάρων γὰρ ὄντων γενῶν ἐξ ὧν συμπέπηγε τὸ σῶμα, γῆς ὕδατος πυρός τε καὶ ἀέρος, τούτων ἡ παρὰ φύσιν πλεονεξία καὶ ἔνδεια καὶ τῆς χώρας μετάστασις ἐξ οἰκείας ἐπ' ἀλλοτρίαν γενομένη πυρός τε αὖ καὶ τῶν ἑτέρων, ἐπειδὴ πλέονα γένη ἑνὸς ὄντα τυγχάνει, τὸ μὴ προσῆκον ἕκαστον ἑαυτῷ προσ-
261 λαμβάνον καὶ πάνθ' ὅσα τοιαῦτα τάσεις | καὶ νόσους παρέχει. παρὰ
8 φύσιν γὰρ ἑκάστου γιγνομένου καὶ μεθισταμένου θερμαίνεται μὲν ὅσα ἂν πρότερον ψύχηται. ξηρὰ δ' ὄντα εἰς ὕστερον γίνεται ⟨νοτερὰ⟩

6 ὅπερ ἔφην] *paulo ante p. 43, 9* 9 sqq. ἐξ ἑνὸς ἀρκεσθήσομαι μόνου τοῦ Τιμαίου παραγράψαι ταῦτα· "τὸ δὲ τῶν νόσων" κτλ., *in quibus Plato, ut ait Gal. infra (p. 45, 2)*, ἀκολουθεῖ τῷ Ἱπποκράτει κατὰ τὰ πρῶτα στοιχεῖα καὶ τὰς ποιότητας αὐτῶν] *Tim. 81 E sq.* 10 τεττάρων] *cf. Gal. De plac. 667. 679. 681 Müll.* 15 *sq.* παρὰ φύσιν] *cf. Gal. De plac. 668 Müll.*

περὶ νοσημάτων καὶ περὶ τῶν χυμῶν *omnes edd.* κἂν *usui Galeniano convenienter addidi*: καὶ *requirebat Corn.*: ὥστ' *Helmr.*

1 ἐθέ$^{λ'}$ L: ἐθέλοι *Ald.* 2 σχολαζ L, ⌒ *pro* ων *superposuisse videtur* L¹: σχολάζων γ' οὕτως *coni. Corn.* 3 ἀλεξανδρ L: ἀλεξανδρείας *Ald.* ἐὰν (ἐ)θέ⟨λῃ⟩ *complevi*: ἐὰν δὲ L *edd.* τῶν *pro* ἁπάντων *ex errore Ald. cunctae edd.* 4 ἑκάστου ἐκλέγειν (ἐκ *praefixit* L¹) τὰς ῥήσεις L: τὰς ῥήσεις *medio interposito hiatum, si modo est ullus, effugi* 6 ὅπερ L: ὥσπερ *ab Ald. edd.* μόνου L: μόνον *ab Ald. edd.* τοῦ *add.* L¹ 7 *solum* ἱπποκρά$^{τ/}$ L: τοῦ ἱπποκράτους *ab Ald. edd.* 8 τοῦ$^{τ/}$ L: *in* τούτου *dissolvi*: τούτων *Ald.*: τούτῳ *Helmr.* 9 ἀρκεσθήσο$^{μ/}$ L: ἀρκεσθησόμενος *ab Ald. receperunt edd.* μόνού τοῦ (*art. add.* L¹) τι$^{μ/}$ L παραγράψαι *correxi*: π^{ε}γράψο$^{μ/}$ L: περιγράψομαι *ab Ald. edd.*: παραγράψομαι *coni. Corn.*; *sed cf. p. 43, 5. 47, 4. 52, 20. 69, 6*
10 πο^{θ} L: ὃ *edd.*: ὅθεν *text. Plat.* 11 γης υδατος πυρος τε και αερος L: τε καὶ *del. Ald.*: *et* καὶ *ante* ὕδατος *et* τε καὶ *post* ὕδατος *add. Chart.*: γῆς πυρὸς ὕδατός τε καὶ ἀέρος *t. Plat.* τού^{τ} L, ⌒ *pro* ων *add*, L¹ 12 τὴν *ante* φύσιν *falso cum Chart. add. K.* 13 γενομένη L: γινομένη *K.*: γιγνομένη *t. Plat.* το ἕτερον L: τῶν ἑτέρων L¹ *edd.* 14 πλεονα γε.η ἐν' L, ν *in lac. inser.* L¹: γένη πλείονα *t. Plat.*: ἑνὸς *e t. Plat. ab Ald. edd.* ἑκάστου L: ἕκαστον L¹ *edd.*
14. 15 π^{ο}^{ρ}λαμβάν\ καὶ πάνθ' ὅς^{J} τοιαῦ$^{τ/}$ τάσ^{ss} (*i. e.* ὅσας τοιαύτας τάσεις) L: προσλαμβάνον, καὶ πάνθ', ὅσα τοιαῦτα, τάσεις *Ald.*: *quorum ad postremum* στάσεις '*Bas. plat.*' *adscr. Corn.*: τάσεις *in t.*, στάσεις *in marg. Bas.*: προσλαμβάνει *et* εἰ στάσεις *a Chart. recepit K.*: προσλαμβάνειν . . . στάσεις *t. Plat.* 16. 17 θερμαινε^{τ} μὲν ὅσα L, ἂν *post* ὅσα *s. v. add.* L¹: θερμαίνεται μὲν ὅσα ἄν περ *Ald. Bas.*: θερμαίνε (*sic*) μὲν ὅσα ἄν περ *Chart.*: *unde* θερμαίνειεν ὅσα ἄν περ *K.* 17 *et p. 45, 1* εἰς υγρο$^{τρ'}$ (*dein lacuna plus decem litterarum*) καὶ κοῦφα L, *unum* γίνεται *inseruit* L¹: εἰς ὕστερον γίνεται νοτερὰ καὶ κοῦφα *e t. Plat. emendavit et supplevit Ald.*

καὶ κοῦφα δὴ καὶ βαρέα καὶ πάσας πάντῃ μεταβολὰς δέχεται.” ἐν
ταύτῃ μὲν οὖν τῇ ῥήσει σαφῶς ὁ Πλάτων ἀκολουθεῖ τῷ Ἱπποκράτει
κατὰ τὰ πρῶτα στοιχεῖα καὶ τὰς ποιότητας αὐτῶν. ἐν δὲ τοῖς μετὰ ταῦτα 9
καὶ τοὺς χυμούς πως αἰτιώμενος τῶν νοσημάτων ὠδίπως φησί· “τὸ
δὲ λευκὸν φλέγμα διὰ ⟨τὸ⟩ τῶν πομφολύγων πνεῦμα χαλεπὸν ἀποληφθέν,
ἔξω δὲ τοῦ σώματος ἀναπνοὰς ἴσχον ἠπιώτερον μέν, καταποικίλλει
δὲ τὸ σῶμα λεύκας ἀλφούς τε καὶ τὰ τούτων συγγενῆ νοσήματα ἀποτίκτον.
μετὰ δὲ χολῆς μελαίνης κερασθὲν ἐπὶ τὰς περιόδους τὰς
ἐν τῇ κεφαλῇ θειοτάτας οὔσας ἐπισκεδαννύμενον καὶ ξυνταράττον
αὐτὰς καθ' ὕπνον μὲν ἰὸν πρᾳύτερον, ἐγρηγορόσι δὲ ἐπιτιθέμενον δυσαπαλλακτότερον·
νόσημα δ' ἱερᾶς ὂν φύσεως ἐνδικώτατα ἱερὸν λέγεται.”
καὶ ταύτῃ γε τῇ ῥήσει πάλιν ἐπιφέρων ἑτέραν φησί· “φλέγμα δ' ὀξὺ καὶ 10
ἁλμυρὸν πηγὴ πάντων νοσημάτων ὅσα γίνεται κα|ταρροικά, διὰ δὲ 262
τοὺς τόπους εἰς οὓς ῥεῖ παντοδαποὺς ὄντας παντοῖα ὀνόματα εἴληφεν.”
οὕτω μὲν ὁ Πλάτων περὶ φλέγματος ἀπεφήνατο καὶ σὺν αὐτῷ μελαίνης χολῆς.
ἐφεξῆς δ' ἄκουσον ἃ λέγει περὶ τῆς ξανθῆς· “ὅσα δὲ φλεγ- 11
μαίνειν λέγεται τοῦ σώματος ἀπὸ τοῦ κάεσθαί τε καὶ φλέγεσθαι διὰ
χολὴν γέγονε πάντα. λαμβάνουσα μὲν ⟨οὖν⟩ ἀναπνοὴν ἔξω παντοῖα
ἀναπέμπει φύματα ζέουσα, καθειργνυμένη δὲ ἐντὸς πυρίκαυτα νοσήματα
πολλὰ ἐμποιεῖ, μέγιστον δ', ὅταν αἵματι καθαρῷ συγκερασθεῖσα
τὸ τῶν ἰνῶν γένος ἐκ τῆς ἑαυτῶν διαφορῇ τάξεως, αἳ διεσπάρησαν μὲν

4 τούς χυμούς πως αἰτιώμενος τῶν νοσημάτων ὠδίπως φησι· “τὸ δὲ λευκὸν φλέγμα” κτλ.] *Plat. Tim. 85 A sq.; cf. Gal. De plac. 707 Müll.* 12 ἐπιφέρων ἑτέραν (*sc.* ῥῆσιν) φησί· “φλέγμα δ' ὀξὺ” κτλ.] *ibid. 85 B; cf. Gal. De plac. 688 Müll.* 16 ἃ λέγει περὶ τῆς ξανθῆς (χολῆς)· “ὅσα δὲ φλεγμαίνειν λέγεται” κτλ. — *p. 46, 19*] *Plat. Tim. 85 B—86 A; cf. Gal. De plac. 688 Müll.*

1 παν^{τ} L, η *add.* L^1: πάντη *edd.* 2 ὁ *add.* L^1 ακολου^{θ} L, ει *add.* L^1 *edd.* 3 τὰ *ante* πρῶτα *om. ab Ald. edd.* 4 π^{s} *pro* πως *fort. inser.* L^1 ὠδίπως *in ras. add.* L^1 5 φλεγ$^{μ/}$ L δια τῶν πομφολύγων φλεγ^{μ} *(sic)* χαλεπὸν L: τὸ *ante* τῶν *ex Plat. suo add. Corn. Chart.*: πνεῦμα *pro* φλέγμα *e t. Plat. restit. Ald.* ἀπολειφθεν L: ἀποληφθὲν *e t. Plat. corr. Ald.* 6 ἠπιωτρ/ L: ἠπιοτέρας *Ald. Bas.*: ἠπιώτερον *corr. Corn. Chart.* καταποικι$^{λ/}$ L *cum t. Plat.*: κατὰ ποικιλίαν *Ald.*: *corr. Bas. Corn.* 7 τε *add.* L^1 8 δὲ *add.* L^1: μετὰ χολῆς δὲ μελαίνης *t. Plat.* *post rasuram* αθὲν L: κερασθὲν *cum Plat.* L^1 *edd.* 9 θειοτα$^{τ/}$ L: θειοτάτας *Ald.* 10 καθ' ὕπν' μὲν ἰὸν *(ex* ἰὼν *eraso restit.)* L: καθ' ὕπνου μὲν ἰὸν (ἐὸν *K.*) *ab Ald. edd.* πραυ$^{τρ'}$ L: πρᾳότερον *e t. Plat. ab Ald. edd.* ἐγρηγορσιν L: ἐγρηγορῶσιν L^1: *corr. Ald.* τιθεμς' L: ἐπιτιθέμενον *ex Plat. corr. Ald.* δυσαπαλακτότερον L: *corr. Ald.* 11 ἐνδ κ τ^{τ} *cum spatiis* L: ἐνδεικτότα^{τ} L^1: ἐνδικώτατα *e t. Plat. edd.* 12 ἐπιφέρ͡ L: ἐπιφέρον *per errorem typographicum Chart. K.* 14 παντοδαπ' ὀντ^{J} L: παντοδαπούς ὄντας *ab Ald. edd.* παν$^{τ'}$ L: οἷα *add.* L^1 15 *post* μὲν *add.* οὖν *Ald.* τοῦ *ante* φλέγματος *nulla necessitate add.* L^1 17 καίεσθαί τε *ab Ald. edd.*: κάεσθαι L, τε *supra add.* L^1 18 οὖν *e t. Plat. add. Ald.* 19 φυμα^{τ} *cum Plat.* L: φυσήματα *ab Ald. edd.* πυρίκαυ$^{τ:}$ L: πυρίκαυστα *cum Chart. K.*
21 διαφορεῖ τάσε^{s} (τι *medio supra interpos. et* σ *littera pro* ξ *in ras. substit.* L^1) L: διαφορῇ τάσεως *Ald.*: τάξεως *cum Plat. suo Corn.* ἃ (*in ras.* L^1) διεσπάρησαν μὲν εἰς L: αἳ *corr. et* μὲν *om. Ald.*: αἳ δ. μὲν *t. Plat.*

εἰς αἷμα, ἵνα συμμέτρως λεπτότητος ἴσχοι καὶ πάχους καὶ μήτε διὰ θερ-
μότητα ὡς ὑγρὸν ἐκ μανοῦ τοῦ σώματος ἐκρέοι μήτ' αὖ πυκνότερον δυσ-
12 κίνητον ὂν μόγις ἀναστρέφοιτο ἐν ταῖς φλεψί. καιρὸν δὴ τούτων ἶνες
τῇ τῆς φύσεως γενέσει φυλάττουσιν, ἃς ὅταν τις καὶ τεθνεῶτος αἵματος
ἐν ψύχει τε ὄντος πρὸς ἀλλήλας ξυναγάγῃ, διαχεῖται πᾶν τὸ λοιπὸν
αἷμα. ἐαθεῖσαι δὲ ταχὺ μετὰ τοῦ περιεστῶτος αὐτὸ ψύχους ξυμπη-
263 γνύασι. ταύτην δὴ τὴν | δύναμιν ἐχουσῶν ἰνῶν ἐν αἵματι, χολὴ φύσει
παλαιὸν αἷμα γεγονυῖα καὶ πάλιν ἐκ τῶν σαρκῶν εἰς τοῦτο τετηκυῖα,
θερμὴ καὶ ὑγρὰ κατ' ὀλίγον τὸ πρῶτον ἐμπίπτουσα πήγνυται διὰ τὴν
τῶν ἰνῶν δύναμιν, πηγνυμένη δὲ καὶ βίᾳ κατασβεννυμένη χειμῶνα
καὶ τρόμον ἐντὸς παρέχει· πλείων δ' ἐπιρρέουσα, τῇ παρ' αὐτῆς θερ-
13 μότητι κρατήσασα, τὰς ἶνας εἰς ἀταξίαν ζέσασα διέσεισε· καὶ ἐὰν μὲν
ἱκανὴ διὰ τέλους κρατῆσαι γένηται, πρὸς τὸ τοῦ μυελοῦ διαπεράσασα
γένος καίουσα ἔλυσε τὰ τῆς ψυχῆς αὐτόθεν οἷον νεὼς πείσματα μεθ-
ῆκέ τε ἐλευθέραν, ὅταν δὲ ἐλάττων ᾖ τό τε σῶμα ἀντίσχῃ τηκόμενον,
αὐτὴ κρατηθεῖσα ἢ κατὰ πᾶν τὸ σῶμα ἐξέπεσεν ἢ διὰ τῶν φλεβῶν εἰς τὴν
κάτω ξυνωσθεῖσα ἢ τὴν ἄνω κοιλίαν, οἷον φυγὰς ἐκ πόλεως στασιασάσης
ἐκ τοῦ σώματος ἐκπίπτουσα, διαρροίας καὶ δυσεντερίας καὶ τὰ τοι-
14 αῦτα ⟨νοσήματα⟩ πάντα παρέσχετο." ταυτὶ μὲν οὖν ἐν μόνῳ τῷ Τιμαίῳ
Πλάτων εἶπεν ἑπόμενος Ἱπποκράτει· τὰ δ' ἐκ τῶν ἄλλων αὐτοῦ
βιβλίων εἴ τις ἐκλέγοι πάντα, δόξει μιμεῖσθαι μακρολογίας ἕνεκα τὸν

1 ἰσ^χ L, οι *superscr.* L^1 2 μόνου L: μανοῦ *e t. Plat. corr. Ald.* 3 ἀναστρέφοιτο *cum t. Plat.* L: ἀντιστρέφοιτο *a Chart. recepit K.* καὶ δὴ *cum spatio* L, καιρ'' *corr.* L^1: καιρὸν *ab Ald. edd.*: ἶνες *in ras. add.* L^1: καιρὸν δὴ τούτων ἶνες *t. Plat.* 4 τεθνεότος *per errorem Chart. K.* 5 ἐμψύ^χ L: ἐν ψύχει *corr. Ald.* ξυναγα$^{γ/}$ L, η *add.* L^1: ξυναγάγοι *Chart. K.* 6 ἐαθεῖσα L, αι *corr.* L^1 παχὺ *perperam K.* αὖ L, ῦ *add.* L^1: αὐτοῦ *Ald.*: αὐτὸ *cum Plat. scr. Corn.* ψυ$^{χ/}$ L, ους *add.* L^1 7 ἐν *om.* L: *add.* L^1 *edd.* φ$^{η'}$ *i. e.* φησὶ L: φήσει *Ald.*: φύσει *sec. Plat. corr. Bas. Corn.* 11 πλεῖ' δ' ἐπιρρέουσα L: πλεῖον δ' ἐπιρρέουσα *ab Ald. edd.*: πλείων *e Plat. suo adscr. Corn.* 12 διέσεισε *ut in t. Plat. restit. Helmr.*: διέσωσε L *edd.* 13 κρα^{τῆσ} L: κρατῆσαι *ab Ald. edd.* με$^{λ\frown}$ L, υ *superscr.* L^1: μυελοῦ *cum Plat. edd.* 14 γε$^{ν/}$ ὑουσ^α *cum rasuris* L: γένος καίουσα *ex t. Plat. Ald.* ἔλυσε τὰ *restit. ex Plat. Ald.*: ἐλί......τ^ς L, ι *post* ἐ *et* σσεται *post* ί *add.* L^1 οιον....... μεθῆ| δὲ L, εως πεισματα *add.* L^1: οἷον νεὼς πείσματα *ex Plat. corr. Ald.* 14. 15 μεθῆ| δελευ$^{θρ/}$ L, δὲ ἐλευ^{θρι} L^1: μεθῆκε δὲ ἐλευθέραν *ab Ald. edd.*: τε *pro* δὲ *ex Plat. corr. Corn.* 15 ὅτε δὲ ἔλαττ' ᾖ L: ὅταν *corr. Corn.*: ὅταν δὲ ἐλάττων ᾖ *sec. text. Plat. Chart. K.* ἀντισ$^{χ\frown}$ τηκόμς' L: ἀντισχῇ τηκόμενον *Ald.*: ἀντίσχῃ τι *adscr. Corn.*: τι *add. etiam Bas.*: τι *om. cum t. Plat. Chart. K.* 16 αὐ^τ L, ή *add.* L^1: αὐτὴ *adscr. Corn.* *ad* αὐτῇ *Ald.* 17 κα$^{τ/}$ L, ω *supra add.* L^1 ξυνεω^{θσ} L: ξυνωσθεῖσα *ab Ald. edd.* φυ^ς L, ι' *i. e.* ἀς *add.* L^1 στασια^{σσ} L, σα *superpos.* L^1: στασιασάσης *ab Ald. edd.* 19 *post* τοιαῦτα *add.* νοσήματα *e text. Plat. Ald.* παρέχετο *ex errore Ald. K.* ταῦ L, ι *add.* L^1: ταυτὶ *Ald. et ceterae edd.* 20 δὲ L, δ' ἐκ L^1 *edd.* αὐ$^{τ\frown}$ *i. e.* αὐτοῦ L *et a Chart. edd.*: αὐτῶν *Ald. Bas.* 21 ἕνε| L: ἕνεκα *ab Ald. edd.*

Ἰουλιανόν, ἔτι δὲ δὴ μᾶλλον, | εἰ τὰ [παρὰ] Θεοφράστῳ καὶ Ἀρι- 264
στοτέλει καὶ Χρυσίππῳ καὶ πᾶσι τοῖς Περιπατητικοῖς τε καὶ
Στωϊκοῖς εἰρημένα περὶ θερμοῦ καὶ ψυχροῦ καὶ ξηροῦ καὶ ὑγροῦ καὶ
χολῆς καὶ φλέγματος ὑγείας τε καὶ νόσου παραγράφοι σύμπαντα.
καὶ γὰρ νῦν ἡγοῦμαί τινας ἤδη μέμφεσθαι τοῦ μήκους ἡμῖν τῶν λόγων 15
εἰς ἔλεγχον ἀναισθήτου σοφιστοῦ συγκειμένων. ὃς γὰρ οὐκ ὤκνησεν, ὦ
Ζεῦ καὶ θεοί, Πλάτωνα μὲν καὶ Ἀριστοτέλην καὶ Ζήνωνα καὶ τοὺς
ἀπ' αὐτῶν φιλοσόφους ἐπαινεῖν, ἐξελέγχειν δὲ τὰ περὶ τῶν τοῦ σώματος
στοιχείων ὑφ' Ἱπποκράτους εἰρημένα, τί ἂν ἐπὶ τῶν πάντων ὁ τοι-
οῦτος εἰπεῖν αἰδεσθείη;

5. ⟨Ἀλλὰ⟩ ταῦτα μὲν ἀφείσθω, σκέψαι δ' ἑξῆς ἃ γράφει μὴ συγχω- 1
ρῶν, ὡς ἔοικε, μηδὲ τῷ ὀνόματι χρήσασθαι τῆς φύσεως. ἔστι δ' ⟨ἡ⟩
ἀρχὴ τῆς ῥήσεως ἥδε· οὐδ' ἂν πείσειαν ἡμᾶς γε ⟨οὕτως ὡς⟩ ἑαυ-
τοὺς ἐπ' ἀληθείᾳ ὅτι ἴσασι τί ἡ φύσις ἐστίν, ἣν ἄνω τε |
καὶ κάτω θρυλοῦσι τραγῳδοῦντες πανταχοῦ ἤτοι θερμὸν 265
ἁπλοῦν ἢ κρᾶμα † κἀκ μίξεως ἢ ψυχροῦ οὐσίαν καὶ πνεύ-
ματος. κἄπειτα ἑξῆς τούτων ἐπιφέρει πολλὰ μὴ συγχωρῶν ἐγνῶ-
σθαι φύσεως οὐσίαν, ὥσπερ Ἱπποκράτους γεγραφότος ὄνομα φύ-
σεως ἐν τῷ προκειμένῳ νῦν ἡμῖν ἀφορισμῷ, ἀλλ' οὐκ ἐν τοῖς αὐτομάτως

19 ἐν τῷ προκειμένῳ νῦν ἡμῖν ἀφορισμῷ] *Aph. I 2. IV 458 L.; cf. p. 34, 9*
11 *et p. 48, 1* ἐν τοῖς αὐτομάτως γιγνομένοις] *vid. p. 34, 11*

1 π^{ε} θεοφράστου καὶ ἀριστο$^{τλ/}$ καὶ χρυσι$^{ππ/}$ L: παρὰ Θεοφράστου καὶ Ἀριστοτέλους καὶ Χρυσίππου *ab Ald. edd.*: *corr. Helmr.* 2. 3 καὶ π^{α}| τ περιπατη^{τ}| τε καὶ στωι^{ς} L 8 θερμοῦ καὶ ψυχροῦ καὶ ξηροῦ καὶ ὑγροῦ *sicut e. c. p. 42, 13. 43, 7. 49, 21 colloc.* L: θερμοῦ καὶ ὑγροῦ καὶ ψυχροῦ καὶ ξηροῦ *transpos. Ald.* 4 παραγράφοι L: παραγράφει *Ald. Bas.*: παραγράφη *Chart. K.* 5 ἤδη τινὰς *transpos. Ald.* *nonne* τὸ μῆκος *praeferas?* 6 ὃς *corr. Corn. Chart.*: ὡς L *Ald. Bas.* 3 ἐξελε$^{χ/}$γ L 9—11 τί ἂν . . . αἰδεσθείη; ⟨ἀλλὰ⟩ ταῦτα *coni. Helmr.*: τί ἂν . . . αἰδεοθῇ; ἢ ταῦτα L *edd.* 11 ἀφείσθω *Aldinam secutus scribere malui quam* ἀφεθήτω *vel* ἀφέσθω: 'sed haec missa sint' *vertit interpr. Iunt.*: ἀφεισ^{τθω} L, *quod quid sit ignoro* 12 τῷ ὀνόματι χρήσασθαι *temptavi coll. quae leguntur p. 49, 17 sq.*: τ' οὐνο^{μ} τινὶ σκέψασ^{θ} L: τοὔνομά τινι σκέψασθαι *ab Ald. edd.* τῇ φύ L, σ *et* σεως *add.* L[1] ἡ *ante* ἀρχὴ *addidi* 13 πεισ́ L, ε *in ras. adscr.* L[1]: πείσειαν *edd.* ἡμᾶς τε ἢ αὐτοὺς (οὺς *superscr.* L[1]) L *edd.*: *supplevi et emendavi* 14 ἐπ' ἀλη$^{θ/}$ L: ἐπ' ἀληθείᾳ *ab Ald. edd.*: ἐπ' ἀληθείας *scr. Helmr.* 15 παντα^{χ} L: πανταχοῦ *Ald.* 16 κρα$^{μμ\,τ}$ κἀκ μίξεως L; *quid corrector voluerit obscurum*: *inter* κράμματος *et* κράμμα τε *haereo*: κρᾶμα κἀκ μίξεως *Ald. ceteraeque edd.*: κρᾶμά τι *coni. Helmr.*: *haud scio an* κἀκ μίξεως *ut glossema tollendum sit* οὐσία L *Ald. Bas.*: *corr. Chart.* πνᾶ L, το *s. v. add.* L[1]: πνεύματος *ab Ald. edd.* 17 *verba* κἄπειτα . . . οὐσίαν *om.* L: κἄπειθ' ἑξῆς τούτ (*fort.* τούτῳ *vel* τούτων)| ἐπιφέρει πολλὰ μὴ| συνχωρῶν ἐγνω (*fort.* ἐγνωκέναι)| φύσεως οὐσί . . . *in marg. add.* L[1]: τούτ| *vocabulo quae desunt cum margine abscissa*: τοῦτο *complev. Ald.*: τούτῳ *Chart.*: τούτων *praetulerim*: μὴ πολλὰ *colloc. ab Ald. cunctae edd.*: συγχωρῶν ἐγγνῶναι *ab Ald. receperunt edd.*: *num* ἐγνῶσθαι *praestet?* 19 *et p. 48, 1* ἐν τ^{ο} (*i. e.* τοῖς) αὐτομα$^{τ/}$ γιγνο$^{μν/}$ L: γιγνόμενον *ab Ald. omnes edd.*: *corr. Corn., at* αὐτομάτοις *cum Ald. idem retinuit*: *coll. p. 34, 11 corr. Helmr.*

2 γιγνομένοις εἰρηκότος. πόθεν ἐπεισῆλθε τὸ τῆς φύσεως ὄνομα; πόθεν
δ' ἄλλοθεν ἢ ἐκ τῆς συνήθους Ἰουλιανοῦ φλυαρίας ἀφορμὴν παρε-
ξούσης λόγων μακρῶν, οὓς ἐάν τις ἀναπτύξῃ, προδήλως φωράσει τὸν
λῆρον αὐτοῦ. ἐπεὶ τοίνυν ἅπαντες ἰατροὶ τῶν κενώσεων τὰς μὲν ὑπὸ
φύσεως, τὰς δ' ὑπὸ τύχης γίγνεσθαί φασιν, ἐνδεικνύμενοι τὴν αἰτίαν
αὐτῶν ἐνίοτε μὲν ἐξ αὐτοῦ τοῦ τῶν καμνόντων ὁρμᾶσθαι σώματος,
ἔστιν ὅτε δ' ἔξωθεν, ἀφορμὴν ταύτην εἶχε τοῦ ληρῆσαί τι περὶ τοῦ τῆς
3 φύσεως ὀνόματος. ἔστι δ' ὃ βούλεται λέγειν ἐν κεφαλαίῳ περιλαβόντι
τοιόνδε· 'φυσικὰς κενώσεις οὐδὲ φθέγγεσθαι προσῆκεν, ἀγνοοῦντας ὅ
266 τι ποτ' ἐστὶν ἡ φύσις.' ἀλλ', ὦ γενναιότατε | σοφιστῶν, οὐδ' ὅτι ψυ-
χὴν ἔχομεν ἢ αἴσθησιν ἢ νοῦν ἢ μνήμην ἢ λογισμὸν ὁ τοιοῦτος λόγος
ἐπιτρέψει γιγνώσκειν, ὡς ἑκάστου γε καὶ τούτων δύσγνωστος ἡ οὐ-
σία. καὶ τί θαυμαστόν; ὅπου γὰρ καὶ τὸν ἥλιον αὐτὸν ὃν ἐνεργέστατα
βλέπομεν οὐκ ἴσμεν ἀκριβῶς ὁποῖός ἐστι τὴν οὐσίαν, ἦ πού γε περὶ
φύσεως ἢ ψυχῆς ἢ μνήμης ἤ τινος ἑτέρου τῶν τοιούτων ἑτοίμως ἀπο-
4 φανούμεθα. ἀλλ' ὥσπερ καὶ ταῦτα ὀρθῶς εἰρήκαμεν, οὕτως καί, ὅτε τὴν
ἔννοιαν αὐτῶν ἑκάστου καὶ τὴν τῆς ὑπάρξεως διάγνωσιν ἔχομεν ἐναργῆ,
προσθεῖναι χρὴ τῷ λόγῳ. ἅπαν μὲν γὰρ φυτὸν ὑπὸ φύσεως διοικεῖται,
πᾶν δὲ ζῷον ὑπὸ φύσεώς τε ἅμα καὶ ψυχῆς, εἴ γε δὴ τὴν μὲν τοῦ τρέφε-
σθαί τε καὶ αὐξάνεσθαι καὶ τῶν τοιούτων ἔργων αἰτίαν ὀνομάζομεν
ἅπαντες ἄνθρωποι φύσιν, τὴν δὲ τῆς αἰσθήσεώς τε καὶ τῆς ⟨ἐφ⟩εξῆς
5 αὐτῇ κινήσεως ψυχήν. ὥστ' οὐδεὶς ἡμῶν οὔτε καταψεύδεται τῶν ἔργων

14 οὐκ ἴσμεν ἀκριβῶς ὁποῖός ἐστι τὴν οὐσίαν *sc.* ὁ ἥλιος] *cf. [Gal.] XIX 274 K.* περὶ φύσεως] *naturae variorum philosophorum definitiones recensentur ibid. p. 246; eius definitiones medicae ibid. p. 371* 15 ψυχῆς] *cf. imprimis Gal. in Epid. l. VI. V 2 (V 314, 14 sq. L.) comm. CMG V 10, 2, 2 p. 270, 21 sqq.* μνήμης] *variae definitiones enumerantur XIX 381 K.* 18 ἅπαν μὲν γὰρ φυτὸν κτλ.] *cf. St. V Fr. II 718* 19 sq. τὴν τοῦ τρέφεσθαί τε καὶ αὐξάνεσθαι ... αἰτίαν ὀνομάζομεν φύσιν] *eadem saepius profitetur Gal., velut in primo in Hipp. l. de alimento comm. XV 225 K.* 21 τὴν δὲ τῆς αἰσθήσεώς τε καὶ τῆς ἐφεξῆς αὐτῇ κινήσεως ψυχὴν (*sc.* ὀνομάζομεν)] *item cum alibi tum Gal. II 1 sq. K.*

1 εἰρηκότ' L: εἰρηκότα *Ald.*: *corr. Corn.* 2 τ (ῆς *add.* L¹) L παρεξούσης *scripsi*: παρέξ⁀ λόγ' μακρ' (*i. e.* παρέξων λόγον μακρὸν) L, λόγ⁀ μακρ⁀ (*i. e.* λόγων μακρῶν) L¹: παρέξει λόγον μακρὸν *Ald. Bas.*: παρέξει λόγου μακροῦ *Chart. K.* 3 οὓς L: ὃν *ab Ald. edd.* ἀναπτύξῃ L *K.*: ἀναπτύξει *inde ab Ald. usque ad Chart.* 3. 4 ῒ λῆ L, ρ' *in ras. add.* L¹ 7 ·Λ· δ^τ δ' ἔξωθεν L: ἔστι δ' ὅτ' ἔξωθεν *transp. Ald.* ταῦ^τ L: ταύτην *corr. Ald.* περὶ *ante* τοῦ ληρῆσαι *falso add. ab Ald. edd.* 8 ὀνόματος *in marg. suppl.* L¹ κεφα^λ L, αι^ω *add.* L¹ 11 ἢ λογισμὸν ἢ μνήμην *colloc. Ald.* 12 ἑκάστου τε L: *corr. Ald.* 13 αὐ^τ ἐναργέστα^τ L: αὐ^τ ον *corr.* L¹ 14 ἤ που τὲ L: ἤ πού τε *ab Ald. edd.*: *corr. Helmr.* 15 ἀποφανούμεθα *corr. K.*: ἀποφαινούμεθα L *edd.* 16 αὐτῶν *ante* ὀρθῶς *per errorem Ald. additum habent edd.* καὶ οὕτω *transp. Ald. ceteraeque edd.* ὁ^τ| τὴν, *i. e.* ὅτε (τε *superscr.* L¹) τὴν L: ὅταν τὴν *universae edd.* 17 ἔχομεν L *edd.*: ἔχωμεν *solus K.* 18 ὅθεν ^ο τ' φυ^τ' διοικεῖ, ὅθεν τὰ ζῶα *in marg. add.* L¹ 21 τὴ (ν *adscr.* L¹) *ante* δὲ τῆς L τῆς ⟨ἐφ⟩εξῆς αὐτῇ κινήσεως *conieci*: τῆς ἕξεως αὐ^τ (υ, *i. e.* αὐτοῦ, *num* ζῴου?, *s. v. add.* L¹) κινήσεως L: *eadem praeter* αὐτῆς *ab Ald. edd.*: ἐξῆς *adscr. Corn.*: ἐξ ἑαυτοῦ *coni. Helmr.*

τῆς φύσεως οὔτ', ἐπειδὴ ταῦτα γιγνώσκει, καὶ τὴν οὐσίαν αὐτῆς εὐθὺς
οἶδε, καθάπερ οὐδὲ τὴν τοῦ | ἡλίου, ἀλλ' ἀνατέλλοντα μὲν αὐτὸν ὁρῶ- **267**
μεν ἐναργῶς, ὥσπερ γε καὶ δυόμενον ἅπαντά τε μεταξὺ τόπον ἀμεί-
βοντα τάξει ⟨κατὰ⟩ χρόνον ἀφωρισμένον, τὴν δ' οὐσίαν ὁποῖός τίς
ἐστιν ἐπὶ σχολῇ ζητοῦμεν. εἰ μὲν οὖν ἀδύνατον ἦν γνῶναι τὰς φυσικὰς 6
ἐκκρίσεις ὁπότε γίγνονται χωρὶς τοῦ προγνῶναι τὴν οὐσίαν τῆς ἐργαζο-
μένης αὐτὰς φύσεως, εἰκότως ἂν ὁ δείξας ἐκείνην ἄγνωστον εὐθὺς αὐτῇ
συνανῃρήκει τὴν τούτων γνῶσιν. ἐπεὶ δ' ἐγχωρεῖ, κἂν ἐκείνην τις ἀγνοῇ,
ταύτας γοῦν γινώσκειν, ἐκ περιττοῦ φλυαρεῖ πάντα ταῦθ' ὁ θαυμασιώ-
τατος Ἰουλιανός. ἡμεῖς γάρ, ὅταν τῳ χωρὶς φαρμάκου καθαίροντος
ἔμετος ἢ συχνὴ κάτω γένηται κένωσις, εἴτε δι' ἐντέρων εἴτε καὶ διὰ
μήτρας, ἅπαντα τὰ τοιαῦτα φύσει τε γεγονέναι φαμὲν ἢ ὑπὸ φύσεως ἢ
φυσικῶς (οὐδὲν γὰρ διαφέρει) μιμούμεθά τε ⟨τὰ⟩ φανερῶς ὠφελήσαντα
τοὺς κάμνοντας. Ἰουλιανὸς δ' ἔοικεν οὐδ' ὃ πάντες ἄνθρωποι λέγουσί 7
τε καθ' ἑκάστην ἡμέραν καὶ γιγνώσκουσιν, οὐδὲ τοῦτ' ἐπίστασθαι, κατὰ
φύσιν μὲν ἔχειν τοὺς ὑγιαίνοντας, παρὰ | φύσιν δὲ τοὺς νοσοῦντας. εἰ **268**
γὰρ οὐκ ἔξεστιν οὐδενὶ τῶν τοιούτων ὀνομάτων χρῆσθαι μὴ πρότερον
ἐπισταμένους τῆς φύσεως τὴν οὐσίαν, οὔτε τοὺς ὑγιαίνοντας ὅτι κατὰ
φύσιν ἔχουσιν ἐροῦμεν οὔτε τοὺς νοσοῦντας ὅτι παρὰ φύσιν.

ἀλλὰ γὰρ εἰ βούλει καὶ τοῦτ' αὐτῷ δῶμεν ἐκ περιουσίας καὶ συγ- 8
χωρήσωμεν, εἰ μὴ πρότερον εἰδείημεν ὡς ἐκ θερμοῦ καὶ ψυχροῦ καὶ
ξηροῦ καὶ ὑγροῦ τὰ σώμαθ' ἡμῶν συνέστηκεν, ἀμήχανον εἶναι μιμήσα-
σθαι τὰ καλῶς ὑπὸ φύσεως ἢ τύχης γιγνόμενα. τί οὖν κωλύει γιγνώσκειν
ἡμᾶς ἀκριβῶς τοῦτο, μέχρις ἂν ἡμεῖς τε λέγειν ἔχωμεν ἀπόδειξιν δόγ-
ματος οἵ τ' ἄριστοι τῶν φιλοσόφων οὓς καὶ σὺ θαυμάζεις αὐτὸς ὁμολογῶ-
σιν Ἱπποκράτει τε καὶ ἀλλήλοις, εἰ μή τις τὴν διαφωνίαν ἱκανὸν ἡγεῖ-

25 οὓς (*sc.* φιλοσόφους) καὶ σὺ θαυμάζεις] *cf. p. 42, 9 sq. 47, 7 sqq.* 26 εἰ μή τις κτλ.] *cf. St. V. Fr. II 120*

2 οἶδε] οἷός τε *praebent edd.* ἀνελοντα L: ἀνατελλοντα *corr.* L^1 3 δυομ L, εν' *s. v. pos.* L^1: δυόμενον *ab Ald. edd.* τὸν *post* τε *cum* L^1 *add. Ald. ceteraeque edd.* 4 τάξει χρό^{ν} ἀφορισ$^{μν/}$ L: τάξει χρόνῳ ἀφωρισμένῳ *coni. Ald.*: *post* τάξει *add.* καὶ *Chart.*: τάξει ⟨κατὰ⟩ χρόνον ἀφωρισμένον *temptavi* 5 ἐπὶ χολῇ *ex errore typothetae K.* 6 γίνονται *edd.* τῆς] αὐτῆς *exhibent ab Ald. edd.* 7 ὁ *ante* δείξας *addidi* ἐκείνην L: ἐκεῖνος *scr. Chart.* εὐθὺς *add.* L^1 αὐ^{τ} L, ῆ *add.* L^1 8 συνανήρη^{ι} *i. e.* συνανήρηκε L *omnesque edd.*: *correxi* ἀγνοῇ *corr. K.*: ἀγνοεῖ *cum* L *ceterae edd.* 9 γιγνώσκειν *edd.* φλυαρι (ρεῖ *corr.* L^1) (ταυ *deleto*) πάντα ταῦθ' ὁ L: ταῦτα πάνθ' ὁ *colloc. edd.* 10 ὅ$^{τ'}$ τω χωρὶς L: ὅταν τῶ χωρὶς L^1: τῳ *deest in edd.* 11 ἤτι δι' L: εἴτε *corr.* L^1 ἡ κατὰ L: εἴτε καὶ κατὰ L^1: καὶ *om. et* τὰς *post* κατὰ *add. Ald.*: διὰ *pro* κατὰ *substitui* 13 ὠφελήσαντ$^{·|·}$ L: ὠφελήσαντες *pro* ὠφελήσαντας *ab Ald. edd.*: ⟨τὰ⟩ ὠφελήσαντα *scr. Helmr., sed.* τὰ *transpos. Schubr.* 17 οὐδὲν L *edd.*: *corr. Helmr.* 20 αὖ L, ω *add.* L^1 συγχωρήσομεν L *edd.*: *corr. Helmr.* 21. 22 καὶ ξηροῦ καὶ ὑγροῦ L; *cf. p. 42, 13*: καὶ ὑγροῦ καὶ ξηροῦ *colloc. Ald. ceteraeque edd.* 23 καλῶς L: καλὰ *ab Ald. receperunt edd.* 24 ἔχομεν L: *corr. Ald.* 26 τι *post* εἰ μὴ L *Ald. Bas.*: τις *corr. Chart.* *post* ἱκανὸν *exhibet* ἡ$^{γ⌒}$, *i. e.* ἡγεῖται L: ῆ *scr. Ald.*: οἴεται *coni. Chart.*, *cui adstipulatur K.*

ται μαρτύριον εἶναι τῆς ἀγνοίας τοῦ δόγματος ἐξαίφνης Ἀπορητικός τις
9 ἀντὶ Στωϊκοῦ γεγονώς. εἰ γὰρ δὴ τούτῳ πέπεισαι τῷ λόγῳ τῷ φάσκοντι μηδὲν τῶν διαπεφωνημένων πᾶσι τοῖς φιλοσόφοις εἰς γνῶσιν ἀνθρωπίνην
269 ἀφικέσθαι δύνασθαι, τί δήποτε οὐ πολὺ πρῶτος | ἁπάντων ἀπιστεῖς ταῖς καλαῖς σου κοινότησιν ἃς ἡ κατὰ τὸν οὐρανὸν οἰκοῦσα μέθοδος ἐγέννησεν; ἀλλ' ὅμως οὐδεὶς τῶν ἄλλων ἰατρῶν εἶδεν αὐτὰς ἀμυδρῶς, ἐναργῶς δέ, ὡς νομίζει, ὁ Θεσσαλός, καὶ τό γε τούτου μεῖζον, ὅ⟨τι καίτοι⟩ θεασαμένου καὶ δείξαντος αὐτὰς τοῦ Θεσσαλοῦ τῷ λαμπροτάτῳ χορῷ τῶν ἀμφ' αὐτὸν ἰατρῶν ὅμως οὐδεὶς οὐδενὶ συνεφώνησεν, ἀλλ' ἄχρι δεῦρο πολεμοῦσιν ἀλλήλοις μείζονα πόλεμον οὗ Θεσσαλὸς ἐπολέμησε τοῖς συμφοιτηταῖς. εἴπερ οὖν ἡ διαφωνία σημεῖόν ἐστι τῆς τῶν πραγμάτων ἀγνοίας, ἁπασῶν πρώταις ἀπιστητέον ἐστὶν ταῖς Θεσ-
10 σαλοῦ κοινότησιν, ὅσον καὶ πλείστη περὶ αὐτῶν ἐστι διαφωνία. τὸ μέντοι γε τοῦ σώματος ἡμῶν τὴν φύσιν ἤτοι γε ἐξ ἀέρος καὶ πυρὸς ὕδατός τε καὶ γῆς ἢ ἐξ ὑγροῦ καὶ ξηροῦ καὶ θερμοῦ καὶ ψυχροῦ συμμέτρως ἀλλήλοις κεκραμένων γεγονέναι διαπεφώνηται μέν, ἀλλ' οὐκ εἰς τοσοῦτον, ὅσον αἱ Θεσσαλοῦ κοινότητες, εἴ γε καὶ Πλάτων καὶ Ζήνων Ἀριστοτέλης τε καὶ Θεόφραστος Εὔδημός τε καὶ Κλεάν-
270 θης καὶ Χρύσιππος ἅμα πολλοῖς φιλοσό|φοις, ὧν οἱ μὲν Στωϊκοὺς οἱ δὲ Περιπατητικοὺς οἱ δὲ Πλατωνικοὺς ἑαυτοὺς ὠνόμασαν, ὁμολογοῦσιν ἀμφ' αὐτά· αἱ δ' ὑπὸ Θεσσαλοῦ κοινότητες εἰρημέναι τοσούτου δέουσιν ἀρέσκειν τοὺς ἄλλους ἰατρούς, ὥστ' οὐδ' αὐτοῖς

1 Ἀπορητικός] *cf.* ἀπορητικὸς καὶ σκεπτικὸς *Diog. L. 9, 69* 5 sq. ταῖς καλαῖς σου κοινότησιν ἃς ἡ κατὰ τὸν οὐρανὸν οἰκοῦσα μέθοδος *(cf. p. 41, 11 sqq.)* ἐγέννησεν] *consulassis quam conscripsit novissimam et accuratissimam de communitatibus methodicorum dissertatiunculam H. Diller l. l. VI A col. 175 sqq. s. v. Thessalos* 17 Ζήνων] *St. V. Fr. I 125* 18 Εὔδημός τε καὶ Κλεάνθης καὶ Χρύσιππος] *Eudemus, nisi fallor, nervorum anatomicus (cf. Gal. VIII 212 K.), Erasistrati aequalis (cf. CMG V 9, 1 p. 69, 17. 70, 7 Mew.), significari videtur; Chrysippus in libro* Περὶ οὐσίας *de elementis egisse dicitur Gal. I 487/8; Cleanthes similiter ac Zeno, cuius eum sententias plerumque suscepisse narrat [Gal.] XIX 227 K., Hippocratis dogmata sectatus esse fertur*

1 μάρ^τρ L: μάρτυρα *ab Ald. edd.*: μαρτύριον *anteposui* 2 τοῦ' L, ω *superscr.* L[1] τῷ *ante* φάσκοντι *ab Ald. om. edd.* 4 δύνα| L, σθς *s. v. pos.* L[1] πρῶτος L: πρῶτον *cum Ald. edd.* 5 κα^λ ου L, αις *add.* L[1]: καλαῖς σου *corr. Ald.* 6 ὅμως *om. ab Ald. edd.* 7 μεῖζον τούτου *transpos. Ald.* 7. 8 τι καίτοι *in ras. add.* L[1], *quem sequuntur edd.* 9 συνεφώνησεν L: συνεφώνησαν *ab Ald. recep. edd.* 10 *post* πολεμοῦσιν *add.* ἀλλή^λ⁾' *i. e.* ἀλλήλοις L: *om. omnes edd.* οὗ L: ὃν *Ald.* 11 επολεμησ L, ε *appos.* L[1] ἡ *deest in edd.* 12 πρώτ'' L, αις *superscr.* L[1]: πρῶτον *ab Ald. edd.* ἐστὶν *post* ἀπιστητέον *om. edd.* τοῦ *ante* θεσσαλοῦ *add. ab Ald. edd.* 13 γε *post* πλείστη *et* ἡ *ante* διαφωνία *add. edd.* 14 τὴν τοῦ σώματος ἡμῶν φύσιν *ordin. Ald.* 15 ὕδατός τε L: καὶ ὕδατος *ab Ald. edd.* 16 κεκραμμ| (αμ *in spatium vacuum relictum inser.* L[1]) L: κεκραμένων *corr. Ald.* 17 εἴ γε *corr. K.*: εἰ^τ L: εἴ τε *ab Ald. edd.* 21 αὐ L, τὰ *s. v. add.* L[1]: αὐτάς *coni. Ald.* 22 τοὺς ἄλλους ιατρους L: τοῖς ἄλλοις ἰατροῖς *ab Ald. edd.* αὐτοῖς *Helmr.*: αὐ^τ L, ͻ' *s. v. add.* L[1]: *pro* αὐτὰς *praebent* αὐταὶ *Ald. ceteraeque edd.*

τούτοις ὁμολογοῦνται τοῖς ἀμεθόδοις μὲν ὄντως, ὀνόματι δὲ σεμνῷ τῷ
τῆς μεθόδου καθάπερ τινὶ προβλήματι κεχρημένοις. οὔτε γὰρ Ἱππο- 11
κράτης οὔτε Διοκλῆς οὔτε Πλειστόνικος οὔτε Πραξαγόρας
οὔτε Φυλότιμος οὔτε Μνησίθεος οὔτε Ἐρασίστρατος οὔτε
Ἡρόφιλος οὔτε ἄλλος τις ἰατρὸς οὔτε Λογικὸς οὔτε Ἐμπειρικὸς
ἠρέσθη ταῖς Θεσσαλοῦ κοινότησι. καὶ μὴν εἰ χρὴ παραβαλεῖν ἀλλήλαις
τὰς διαφωνίας, οὐ μικρῷ τινι προὔχουσαν εὑρήσεις τὴν περὶ τὰς τοῦ
Θεσσαλοῦ κοινότητας. τριῶν γὰρ οὐσῶν ἐν ἰατρικῇ κατὰ γένος αἱρέ-
σεων, ὡς αὐτοὶ λέγουσιν, ὅταν οἵ τ' ἀπὸ τῆς ἐμπειρίας ὄντες οἵ τε
δογματίζοντες ἀναιρῶσι τὰς Θεσσαλοῦ κοινότητας, οὐ μικράν τινα
χρὴ νομίζειν εἶναι τὴν τοιαύτην διαφωνίαν, ⟨ἀλλ'⟩ ἀνυπέρβλητον τὸ
μέγεθος αὐτῆς γίγνεται, μήτ' αὐτοῦ | τοῦ γεννήσαντος τὰς κοινότητας 271
Θεμίσωνος μήτε τῶν ἀπ' αὐτοῦ μηδενός, ἀλλὰ μηδὲ τῶν ἀμεθόδων
Θεσσαλείων μηδενὸς φυλάξαντος αὐτάς. οὐδεὶς γοῦν ἐστιν ὃς οὐκ 12
ἤτοι προσέθηκεν αὐταῖς ἄλλας ἢ ἀφεῖλεν ἢ μετεκόσμησέ πως. καίτοι γε

1. 13 ἀμεθόδοις] *eodem nomine methodici appellantur Gal. X 169, 5 K.* 2 οὔτε γὰρ Ἱπποκράτης οὔτε Διοκλῆς] *Diocles, discipulus Aristotelis, unus ex sectae rationalis principibus, aliis quoque scriptoribus, veluti Ps.-Gal. XIV 683 K., dignus habitus est qui simul cum Hippocrate uno eodemque spiritu afferretur, a qua animadversione suo iure profectus est eius illustrator W. Jaeger, Diokles von Karystos, die griech. Medizin u. die Schule des Aristoteles (Berlin 1938)* 3 οὔτε Πλειστόνικος οὔτε Πραξαγόρας] *Diocles et Plistonicus coniuncti reperiuntur etiam CMG V 10, 2, 2 p. 138, 23 Gal. De plac. p. 688 M.; et Praxagoram et ceteros deinceps omnes non methodicorum sententias, sed Hippocrateas sectatos esse vel inde intelleges, quod pathologiam humoralem docuerunt; cf. CMG V 10, 2, 2 p. 31, 19 (106, 21). 52, 9. 10. 56, 20* 4 οὔτε Φυλότιμος οὔτε Μνησίθεος] *de illo cf. Gal. V 104 K. CMG V 4, 2 p. 232, 23. 234, 1. 25. 256, 7 Helmr.; huius addicti sectae rationali (secundum Ps.-Gal. XIV 683 K.) in medicinam merita recensuit Gal. XI 3 K.* 8 τριῶν οὐσῶν ἐν ἰατρικῇ κατὰ γένος αἱρέσεων κτλ.] *item tres sectae dignoscuntur dogmaticorum, empiricorum, methodicorum e. c. in libro de optima secta ad Thrasybulum misso I 118 K.; cf. Ps.-Gal. in Introductione XIV 683 K.* 12 τοῦ γεννήσαντος τὰς κοινότητας Θεμίσωνος] *in multitudine de communitatibus addubitatis controversiarum quamvis haud exigua Themisonis tamen patrocinium quasi parentis illius doctrinae susceperunt Deichgräber RE V A 1636 sq., Diller ibid. VI A 175 sq., Diepgen Gesch. d. Med. I 101*

1 τούτοις (ι *in ras.* L^1) L ὁμολογοῦν (ται *superscr.* L^1) L 4 οὔτε Μνησίθεος οὔτε Φιλότιμος *ex Ald. omnes edd.: ordinem verborum servavi secundum* L; *cf. CMG V 9, 1 p. 70, 3 et 85, 20 Mew.: item* Φυλότιμος *ex* L *retinui coll. ex. gr. CMG V 4, 2 p. 232, 23. 234, 1. 25. 256, 7 Helmr.* 6. 7 ἀλλη^λ/ ταῖς διαφωνιαις L: *corr. Ald.* 7. 8 περὶ τὰς τοῦ (*add.* L^1) L: τὴν περὶ τοῦ θεσσαλοῦ κοινότητα (τὰς *igitur omisso et* κοινότητας *in* κοινότητα *corrupto*) *exhibent omnes edd.* 8 κοινότη̄^τ L 9 οἵ (*in lacunam inser.* L^1) τ' ἀπὸ^τ (ῆς *superscr.* L^1) ἐμπειρίας πάντες L: πάντες *in* ὄντες *mut. Ald.: praestatne* ἥκοντες? 11 εἶναι *deest in edd.* τὴν *add.* L^1 *post* διαφωνίαν *om.* ἀλλ' ἀν L: ἀλλ' *add. Corn.:* αν *insequenti vocabulo praefixit* L^1: ἀνυπέρβλητον *ab Ald. edd.* 12 γε^νήσ^ο_τ (*solas litteras superpositas* ν *et* ο *add.* L^1) *i. e.* γεννήσαντος L 13 *post* ἀλλὰ *habet* μήτε L: μηδὲ *corr.* L^1, *quem secutus sum* 14 αὐ^τ εις γοῦν L, Ϳ *et* οὐδ *superscr.* L^1, *qui praeterea pro decem fere litteris erasis inter* γοῦν *et* οὐκ *verba* ἐστιν ὃς *inseruit: quae omnia ab Ald. receperunt edd.* 15 ἄλλας *post* αὐταῖς L: *perperam* ἄλλος *Ald. Bas.:* ἄλλης, *quasi* ἤ τι *pro* ἤτοι *legisse videatur, adnotatum habet Corn.:* ἄλλο *cum Chart. K.*

οὐδ' εἰ πάντες οὗτοι συνεφώνουν ἀλλήλοις, οὐδ' οὕτω μικρά τις ἦν ἡ
διαφωνία πρὸς τοὺς ἄλλους αὐτοῖς. ὁπότε δ' ἐπ' ἐκείνοις ἅπασιν οὐδ'
αὐτοὶ συμφέρονται, μόνος ἀπολείπεται ὁ Θεσσαλὸς ὁμόψηφον ἔχων
οὐδένα πλὴν ἄχρι λόγου τοῦτον τὸν Ἰουλιανόν. ἔργῳ μὲν γὰρ ἐδείχθη
καὶ οὗτος ἐναντιώτατα λέγων αὐτῷ, καὶ ὅστις περὶ τούτου πεισθῆναι
βούλεται, τοῖς Περὶ τῆς μεθοδικῆς αἱρέσεως ὑπομνήμασιν ἡμῶν ἐντυ-
13 χέτω. ἀλλὰ καίτοι μόνος ὁ Θεσσαλὸς εἰ φαίη τοῖς ὑπὲρ ἀληθείας ἀγω-
νιζομένοις ἀπόδειξιν εἶναι τὸ κριτήριον ⟨καὶ⟩ συμφωνίαν τῶν τοῖς ἄλ-
λοις δοκούντων, οὐδεὶς αὐτοῦ καταγνώσεται, εἶτα Θεσσαλοῦ μὲν οὐ
προκαταγινώσκομεν, ἅπασι τοῖς ἄλλοις διαφωνοῦντος Ἱπποκράτους,
⟨ᾧπερ⟩ πρὸς τοῖς ἀρίστοις ἰατροῖς οἱ κράτιστοι τῶν φιλοσόφων μαρτυ-
272 ροῦσιν, ἀπιστήσομεν δ' ἐκ μόνης διαφωνίας; | τίς ἂν τούτων ἀνα-
σχέσθαι δύναιτο; τίς περιμεῖναι λῆρον τοιοῦτον; τίς οὐκ ἂν ἀλγήσειεν
ἀπολλὺς τὸν χρόνον εἰς ἀντιλογίαν ἀνθρώπου μήθ' ὧν αὐτὸς εἶπε με-
μνημένου μήθ' ὧν γράφει συνιέντος, ἀλλὰ αὐτὸ δὴ τοῦτο τὸ κατὰ τὴν
παροιμίαν ὅ τι περ ἂν ἐπὶ γλῶτταν ἔλθῃ φλυαροῦντος;
1 6. Ἀλλὰ γὰρ ἐάσαντες ἤδη καὶ ταῦτα τῶν ἑξῆς εἰρημένων ἀκούσω-
μεν αὐτῷ καὶ πρώτης γε τῆς ῥήσεως, ἐν ᾗ φησὶ τὸν προκείμενον ἀφο-
ρισμὸν ῥίζαν τε καὶ πηγὴν ἔχειν τὸ ὅτι πλῆθος ὑγρῶν 'τῶν
νοσημάτων ἐστὶ συνεκτικὸν αἴτιον'. ἄμεινον ἴσως κἀνταῦθα παραγράψαι
τὴν ῥῆσιν ὅλην αὐτοῖς ὀνόμασι. γέγραπται δ' οὕτως ὑπ' αὐτοῦ· αὐτίκα
τὸ ὧδέ πως εἰρημένον (καιρὸς γὰρ ἤδη ἐπὶ τὴν ἐξ εὐθείας παρελ-

4 ἐδείχθη καὶ οὗτος *(sc. Iulianus)* ἐναντιώτατα λέγων αὐτῷ *(sc. Thessalo)]* *fortasse libro statim laudato; cf. Gal. I 79 sq. K. [Gal.] XIV 679 sq. K.* 6 τοῖς Περὶ τῆς μεθοδικῆς αἱρέσεως ὑπομνήμασιν] *hi commentarii Galeni perierunt, sed cf. Gal. XV 764 K. XIX 38 K.* 14 (εἰς ἀντιλογίαν ἀνθρώπου) αὐτὸ δὴ τοῦτο τὸ κατὰ τὴν παροιμίαν ὅτι περ ἂν ἐπὶ γλῶτταν ἔλθῃ φλυαροῦντος] *de locutione proverbiali conf. e. c. Lucian. De hist. conscrib. 32* 18 τὸν προκείμενον ἀφορισμόν] *vid. p. 53, 1 et p. 34, 10 sq.*

1 οὐ$^{\tau}$ L, οι *add.* L^1 σμικρὰ *ab Ald. edd.* 2 ἄλλας L: *corr. Ald.* 3 μόνοις *compendiose ante* ἀπολείπεται L: μόνος οἱ ἀπολείπεται *ab Ald. edd., nisi quod* οἱ *in* οὖν *mutavit K.* ὁμόψηφον *om. Ald. ceteraeque edd.* 4 πλὴν L: πρὶν *ab Ald. edd.* 7 αγωνιζο$^{\mu\nu/}$ L: ἀγωνιζόμενος *Ald.*: *corr. Corn. et a Chart. edd.* 8 ἀπό$^{\delta}$ L: ἀπόδειξιν *ab Ald. edd.* καὶ *ante* συμφωνίαν *add. Chart.* τῶν *post* συμφωνίαν *s. v. add.* L^1 9 αὐ$^{\tau\frown}$ L: αὐτῶν *Ald. Bas.*: αὐτοῦ *Chart. K.* 10. 11 *post* ἱπποκρα$^{\tau}$ *spatium 5 fere litterarum capax vacuum reliquit* L, ὦ *addito lacunam supplevit* L^1: *propter amplitudinem spatii potius* ᾧπερ *addidi*: *statim* π.. τ L, *litteras* ρὸς *interpos.* L^1, *quocum consentiunt edd.* 12 δ' *add.* L^1 τ ανασχε$^{\theta}$ L, τοῦ *et* αι *add.* L^1: τοῦτον ἀνασχέσθαι *omnes edd.*: *correxi* 13 δύναται L *edd.*: *corr. Helmr.* παραμεῖναι λήρω τοιούτω L: περιμεῖναι τῷ λήρῳ τοιούτῳ *Ald. Bas.*: λέγῳ *per errorem typotheticum Chart., unde* λόγῳ *habet K.*: περιμεῖναι λῆρον τοιοῦτον *praetuli* 14 ἀπολ χρόν' L, ὺς τ *add.* L^1: ἀπολλὺς τὸν χρόνον *corr. Ald.* 15 τὸ *ante* κατὰ *add.* L^1 16 ἔλ$^{\theta}$ L: ἔλθοι *ab Ald. edd.*: *corr. Helmr.* 17 τ ... μς/ L, ἑξῆς εἰρη *in lacunam intrusit* L^1: τῶν ἑξῆς εἰρημένων *ab Ald. recep. edd.* 19 τὸ *ante* ὅτι *add.* L^1; *cf. p. 53, 3* 21. 22 αὐτίκα τὸ ὧδε πως εἰρημν' *ad verba laudata traxit Hermannus Schoene secutus* L: αὐ-

θεῖν ἀντίρρησιν)· "ἐν τῇσι ταραχῇσι τῆς κοιλίης", ὡς τὸ παρα-
λειπόμενον τοῦ ἀφορισμοῦ ἅπαν ῥίζαν τε καὶ πηγὴν | ἔχει 273
τὸ ὅτι πλῆθος ὑγρῶν νοσοποιεῖ τὰ σώματα κατὰ ἔννοιαν
συνεκτικοῦ αἰτίου, ὅθεν ἀποδεδειγμένῳ τῷ οὐκ ἐν ὑγροῖς
εἶναι αἴτια τῶν παθῶν (ψευδὴς γὰρ ἡ δόξα) συναποδέδεικται
καὶ ἡ τοῦ ἀφορισμοῦ μοχθηρία, ὅτι ἀδήλῳ εὑρήματι ἕπονται
ψεύδη. αὕτη μὲν ἡ ῥῆσις αὐτοῦ· κάλλιστον δ' ἦν, εἴπερ ἐνεχώρει γενέ- 2
σθαι θέατρόν τι πληρώσαντας μὴ τοιοῦτον οἷον ὁ Θεσσαλὸς ὑποθέ-
μενος ἐστεφάνωσεν ἑαυτὸν ἐν τοῖς ληρώδεσι βιβλίοις, ἀλλ' ὂν μεστὸν
ἀνδρῶν πεπαιδευμένων, ἐρέσθαι τὸν Ἰουλιανὸν ⟨ἐξ⟩ ὁποίας ὁρμώμε-
νος ἀποδεικτικῆς μεθόδου τὸν εἰρημένον ὑπ' αὐτοῦ λόγον ἀληθῆ νομίζει.
γενήσεται γάρ, εἴ τις αὐτὸν ἑρμηνεύσειεν, ὡς προσήκει, τοιόσδε· 'τοῖς
ἡγουμένοις ἐπὶ ταῖς κενώσεσιν ὠφελεῖσθαι τοὺς κάμνοντας ἀναγκαῖόν
ἐστι συνεκτικὸν αἴτιον ὑποθέσθαι τῶν νόσων πλῆθος.' εἰ δ' ἀληθής ἐστιν 3
ὁ λόγος οὗτος, ἡδέως ἂν ἐπει⟨ρώ⟩μην τοῦ θεάτρου πεπαιδευμένων
ἀνδρῶν, ἵνα κἀκ τοῦ πλήθους αὐτῶν αἴσθηταί ποτε τῆς ἐμπληξίας ὁ λη-
ρώδης Ἰουλιανός. ἐκ μὲν γὰρ αὐτῶν τῶν λεγομένων ἀδύνατον αἰσθέ-
σθαι τοιούτῳ γε | ὄντι οἷον ἑαυτὸν ἐπιδείκνυται διὰ τῶν γραμμάτων. 274

3 sq. *de Gal. libro qui inscribitur* Π. πλήθους *cf. XIX 30, 12 K.* κατὰ ἔννοιαν συνεκτικοῦ αἰτίου] *causae continentes dignoscuntur ab antecedentibus et primitivis, quas Gal. in libro* Περὶ τῶν προκαταρκτικῶν αἰτίων *tractavit CMG Suppl. II Bardong cf. XIX 30, 14 et quae ad 57, 15 adnotavi*

τίκα (τὸ *vel omisso vel deleto*) ὧδέ πω εἰρημένον *cum prioribus coniunxit Ald., ita ut orationem Iuliani demum a verbis* ἐν τῇσι ταραχῇσι *ordiri vellet*

1 ἀντιρησ' L κοίλ' L: κοιλίης *corr. Ald.* ὦ *ante* τὸ L, ς *add.* L¹ 2 ἐ^χ L: ἔχειν *ab Ald. edd.*: *corr. Deichgr.* 3 ὑγροῦ L: *corr. Ald.* 4 ἀποδεδειγ^{μν/} τὸ L, μν|' L¹, *quam brevitatem in* ἀποδεδειγμένῳ τῷ *dissolvi*: ἀποδεδειγμένον τὸ *edd.* 6 αδη^λ L, ω *add.* L¹ εὑρήματι *conieci*: σπέρματι L *et ab Ald. omnes edd.*: ἕρματι *adscr. Corn.* 7 ψευδ L, εῖ *appos.* L¹: *corr. Chart.* ἀνεχώρει *ex errore Ald. circumferunt edd.* 8 ἰατρὸν L, ι *in* θε *mutavit* L¹ 9 ὂν μεστὸν *scr. Helmr.*: οὖ μεστ' L, οὖ μεστοῦ *(sic)* L¹: ὄντος μεστοῦ *cum Ald. edd.* 10 ἐρέσθαι *potius cum verbis* (*v.* 2) κάλλιστον δ' ἦν *coniunxi quam* ὡς *ante* ἐρέσθαι *supplevi* ἐξ *add. Helmr.* 11 ἀληθῆ λόγον *inversa habent edd.* νομίζει *corr. Corn. Chart.*: νομίζεις L *Ald. Bas.* 12 εἴ τ' αὐτ' ερμηνευσει εν ω L, ως *corr.* L¹: εἴ τις ἑρμηνεύσει αὐτὸν, ἐν ᾧ *ab Ald. receperunt omnes edd.*: ἑρμηνεύσειεν *restitui sec.* L 14 αλη^θ L, ης *superpos.* L¹ 15 η δὲ L: ἡδέως *cum* L¹ *edd.* ἂν ὡς ἐπαίδευσα L *edd., ex quibus eadem cum asterisco appicto Ald.*: ἡδέως ἂν ἐπει⟨ρώ⟩μην τοῦ *ex traditis restituere ausus sum, an* ἐπυνθανόμην *elicere praestitisset?*: ἐπεύσαμεν (*sic*) ⟨κατὰ⟩ θέατρον *commendaverat Corn. secundum interpretem Iuntinae*: ἐπηρώτησα θέατρον *an* ἐπήκουσα θεάτρου *scriberet, dubitabat Helmr.* 16 κἀκ *scripsi*: κἂν ἐκ L *edd.* 17 *verba fidei incertae* ἀδύνατ ... ε^θ L, ἀδύνατ' αἰσθέσθαι L¹, *et* τοιτ' γε ὄντι L, ου *interpos. et* ω *superpos.* L¹, *cuius scripturas ab Ald. exhibent edd.* 18 *init. primi versus fol. 17ʳ cod.* L *culpa glutinatoris illegibile his paucis exceptis*: οι ἑαυτ (*i. e. verisimiliter* οἷον ἑαυτὸν), *deinde* ἐπιδείκν· ○ διὰ τῶν γραμματ' *inveniuntur in* L: *post* τοιούτῳ γε ὄντι *spatium 1½ vel 2 versuum vacuum relictum habent Ald. et Bas.*: * ἑαυτὸν *Ald.*: καὶ γὰρ νῦν *ante* ἑαυ-

4 ἀλλ' ⟨οἷς τις⟩ ἐν τῷ θεάτρῳ καλῶς ἐγχειρήσει, ταῦτα καὶ νῦν ἐρῶ. ἡ τῶν
Θεσσαλείων ὄνων ἀγέλη φλεβοτομοῦσι παμπόλλους τῶν πυρεττόντων.
εἰ μὲν βλάπτεσθαι νομίζουσιν ἐκ τῆς κενώσεως αὐτούς, οὐκ ὀρθῶς φλε-
βοτομοῦσιν· εἰ δ' ὠφελεῖσθαι, συνεκτικὸν αἴτιον ὑποτίθενται πλῆθος, ὅπερ
οὐ βούλονται. τάχ' οὖν ἄν τις ἐξ αὐτῶν εἴποι· 'καὶ τίς ἀνάγκη συνεκτι-
κὸν αἴτιον εἶναι τὸ πλῆθος ὠφελούσης τῆς κενώσεως;' πρὸς ὃν ἀποκρί-
νασθαί μοι ῥᾷστον, ὡς ἀνάγκη μὲν οὐδεμία, λέγει δ' οὖν ταῦτα τῶν
ἐκ τῆς ἀγέλης τῆς ὑμῶν οὑτοσί, καὶ δείξω τὸν Ἰουλιανὸν ἐκεῖνόν τε
5 φήσω δίκαιον εἶναι λόγον ὑπέχειν ὧν ἐλήρησεν. οὕτω μὲν ⟨ἂν⟩ ἐν
τῷ θεάτρῳ προσηνέχθη τις αὐτῶν. νυνὶ δὲ (οὐ γὰρ ἔχομεν θέατρον)
εἰς τὰς αὐτὰς ἥκουσι λαβὰς ὀλίγου ⟨δεῖν⟩ πάντες, ἄν τ' ἀληθεῖς ὑπάρ-
χωσιν ἄν τε καὶ προφανῶς ψευδεῖς.
Ἰουλιανὸς τοιγαρ⟨οῦν⟩ ἀεὶ γράφει τὸ ἐπελθὸν αὐτῷ μηδεπώποτε
275 φροντίσας ἀληθείας, ἐγὼ δὲ παρ' ὅλον ἐμαυτοῦ τὸν βίον οὐδὲν | οὕτω
σπουδάσας ὡς γνῶναι πρῶτον μὲν ἀποδεικτικὴν ἐπιστήμην, ἀσκηθῆναι
δ' αὖθις αὐτῇ μετὰ πάσης σπουδῆς, ἔοικα κάμνειν μάτην. ὅσοι μὲν γὰρ
ἀποδείξει παρακολουθοῦσι, τάχα μὲν καὶ γιγνώσκουσιν ὅλως μηδέπω
τὸν Ἰουλιανὸν ἀφιστάμενον λήρων. ὅσοι δ' ἐκ τῆς ἀγέλης εἰσὶν
6 αὐτοῦ, τὴν ἀρχὴν οὐδὲν μανθάνουσι τῶν λεγομένων. διὰ ταῦτα τοί-
νυν, ὅπερ καὶ πρόσθεν ἔλεγον, οὐ σμικρόν μοι τοῦτον ⟨τὸν⟩ ἆθλον οἱ
φίλοι προσέταξαν, ὧν ἕνεκεν ἐπιστημονικωτέρων ἅψομαι λόγων. ἐχρῆν
μὲν δήπου μὴ φθέγγεσθαι μόνον ὀνόματα τῇ διαφορᾷ τῶν αἰτίων προσ-
ήκοντα τὸν Ἰουλιανόν, ἀλλὰ καὶ φυλάττειν αὐτῶν τὰ σημαινόμενα.
νυνὶ δὲ (καὶ γὰρ τοῦθ' ἕν ἐστι τῆς ἐμπληξίας ἁπάντων τῶν Μεθοδικῶν

11 εἰς τὰς αὐτὰς ἥκουσι λαβὰς ὀλίγου ⟨δεῖν⟩ πάντες] *eodem fere modo dictu quo Plat. Phaedr. 236B; cf. etiam Plut. Lucull. 3 Fab. 5 al.* 20 ὅπερ καὶ πρόσθεν ἔλεγον] *supra p. 38, 5*

τὸν *add. et 'nihil deest' adnot. Corn.*: ἐπιδείκνυσι *ab Ald. edd., nisi quod* ἐνδείκνυσι *K.*: τοιοῦτος γάρ ἐστι, *ante* οἷον ἑαυτὸν ἐπιδείκνυσι *add. Chart.*: *num* τοιούτῳ γε ὄντι ⟨νομιστέον⟩ οἷον *ad lacunam complendam satisfaciunt?*

1 *post* ἀλλ' *addere malui* οἷς τις: *solum* ὡς *add. Chart.*: ὡς τὶς *ante* καλῶς *desiderabat Corn.* εγχειρισ'' L: ἐγχειρήσει *corr. Ald.* 4 ὑποτίθενται L *Corn.*: ὑποτεθέντες *Ald. ceteraeque edd.* 6 ἀποκρίνασθαί μοι ῥᾶστ' L: ἀποκρίνεσθαί μοι ῥᾷον *ab Ald. edd.* 7 οὐ μία L: *corr. Ald.* 8 τῆς ὑμῶν οὑτωσὶ L: τῆς ὑμετέρας οὑτοσὶ *scr. Chart.*: ὑμετέρης (*sic*) οὑτοσὶ *Corn.*: τῆς ἐμῆς οὑτωσὶ *Ald. Bas.* 9 ἂν *ante* ἐν *add. Helmr.* 11 εἰς τὰς αὐ ἥκουσι λαβὰς ὀλίγοι πάν L: ὀλίγου ⟨δεῖν⟩ πάντες *emendavi et supplevi*: ὀλίγου *iam corr. Corn.*: εἰς τὰς αὐτὰς λαβὰς ὀλίγοι ἥκουσι, πάντες *frustra cum Ald. omnes edd.* ὑπάρχουσιν L: *corr. Ald.* 13 τοιγαρ⟨οῦν⟩ *conieci*: τε γὰρ L *edd.* μηδεποτε L: πώ *superpos.* L[1] 14 ἔγωγε *cum* L *edd.*: *corr. Helmr.* 16 αὖθις αὐτῇ L *Ald. Bas.*: αὐτῆς αὐτὴν *perperam Chart. K.* 17 γινώσκουσιν *edd.* 18 τὸν Ἰουλιανὸν ἀφιστάμενον *corr. Helmr.*: ὅ μηδεπω τ ἰουλιά ἀφιστα μν ληρ̂ L: ὅτι μηδέπω τῶν Ἰουλιανοῦ ἐφιστάμενοι λήρων *ab Ald. edd.* 20 ὅπερ (*an* ὥσπερ *praestat?*) *temptavi*: αὐτὰ L *edd.* τοῦτον L: τὸν *addidi*: οὐ μικρόν μοι τοῖον ἆθλον *ab Ald. receperunt edd.* 21 προέταξαν L *edd.*: *correxi* ἐχο μ L: ἐχρῆν μὲν *corr.* L[1], *quem sequuntur edd.* 22 τ̂ διαφορ̂ L: *unde* τῆς διαφορᾶς *exhibent ab Ald. edd.*: *correxi*

κοινόν) ἄχρι μὲν τῆς προσηγορίας ἥκει τῶν συνεκτικῶν αἰτίων, οὐ παρ-
ακολουθεῖ δ' ὅπη διαφέρει τῶν προηγουμένων ἢ πάντως ἂν ἐγίνωσκεν
⟨ὡς⟩ ἡ τῶν νοσημάτων αὔξησις τῶν προηγουμένων αἰτίων ἔργον ἐστίν.
ὃ γὰρ ὅλως ἤρξατο τῆς γενέσεως τοῦ νοσήματος, ἀνάγκη τοῦτο αὐξά- 7
νειν αὐτὸ μέ|χρι περ ἂν ἐνεργῇ τι παρόμοιον· εἴ γ' οὕτως τύχοι, δριμὺ 276
φάρμακον ὡς ἑλκοῦν δύνασθαι μιᾷ μὲν ὥρᾳ κατὰ τοῦ δέρματος ἐπιτεθὲν
αὐτὴν μόνην ἑλκώσει τὴν καλουμένην ἐπιδερμίδα. πλείονι δὲ χρόνῳ
πλησιάζον ἔργον ἀξιόλογον ἐργάσεται πρώτου μὲν τοῦ δέρματος, εἶτα
καὶ τῶν ὑποκειμένων σαρκῶν. καὶ τὰ δὲ καλούμενα σηπτὰ μέχρι μὲν
τῶν ὑποκειμένων ὀστῶν ἐνίοτε προέρχεται, διακαίοντα τὴν ἐπικειμένην
αὐτοῖς ⟨ἅπασαν⟩ σάρκα. τοιαύτην οὖν φύσιν ἐχόντων τῶν προηγουμέ- 8
νων αἰτίων οὐχ οἷόν τε τὸ γεγονὸς ἤδη πάθος ἰάσασθαι μενόντων. ὅπου
γὰρ ἐδείχθη μεῖζον γιγνόμενον, οὐκ ἂν δήπου τελέως ὑγιασθείη, πρὶν τὸ
ποιοῦν ἀρθῆναι. τὰ τοίνυν προηγούμενα τῶν αἰτίων, οἷόν περ καὶ τὸ
πλῆθός ἐστιν (ὑποκείσθω γὰρ πρῶτον ἐν τῷδε τῷ λόγῳ προηγούμενον),
εἰ μή τις ἐκκόψει πρότερον, ἀδύνατον αὐτῷ τὸ ἤδη γεγονὸς πάθος
ἰάσασθαι, καὶ διὰ τοῦτο ⟨Ἀσκληπιάδης⟩ πλῆθος ἡγεῖται προκατάρ-
χειν νόσων ὑπό τε τῆς κενώσεως αὐτοῦ φησιν ὠφελεῖσθαι τοὺς κάμνον-
τας οὐκ εἰς τὸ λύειν ὧν ἐποίη⟨σεν⟩ ἤδη | παθῶν, ἀλλ' εἰς τὸ μηκέτι 277
αὐξάνειν αὐτὰ ⟨καὶ⟩ ἀπαιτεῖ τοῖς ἰατροῖς ἐπιτελεῖσθαι τὴν ἴασιν.

7 τὴν καλουμένην ἐπιδερμίδα] *cuticula definitur Gal. XVII B 773 K.* 9 τὰ καλούμενα σηπτὰ] *cf. e. c. Gal. XII 17 K.* 17 Ἀσκληπιάδης] *cf. M. Wellmann, Neue Jahrb. f. d. klass. Altertum XXI (1909), 684 sqq.; Pauly-Wissowa RE II 1632 sq. P. Diepgen, Gesch. d. Med. I 103 sqq.; de Asclepiade commentatore librorum quorundam Hippocraticorum vid. CMG V 10, 2, 2 p. 270, 23*

1 ἥκει L *edd.*, ν *superscr.* L[1] παρακολουθ L: παρακολουθεῖ *Ald.* 2 ἢ παντ (*in ras.* L[1]) ἂν ἐγίνωσκ ἡ τῶν νοσημάτ αὔξησ (*in ras.* L[1]) τῶν προηγουμν αἰτ ἐργ ἐ L: ἢ πάντα ἀνεγίνωσκον ἡ τῶν νοσημάτων αὔξησις τῶν προηγουμένων ἔργων ἐστίν *Ald. Bas.*: πάντως ἂν ἐγίνωσκεν ⟨ὅτι⟩ ἡ *emendaverunt et suppleverunt Cornarius et Charterius*: ἢ πάντως ἂν ἐγίνωσκεν ⟨ὡς⟩ ἡ τῶν νοσημάτων αὔξησις τῶν προηγουμένων αἰτίων ἔργον ἐστίν *praeferenda censeo* 4 ἃ L *edd.*: *correxi* τοῦτο L: ταῦτα *falso Ald. ceteraeque edd.* αὐξάνει L, ν *superscr.* L[1] 5 αὐτὸ *scripsi*: αὐτ L: αὐτὰ *ab Ald. edd.* ἂν *deest in edd.* τ παρομ L, ι *in ras. add. et* οι *superscr.* L[1]: τι παρόμοιον *Ald.* ειμ οὐ τυχ L, ἔ *ante* τυχ *intrusit sicut p. 7, 15* L[1]: εἰ οὕτως ἔτυχε *ab Ald. edd.*: εἴ γ' οὕτως τύχοι *coll. e. c. p. 66, 14 scripsi* 7 πλέονι L *edd.*: *correxi* 8 ἐργάσεται L *Chart.*: ἐργάζεται *Ald. Bas.* 9 καὶ τά γε καλουμν σηπτα (η *in ras.* L[1]) L *edd.*: *correxi* 10 διακαον L, τα *add.* L[1]: διακαίοντα *Ald.* 11 ἅπασαν *cum* L[1] *add. edd.* 12 *ut v.* 14 *et p. 58, 2* αἰτίων *scr. Helmr.*: αἰτι L: αἰτιῶν *ubique ab Ald. edd.* 15 ἐστιν *om. edd.* 16 αὐτῷ *add.* L[1] *edd.* 17 *fortasse* Ἀσκληδ *ante* πλῆθος ἡγεῖ *exaratum habuit* L; *nam idem nomen quod p. 56. 3. 4* ἀσκληπιδ *scriptum est capax circiter 6 litterarum in chartae partem resectam commode quadrat*: Ἀσκληπιάδης *ex Ald. propagaverunt edd.* 18 αὐτ L, ου *superscr.* L[1]: αὐτοῦ *coni. Corn.*: αὐτῆς *Ald. ceteraeque edd.* 19 καὶ *post* κάμνοντας *add. Helmr.* ἐποίη⟨σεν⟩ *complevi*: ἐποιη L: ἐποίει *Ald.* 20 αὐξάνειν *conieci; cf. e. c. v. 4*: αὐξανόμς L: αὔξεσθαι *Ald. edd.* καὶ *ante* ἀπαιτεῖ *addidi*

9 ἀλλὰ γὰρ ὑποκείσθω τὸ πλῆθος γίγνεσθαί ποτε νόσων αἴτιον συνεκτι-
κόν, ἀναγκαῖον αὐτοῦ τῇ κενώσει παύσασθαι τὸ νόσημα. καὶ μὴν οὐδέ-
ποτέ ἐστιν, ὥς φησιν Ἀσκληπιάδης, συνεκτικόν. ἀποχωρήσαντας γὰρ
ἐνταῦθα τοῦ ληρώδους Ἰουλιανοῦ βέλτιον Ἀσκληπιάδῃ διαλεχθῆναι
κἂν εἰ μηδὲν ἄλλο νομίμῳ γοῦν ὑπάρχοντι σοφιστῇ. λόγους γὰρ εἴωθεν
ἐρωτᾶν πιθανωτάτους ὁ ἀνὴρ οὗτος οὐκ ἀκόμψως πεπανουργευμένους,
ὅπερ ἦν ἔργον οἶμαι σοφιστοῦ. τοιοῦτος δὲ δή τίς ἐστι καὶ ὃν ἐφεξῆς
ἔγραψεν Ἰουλιανὸς οὐ μὰ τὸν Δία τῆς δυνάμεως αἰσθανόμενος αὐτοῦ
(πάντας γὰρ ἂν ἐγεγράφει τοὺς τοιούτους), ἀλλ' ἀπομνημονεύσας εἰρη-
μένων ὑπ' Ἀσκληπιάδου, ὡς, εἴ γε τῶν ἰδίων Ἰουλιανοῦ λόγων ἦν,
10 ὁμοίως ἂν ἐφαίνετο τοῖς ἔμπροσθεν ληρώδης. ὁ τοίνυν Ἀσκληπιάδης
φησίν, ὡς, εἴπερ ἦν συνεκτικὸν αἴτιον τὸ πλῆθος τῶν παθῶν, ἐπὶ δα-
278 ψιλέσι κενώσεσιν ἐνίοτε κατὰ τὴν ἀρχὴν τῆς νόσου γενομέναις εὐ|θὺς
⟨ἂν⟩ ἁπάντων ὀχληρῶν ὁ κάμνων ἀπηλλάττετο· νυνὶ δὲ φαίνεσθαι πολ-
λάκις αὐξανομένας τὰς νόσους ἤδη τοῦ πλήθους καθῃρημένου. οὗτος ὁ
λόγος ἱκανῶς πιθανός ἐστι καὶ διὰ τοῦτο δεῖται λύσεως ἰδίας, οὐ μὴν
ἅπτεται τῶν κατὰ τὸν ἀφορισμὸν Ἱπποκράτους εἰρημένων. οὐ γὰρ ἐκ
δόγματος ἐκεῖνα τὴν πίστιν ἔσχηκεν, ἀλλ' ἐκ λογισμοῦ κοινοῦ πάντων ἀν-
11 θρώπων, ᾧ καὶ τοὺς Ἐμπειρικοὺς ἔφην χρῆσθαι. διὸ καὶ λύωμεν αὐτὸν
τὸν Ἀσκληπιάδου λόγον οὐχ ὡς προσήκοντα τοῖς κατὰ τὸν ἀφορισ-
μὸν εἰρημένοις, ἀλλ' ἐπειδὴ βέλτιον εἶναι δοκεῖ τῶν Ἰουλιανοῦ λήρων
ἀνεσχημένους ἄχρι δεῦρο γυμνάσασθαί ποτε διαλεκτικώτερον ἀνθρώπῳ
προσπαλαίσαντας ὄντι σοφιστῇ. ὅταν οὖν ὀνομάζῃ πλῆθος ὁ Ἀσκληπιά-

19 ᾧ (*sc.* λογισμῷ) καὶ τοὺς Ἐμπειρικοὺς ἔφην χρῆσθαι] *expressis verbis nusquam in his traditis; an cogitat scriptor de talibus qualia leguntur p. 37, 9 sq.? cf. Deichgräber, Die griech. Empirikerschule p. 258*

4 τοῦ *deest in edd.* 5 νομι$^{μ/}$ L: νομίμως *ab Ald. edd.*: *correxi* γοῦν *inter* νομίμῳ *et* ὑπάρχοντι *vel propter hiatum merito s. v. inseruit* L^1, *at om. ab Ald. omnes edd.* 6 οὗτος *ante* οὐκ *add.* L^1 *edd.*: ακομψος L: ἀκόμψως *corr.* L^1 *edd.*: εἴωθεν ὁ ἀνὴρ οὗτος πιθανωτάτους ἐρωτᾶν οὐκ ἀκόμψως *colloc. Ald.* πεπανουργημένους *a Chart. edd.* 7 τοιου$^{τ^{ο}}$ L: τοιοῦτος *Corn. Chart.*: τοιοῦτο *Ald. Bas.* 8 αὐτοῦ] ἑαυτοῦ *falso cum Ald. edd.* 9 π̄ι$^{/}$ L: πάντας *recte Corn.*: πάντα *ab Ald. edd.* ειρη^{μν} L: εἰρημένων *Ald.* 10 λό' ν L, *incertum num* ς *superscripserit* L^1, *sed* λόγος *rationi grammaticae minime repugnaret, deinde* η *littera inserta* ἦν *redintegravit idem*: λόγων ἦν *ab Ald. recep. edd.* 11 ἀνεφαίνετο L *edd.*: *correxi* 13 κενώσεσιν L: κενότησιν *universae edd.* γινομέναις *unus K.* 14 ἂν *ante* ἁπάντων *add. Helmr.* απηλλαττε^{τ} L: ἀπαλλάττεται *Ald. K.*: ἀπηλάττετο *(sic) adscr. Corn.*: ἀπηλλάτετο *(sic) Bas.*: ἀπαλλάττηται *frustra Chart.*: *correxi* φαινεσ^{θ} L: φαίνεται *Ald. ceteraeque edd.* 16 ἱκανῶς *corr.* L^1: ἱκανὸς L *edd.* 17 ἱπποκρα$^{τ/}$ L: *corr. Ald.* 19 ᾧ *corr. Ald.*: ὃ L ἐφη L, ν *add.* L^1 λύομεν L *edd.*: *correxi* 20 Ἀσκληπιάδον *per errorem K.* 22 ἀνεσχημένους *scr. Helmr.*: ἀνεοχη$^{μν/}$ L: ἀνεσχημένον *ab Ald. edd.* 23 προσπελασαντας L, *in* προσπαλαίσαντας *corr.* L^1, *sed tamen* προσπελάσαντας *cum Ald. cunctae edd.* ὄν$^{τ/}$ L: *in* ὄντως *an* ὄντι *dissolvere praestet dubito*: ὄντι *ab Ald. ad Chart.*: ὅτι *ex errore typographico K.*

δης, ἐρωτητέον αὐτὸν ὁπότερόν φησιν, ἆρά γε τὸ πρὸς τὴν δύναμιν
εἴτε τὸ πρὸς τὴν χώραν τῶν ἀγγείων, ὃ δὴ καὶ κατὰ τὸ ἔγχυμα
καλεῖν εἰσιν εἰθισμένοι, καὶ πότερον τὸ καθ' ὅλον τὸ σῶμα γιγνόμενον ἢ
κἂν ἐν μέρει τινὶ συνίσταται. τὸ μὲν οὖν ὡς πρὸς τὴν δύναμιν οὐδ' εἰ|πεῖν 279
αὐτῷ δυνατὸν ἀνῃρηκότι τὰς δυνάμεις σχεδὸν ἁπάσας αἷς διοικεῖται 12
τὸ ζῷον. τὸ δ' ὡς πρὸς τὴν χώραν τῶν ἀγγείων ἔστι μὲν δήπου καὶ
τοῦτο διττὸν ἤτοι τῷ κατὰ φύσιν μέτρῳ παραβαλλόμενον ἢ ψιλῷ καὶ
μόνῳ τῷ μὴ στέγεσθαι. δύναται δὲ ἑκάτερον αὐτῶν ἤτοι καθ' ὅλον ὑπ-
άρχειν τὸ ζῷον ἢ καθ' ἕν τι μόριον ἢ πλείω. καὶ δέδεικται πρὸς ἡμῶν
ἔν τε τοῖς ὑπομνήμασιν ἐν οἷς τὰς Αἰτίας τῶν συμπτωμάτων διερχόμεθα
κἀν τῷ ⟨Περὶ⟩ τῶν παρὰ φύσιν ὄγκων ὅ τε σπασμὸς ἐνίοτε καὶ ὁ τρόμος
ἥ τε φλεγμονὴ διὰ παντὸς ἐρυσίπελάς τε καὶ τὸ καλούμενον ὑπὸ τῶν
νεωτέρων ἰατρῶν οἴδημα καὶ πρὸς τούτοις ἕτερά τινα πάθη πληθω-
ρικὴν ὑπόθεσιν ἔχοντα καί, εἴ τις κενώσει τὸ πλῆθος, αὐτίκα τὸ μόριον
εἰς τὸ κατὰ φύσιν ἐπανερχόμενον. εἴρηται δὲ καὶ Περὶ τῶν συνεκτικῶν 13
αἰτίων ἑτέρωθι δεικνύντων ἡμῶν ὅτι τε τοὔνομα καὶ τὸ πρᾶγμα αὐτὸ
καθ' οὗ τοὔνομα τῆς Στωϊκῆς αἱρέσεώς ἐστι καὶ ὡς οὐκ ὀρθῶς οὔθ'
ὑπειλήφασιν οὔτ' ὀνομάζουσιν οἱ νεώτεροι τῶν ἰατρῶν ἅπαν τοῦτο

2 ὃ (*sc.* πλῆθος) δὴ καὶ κατὰ τὸ ἔγχυμα καλεῖν εἰσιν εἰθισμένοι] *haec plenitudo describitur Gal. XI 258 K.; cf. VII 520. 524 K., ubi* διττὸν πλῆθος, τὸ πρὸς τὴν δύναμιν *et* τὸ πρὸς τὴν κοινότητα τῶν ἀγγείων, *eadem ratione qua in Gal. in Hipp. de nat. hom. comm. II affertur XV 115 sq. K. CMG V 9, 1 p. 58, 25. 28 Mew.* 10 ἔν τε τοῖς ὑπομνήμασιν, ἐν οἷς τὰς Αἰτίας τῶν συμπτωμάτων διερχόμεθα] *Gal. VII 85—272 K., ubi* ὁ σπασμός *tractatur imprimis p. 145 et* ὁ τρόμος *p. 149 sqq.; cf. CMG V 10, 2, 1 p. 17 sqq. et in universum etiam alterum Gal. libr. qui inscribitur* Περὶ τρόμου καὶ σπασμοῦ καὶ παλμοῦ καὶ ῥίγους *VII 584—642 K.* 11 κἀν τῷ Περὶ τῶν παρὰ φύσιν ὄγκων] *VII 705—732 K.,* φλεγμονή *maxime cap. altero,* ἐρυσίπελας *ibid. p. 722 disseritur; cf. XI 71 sqq. et 75—77 K. cum adnotationibus Pauli Richter in versione Germanica: Galenos, Über die krankhaften Geschwülste (Klassiker der Medizin XXI) p. 9^2. 20^2* 12 τὸ καλούμενον ὑπὸ τῶν νεωτέρων ἰατρῶν οἴδημα] *cf. Gal. XVII B 877 XVIII B 882 K. CMG V 9, 2 p. 247, 8 et 250, 18 sqq. Heeg vel ibid. V 10, 2, 2 p. 7 sq. 140, 5 sqq.; quod attinet ad* οἴδημα φλεγμονῶδες *cf. VII 723 K. et P. Richter l. l. p. 19^3* 13 ἕτερά τινα πάθη πληθωρικὴν ὑπόθεσιν ἔχοντα] *alia multa recensentur Gal. VI 375. VII 279. 287. 529. 601 XV 283. 285. 377 XVII B 459 K. al.* 15 εἴρηται δὲ καὶ Περὶ τῶν συνεκτικῶν αἰτίων ἑτέρωθι]. *Cf. Galeni De causis continentibus ed. K. Kalbfleisch, Progr. Marburg 1904* 15 sq. τῶν συνεκτικῶν αἰτίων τοὔνομα καὶ τὸ πρᾶγμα τῆς Στωικῆς αἱρέσεώς ἐστι] *cf. Veterum Stoicorum frgm. ed. Ioa. de Arnim vol. II p. 120—122, fr. 355*

1 ἐρωτη$^{τ/}$ L: ἐρωτείτω *(sic) omnes deinceps edd., praeterquam quod* ἐρωτάτω *corr. K.: emendavit Helmr.* 2 καὶ *ante* κατὰ *om. Ald.* τὸ ε χυμ^{α} L, ν *interpos.* L^1: τὸ ἔγχυμα *ab Ald. edd.* 3 καθόλον *a Bas. edd.* 5 αἷς *add.* L^1 *edd.* 7 ἠ^{τ} (*i. e.* ἤτοι) τὸ L, τῷ *pro* τὸ *corr.* L^1: ἢ τῷ *ab Ald. edd.* μέτρον L: μέτρῳ *corr.* L^1 *edd.* ἢ ψιλῷ καὶ μόνῳ *corr.* L^1: ἢ ψι^{λ} καὶ μόν L: *proximum* τὸ *praebet* L: τῶν *Ald.*: τῷ *corr. Bas.*: τῷ μὴ στέγεσθαι *corr. Corn.; cf. p. 60, 12:* μὴ τέγγεσθαι (τεγγ *in ras. add.* L^1) L *edd.* 11 Περὶ *add. Helmr.* ὅτε σπασμὸς L: *correxi*: ὅτι ὁ σπασμὸς *ab Ald. edd.* 13 τινα *add.* L^1: ἕτερά τε πάθη *Ald. ceteraeque edd.* 14 υπο . . σ L, θε *impos.* L^1: ὑπόθεσιν *omnes edd.* ἔχον^{τ} *i. e.* ἔχοντα L: ἔχονται *falso edd.* 16 ετερ L: ω^{θι} *superscr.* L^1: ἑτέρωθι *ab Ald. edd.* 17 τῆς *add.* L^1 οὔθ' *ante* ὑπειλήφασιν *om. edd.*

280 τὸ γένος, | καίτοι γε καὶ ἡμεῖς ἑπόμενοι πολλάκις αὐτοῖς, ὅπως μὴ
δόξωμεν ἐρίζειν ὑπὲρ ὀνόματος, ἔνια τῶν αἰτίων οὕτω καλεῖσθαι συγ-
χωροῦμεν, οὐ μὰ Δί', ὅσα τῶν ἁπλῶς ὄντων ἐστίν, ἀλλὰ τῶν ἐν τῷ γί-
γνεσθαι τὸ εἶναι κεκτημένων. ἐν τούτῳ μὲν ἡ λύσις τοῦ σοφίσματος,
ἅπαντα δὲ μεταφέρειν ἐνταῦθα τῆς Ἰουλιανοῦ φλυαρίας ἔργον οὐχ
ἡμέτερον.
14 ἀλλ' ἐφ' ἕτερόν τι τῶν προβεβλημένων ἴωμεν ὃ κοινῇ πρὸς ἅπαντ'
ἐστὶ τῶν ἐν ὑγροῖς αἰτίων ⟨ὧν⟩ τὸ γένος ὑπάρχει διττόν, ἐν πλήθει μὲν
τὸ ἕτερον, ἐν διαφθορᾷ δὲ τὸ ἕτερον. ἀλλ' ἀμφοῖν γε ῥᾳδίαν ἔσεσθαί φασι
τὴν ἴασιν, ἐν ἀκαρεῖ χρόνῳ δυναμένων ἡμῶν καὶ τοῦ πλεονάζοντος ἀπο-
χέαι τὸ περιττὸν καὶ τὸ διεφθαρμένον ὅλον ἐκκενῶσαι, ὥστ' οὐδέποτε
15 χρονίσειν νόσημα. τοῦτον οὖν τὸν λόγον οὕτως ὄντα σαφῆ τε ἅμα καὶ
σύντομον ἀσαφῶς καὶ μακρῶς ὁ Ἰουλιανὸς ἔγραψε κατὰ τήνδε τὴν
ῥῆσιν· αὐτίκα ⟨ἔοικεν⟩ ἐν τῷ ἀφορισμῷ λῆμμα συνηρπά-
σθαι οὐκ ἀποδεδειγμένον τὸ ὅτι ὑγροῦ πλῆθος νοσοποιεῖ ἢ
281 μεταβολὴ πρὸς τὸ οὐκ οἰκεῖον τῆς ἰδίας ποιότη|τος, ⟨ἣ
τὸ⟩ ὄνομα ἰατρῶν παῖδες ἔθεντο κατὰ τοῦ ὅλου εἴδους δια-
φθοράν, ὥστε τοῦ νοσοποιοῦ ἀποκρινομένου ὠφέλειαν ἔσε-
σθαι φαντάζεται σφόδρα ἰταμῶς πρός γε τὴν ἀπὸ τοῦ ἀμάχου
16 φαινομένην κρίσιν. ⟨ἀλλὰ τὸ⟩ ὑγροῦ τινος ἐν τῷ σώματι
πλῆθος τῆς νόσου τὸ αἴτιον εἶναι νομίζειν ἢ οὐ πλῆθος
μέν, τροπὴν δὲ ἀδιανόητόν τε καὶ πρὸς τὴν ἀλήθειαν ἀσύμ-
φωνον τόδε τυγχάνει ὄν. καὶ γὰρ ⟨ἦν⟩ τὰ πάθη εὔλυτα πάν-

1 καίτοι γε *probabilius restituisse mihi videor quam* ὥστε: ὅτι τε L *edd.* 2 ὑπὲρ τοῦ ὀνόματος *scr. Ald.*: τοῦ *recte om.* L; *cf. CMG V 10, 1 p. 116, 12 et 118, 1* ἔνια μὲν τῶν αἰτίων (αἰτιῶν *K.*) *ab Ald. edd.* 3 μὰ διόσα L: δί' ὅσα *seiunxi: cf. p. 40, 15*: μὰ δία ὅσα L[1] *edd.* ἁπλ^ω L: ἁπλῶν *ab Ald. edd.* 7 ἅπαν L *edd.*, τ *superscr.* L[1] 8 ὧν *post* αἰτίων *interisse puto* 9 διαφορα L, θ *s. v. posuit* L[1]: διαφθορᾷ *edd.* ῥᾴδιον L *edd.*, *quam lectionem ut atticismum fortasse sunt qui tutandam arbitrentur, attamen* ῥᾳδίαν *ex more Galeniano praetulerim, sicuti iam Helmr.*: *cf. e. c. in propinquo p. 60, 23* φ^α L: φασι *cum edd. retinui, quamquam* φησί, *nempe Iulianus, collatis quae sequuntur p. 59, 9 sqq. recto talo stare opinor, sicut p. 60, 23 recte traditum est* 10 τὸ πλεοναζ' L: τοῦ πλεονάζοντος L[1] *edd.* ἀποχέαι *scripsi; cf. p. 60, 1. 61, 16*: ἀποχέ^ss L: *littera non legitur quam superscr.* L[1]: ἀποχέεσθαι *ab Ald. edd.* 11 εκκενωσ L, αι *add.* L[1] 12 χρονίσει L, ν *add.* L[1] 13 μακρ L, ῶς *add.* L[1] ἔγρ^α L: ἔγραψε *Ald.* 14 ἔοικεν *inter* αὐτίκα *et* ἐν *inserui*: συνήρπασται *maluit Helmr.* 15. 16 ἢ μεταβολὴ *cum* L *recte Corn. et a Chart. edd.*: ἡ μεταβολὴ *asterisco apposito Ald. Bas.* 16. 17 ποιότ^τη νομα L, ς ο *in ras. addidisse videtur* L[1]: ποιότητος ὄνομα *Ald.*: ἣ τὸ *ante* ὄνομα *addere conatus sum, solum* ἣ *add. Helmr.* 17 διαφθοράν *corr. Chart.*: διαφθορὰ L *Ald. Bas.* 18 ὠφέ^λ L: ὠφέλειαν *ab Ald. edd.* 19 σφοδρα ιτ^α μ^ς (*i. e.* μῶς, *comp. add.* L[1]) προσ^Γ' (*i. e.* πρός γε, *comp. superscr.* L[1]) L: ἰταμῶς πρός γε *utpote paene illegibilia in* τὰ μὲν πρόσθεν *sensu carentia corrupit Ald., cuius scripturam exhibent omnes deinceps edd.* 20 ἀλλὰ τὸ *addidi* τῷ *ante* σώματι *add.* L[1] 21 ἢ *in spatio ab* L *relicto impos.* L[1] 22 τροπ^ῆ ɔ'. ἀδιανο^τη γὰρ L: τροπὴν δέ. ἀδιανόητον γὰρ *ab Ald. recep. edd.*: *distinctionem delevi et* γὰρ *in* τε *mutavi* 23 *post* τυγχάνει *praebet* ομ^ϡ γὰρ τὰ L: *post* τυγχάνει *s. v. posuit* ὤμην L[1], *quocum consentiunt Ald. ceteraeque edd.*,

τα καὶ οὐκ ἂν ἦν τι χρόνιον ἥ τε θεραπεία πᾶσα μονοειδὴς
οὐδ' ἥντινοῦν δυσχέρειαν ἐργώδη ἔχουσα. ἁπλοῦν γὰρ ἦν ἐκ
παρακειμένου κενῶσαι τὸ νοσοποιοῦν καὶ αὐτίκα ἐν ἀρχῇ
καὶ κατὰ τὴν πρώτην ὑπόστασιν λύειν τὸ πάθος, ὥσθ'
ἑνὸς μόνου δεῖσθαι κενωτικοῦ βοηθήματος καὶ τοῦτο παρὰ
πάντα καιρὸν ἐνεστῶτα πεσόντα ὁρίζειν καὶ αἵματος μέ-
νοντος μόνῃ ἀρκεῖσθαι φλεβοτομίᾳ, φλέγματος δὲ φλεγ-
μαγωγῷ, χολῆς δὲ χολαγωγῷ. | 7. Αὕτη μὲν ἡ τοῦ Ἰουλιανοῦ 282 1
ῥῆσις. ἔστι δ', ὡς ἔφην, ὁ κατ' αὐτὴν λόγος τοιόσδε· "εἴπερ ἐν ὑγροῖς
εἴη τὰ τῶν νόσων αἴτια, δυνατόν ἐστιν ἡμῖν ἐν τάχει κενοῦσιν αὐτὰ
μηδενὶ νοσήματι χρονίζειν ἐπιτρέπειν. ἀλλὰ μὴν χρονίζει γε πολλά, κἂν
κατὰ τὴν ἀρχὴν αὐτῶν ἱκανῶς ἐκκενώσωμεν τὸ σῶμα. οὐκ ἄρα ἐστὶν
ἐν ὑγροῖς τὰ αἴτια." ἀλλ' ὅ γε λόγος οὗτος, εἰ μὲν περὶ τοῦ πρὸς τὴν 2
χώραν τῶν ἀγγείων ἐν ὅλῳ τῷ σώματι συνισταμένου πλήθους ἐστίν,
ἀληθὴς ὑπάρχει (βουληθέντες γὰρ εὐθέως ἐν ἀρχῇ τῆς νόσου κενῶσαι τὸ
περιττὸν ἐκκρίνομεν ἅπασαν πληθωρικὴν διάθεσιν). εἰ δὲ περὶ τοῦ κατά
τι μόριον, ἐν ᾧ καὶ πλείω γιγνόμενα, ψευδής. ἐπιδέδεικται γὰρ ἡμῖν 3
ἐκεῖνο τὸ πλῆθος οὐκ ἀεὶ κενοῦσθαι ταχέως δυνάμενον. οὕτω δὴ καὶ
περὶ τῆς διαφθορᾶς ὁ λόγος ἐρωτώμενος [εἰ] πρόχειρον ἔχει τὴν λύσιν.
οὐ γὰρ οἷόν τε ταχέως αὐτὴν ἐκκενῶσαι, καθάπερ ἐξ ἀσκοῦ τινος ἢ πίθου.
κἂν ⟨εἰ⟩ ἐκ τούτων ὅλων ἐκκενώσαιμεν πῇ ποτε τὸ μοχθηρὸν ὑγρόν,
οὐκ εὐθέως ἀντεγχέο|μεν ἕτερον χρηστόν, ἀλλὰ διανίψαντές τε καὶ 283
πλύναντες ἀκριβῶς τὸ ἀγγεῖον. ἆρ' οὖν οὕτω δυνατὸν ἐν ἀνθρώπου σώ-

9 ὡς ἔφην] *p. 58, 7 sqq.* 13 περὶ τοῦ πρὸς τὴν χώραν τῶν ἀγγείων ... πλήθους] *cf. p. 57, 2 sqq., ut bifariam fieri et dici plenitudinem Gal. saepius enuntiavit, velut XI 259. 265. XV 112. 282 K.* 15 (ὁ λόγος) ἀληθὴς ὑπάρχει] *cf. p. 56, 1 sqq.* 17 ἐπιδέδεικται γὰρ ἡμῖν] *supra p. 55, 11 sqq.*

nisi quod τυγχάνειν. ᾤμην γὰρ τὰ *scr. K.*: *ad* τυγχάνει, ᾤηην γὰρ *dubitanter aut* ἦν γὰρ ἂν *aut* ἐτύγχανε γὰρ ἂν *adscr. Helmr.*: *equidem* τυγχάνει ὄν. καὶ γὰρ ⟨ἦν⟩ τὰ *conieci; cf. p. 63, 11*

1 οὐκ *ante* ἂν *om. Chart. K.* 2 ἡντιναοῦν *K.* ἐργώδη (ω *et* η *in ras.* L^1) L 4 λύει L: *corr. Ald.* 5 δεῖσθαι μόνου *invert. ab Ald. edd.* 6 πεσο^{ν}:/...ζ... καὶ L: *lacunas litteris* ὁρί *et* ειν *complev.* L^1 μέ νο^{ν} *in ras.* L: μένοντος *restitui*: μὲν ὄντος *edd.* 9 κατα^{ὐ} L, ην *s. v. add.* L^1: κατὰ ταύτην *edd.* 10 κενοῦσιν *coni. Helmr.*: κενοῦν L *edd.* 11 πο^{λλ}\ L: *itaque* πολλά *scripsi*: πολὺ *ab Ald. edd.* 12 ἐκκενώσο^{μ} L *edd.*: *correxi* οὐκ ἄρ^{α} ·Λ·' (*i. e.* ἐστίν) L: οὐκ ἄρά εἰσιν *falso omnes edd.* 15 ἀλη^{θ}\ L: ἀληθὲς *edd.*: *correxi* 16 ἐκκρίνομεν *conieci*: ἐκπρομ$^{<}$\ L: *in* ἐκκενοῦμεν *mut., sed asteriscum appos. Ald.* *post* εἰ δὲ *add.* καὶ *Ald. ceteraeque edd.* 17 ἐν ἧ L: *corr. Ald.* πλεί (ω *superscr.* L^1) γιγνο^{μν}/ L: πλεῖον γιγνόμενον *ab Ald. edd.* ψευ^{δ}\ L: ψευδές *edd.*: *correxi* 18 *et* 20 ταχ' L, ες *i. e.* εως *superscr.* L^1 19 εἰ *ante* πρόχειρον *fort. ex inferioribus (v. 21) huc falso translatum exhibet* L: *merito sustulit Ald.* 21 *post* κἂν *haud scio an* εἰ *perierit quod iam add. Helmr.* πῇ ποτε *corr. Ald.*: πώποτε L 22 ἀντεγχέομεν *corr. Corn. Chart.*: ἀντέχομεν L *Ald. Bas.* τε *om.* L *edd.*: *add.* L^1 23 ἐν ἀνού (ου *add.* L^1) σω^{μτ}/ L: ἐν ἀνθρώπου σώματι *edd.*

ματι κενῶσαι μὲν τὸ διεφθαρμένον αἷμα, χρηστὸν δὲ ἀντεγχεῖν παραχρῆμα τοῖς ἐκείνου μορίοις [ἄξιον τοῦτο]; πῶς οὖν ἐν τάχει φασὶ δύνα-
4 σθαι κενωθῆναι τὴν διαφθοράν; οὕτως ὡς καὶ τἄλλα πάντα λέγουσιν εὐχερῶς οὐδενὶ προσέχοντες τὸν νοῦν οὐδὲ μετὰ περισκέψεως ἀκριβεστέρας ὅλον ἀθροῦντες τὸ πρᾶγμα. καὶ μὴν καὶ χολῆς περιεχομένης ἐν τῷ σώματι πολλῆς ἄνευ μὲν πυρετοῦ ῥᾴδιον ἐκκενῶσαι πολλάκις. εἰ δ' ἁλῶναι φθάσειεν ὁ ἄνθρωπος ὀξεῖ πυρετῷ, χαλεπώτατον. οὐ γὰρ οὐδ' ἐγχωρεῖ χρῆσθαι καθαίρουσι φαρμάκοις ἀκινδύνως. ὁμοίως δὲ καὶ περὶ φλέγ-
5 ματος ἔχει καὶ τῶν ὀρρωδῶν περιττωμάτων. εἴρηται δὲ καὶ περὶ τούτων ἁπάντων ἐν ἄλλαις πραγματείαις καὶ χρὴ τὸν βουλόμενον ἀκριβῶς τι γνῶναι περὶ αὐτῶν ἐκεῖθεν ἐκμανθάνειν. ὅτι μὲν οὖν ἡ φλεγμονὴ πληθωρικόν τι νόσημά ἐστιν, οὐκ ἐν αὐτοῖς μόνοις τοῖς ἀγγείοις στεγομένου
284 τοῦ πλήθους, | ἀλλὰ καὶ τὰς ἐν τοῖς μυσὶ χώρας κενὰς ἁπάσας καταλαμβάνοντος, ἐξ ἐκείνου μάλιστα μαθήσῃ τοῦ γράμματος ἐν ᾧ Περὶ τῶν παρὰ φύσιν ὄγκων ὁ λόγος ἐστί μοι, ὅτι δ' οὐχ οἷόν τε φλεγμονὴν ἅπασαν ἰάσασθαι ταχέως ἐν τοῖς Θεραπευτικῆς μεθόδου γράμμασιν εἴρηται κατ' ἐκεῖνα μάλιστα τὰ βιβλία δι' ὧν ἡ μέθοδος δείκνυται τῆς περὶ τῶν παρὰ φύσιν ὄγκων ἰάσεως. ἐνίοτε γὰρ οὕτως ἰσχυρῶς καὶ δυσλύτως ἐμπλάττονται ταῖς σαρξὶ γλίσχροι καὶ παχεῖς χυμοί, ὥστε κίνδυνον εἶναι χρονι-
6 ζόντων αὐτῶν ἀκολουθήσειν σκίρρον. ἀλλ' οἱ μηδὲν τούτων εἰδότες ἐξ ὧν ἀγνοοῦσι τὰ τῆς τέχνης ἐπίκαιρα ⟨τολμῶσι⟩ κατηγορεῖν Ἱπποκράτους. καίτοι γε ἀντιστρέψας ἄν τις, εἰ μὲν ἤτοι ψυχθείη ⟨τι⟩ τῶν στερεῶν σωμάτων ἢ θερμανθείη, ῥᾳδίαν ἔσεσθαί φησι τὴν εἰς τὸ κατὰ φύσιν ἐπάνοδον αὐτῷ, καθάπερ γε καὶ εἰ πυκνωθείη ποτὲ ἢ μανώτερον γεννη-

5 χολῆς περιεχομένης] *bilis nomen simpliciter positum significare flavam bilem, reliquas differentias cum adiectione vocari Gal. explic. CMG V 10, 2, 2 p. 194, 13 sqq.; praeterea cf. Gal. VI 742. VII 722. XII 275 K.* 9 sq. εἴρηται δὲ καὶ περὶ τούτων ἁπάντων ἐν ἄλλαις πραγματείαις] *velut CMG V 10, 2, 2 p. 109, 4 sqq.* 11 ἡ φλεγμονὴ πληθωρικόν τι νόσημά ἐστιν] *conferassis cum Gal. X 877. 948. XV 285 K. tum praecipue l.* Περὶ τῶν παρὰ φύσιν ὄγκων *VII 707 sqq. K., quem librum auctor ipse statim attulit v. 14 sq.* 14 sq. Περὶ τῶν παρὰ φύσιν ὄγκων] *Gal. VII 705—732 K.* 16 ἐν τοῖς Θεραπευτικῆς μεθόδου γράμμασιν κτλ.] *de tumorum differentiis agitur X 879. 972 sqq. K.; omnium praeter naturam tumorum curandorum scopus disseritur p. 950; scirrhosi affectus cura p. 955 sqq.; scirrhi ex phlegmone cura p. 885; qui chirurgice curantur tumores recensentur p. 986 sq. K.* 17 τὰ βιβλία] *lib. XIII. XIV*

1 ἀντεγχέ// L: ἀντεγχέειν *ab Ald. edd.*: ἀντεγχέαι *coll. p. 61, 16 anteponam* 2 ἐκειν͡ *i. e.* ἐκείνων L: *corr. Ald.* *verba* ἄξιον τοῦτο *lectoris cuiusdam adnotationem marginalem adstipulatus Cornario delevi*: ⟨ζητήσεως⟩ ἄξιον τοῦτο *auctori vindicabat Helmr.* 7 οὐδ' *emendavi*: οὔτ' L *edd.* 8 καθαιρουσι φαρμα|' L: καθαίροντι φαρμάκῳ *ab Ald. edd.* ε/π φλεγμα/γ *i. m. add.* L[1] 10 ἐν αλλ'' πραγμα/τ L: ἐν ἄλλαις πραγματείαις *edd.* 15 ὅτε *ex errore Chart. etiam K.* 16 εν τοῖς θεραπευτι͡κ (*i. e.* -κοῖς) μεθο/δ γραμμασ/ι L: *corr. Ald.; cf. p. 61, 26* 20 ἀκολου/θ∧σ L: ἀκολουθήσειν *Ald.* σκίρον L: *corr. Ald.* 21 κατηγορ͡ *i. e.* εῖν L: κατηγορεῖν *ab Ald. edd.*: *aut* κατηγοροῦσιν *cum Cornario scribendum aut* τολμῶσι *vel tale quid supplendum* 22 τι *ante* τῶν *addidi, an* ἤτοι *in* ἤ τι *sec. Helmr. mutandum videtur?* 23 τὸ *corr. Helmr.*: τὰ L *edd.*

θείη. τό τε γὰρ ψυχθὲν θερμῆναι καὶ τὸ θερμανθὲν ψύξαι καὶ τό τε πυκνω-
θὲν ἀραιῶσαι καὶ τὸ μανωθὲν πυκνῶσαι χαλεπὸν οὐδέν, ἐμπεπλασμέ-
νον δὲ χυμὸν ἤτοι γλίσχρον ἢ παχὺν ἐν σαρκώδεσι μορίοις | ἐκκενῶσαι 285
χαλεπώτατον. ὅπου γὰρ δὴ καὶ τὸν ἐκ τούτων τῶν ἀγγείων τῶν ἀραιῶν
ἐκκαθῆραι ῥύπον οὐκ εὐπετές, ἦ πού γ' ἐκ τῶν σαρκοειδῶν ἕτοιμον.
ὥστε πάνυ μοχθηρὸς ὁ λόγος ὁ τὰς ἐν ὑγροῖς αἰτίας εὐιατοτέρας 7
εἶναι φάσκων ἀεὶ τῶν ἐν τοῖς στερεοῖς. εἰ μὲν γὰρ ἁπλῶς πλῆθος εἴη,
καθ' ὅλην τοῦ ζῴου τὴν ἕξιν ἐν τοῖς ἀγγείοις περιεχόμενον, ὅπερ ἰδίως
ὀνομάζουσι πλῆθος, ἕτοιμόν τε παραχρῆμα κενῶσαι τοῦτο καὶ τῶν συμ-
πτωμάτων ὁ κάμνων ἀπαλλαγήσεται τῶν δι' αὐτοῦ. κακοχυμίας δέ τινος
ἢ διαφθορᾶς ὑπαρχούσης ἀδύνατόν ἐστι διὰ κενώσεως ἀθρόας ἰάσασθαι
τὸν ἄνθρωπον. καὶ μέντοι καὶ φαίνεται ταῦθ' οὕτως γιγνόμενα, πολλοὶ 8
μὲν γὰρ βαρυνόμενοί τε τὸ σῶμα καὶ τάσεως αἰσθανόμενοι παραχρῆμα
τῶν συμπτωμάτων ἀπηλλάγησαν ἐπὶ ταῖς φλεβοτομίαις, ἔνιοι δὲ μῆνα
ὅλον ὑπὸ διαφθορᾶς ὀχλούμενοι διετέλεσαν, μήτ' ἀθρόως ἐκκενῶσαι τὸ
μοχθηρὸν αἷμα δυναμένων ἡμῶν μήθ' ἕτερον ἀντεγχέαι χρηστόν. ἐκ μὲν
γὰρ τῶν σίτων δήπου καλῶς κατεργασθέν|των ἐν τῷ τοῦ ζῴου σώματι 286
τὸ χρηστὸν αἷμα γεννᾶσθαι πέφυκεν. ἐν αὐτῷ δὲ τῷ προσφέρεσθαι τρο- 9
φὰς ἐπιτηδείους κίνδυνός ἐστι τῷ προϋπάρχοντι μοχθηρῷ συνδιαφθαρῆναι
τὸ χρηστόν, ὅθεν οὐδὲ πᾶσαν οἷόν τε διαφθορὰν ἰάσασθαι, ἀλλ' ἐκείνην
μόνην ἐφ' ἧς ἰσχυρὸν μὲν ἔτι τὸ σῶμά ἐστιν, ἡ δύναμις δ' εὔρωστος.
οὐ μὴν ἰῶδες ἐγένετο τὸ αἷμα παντάπασιν οὐδ' οἷον συνδιαφθεῖραι τὴν
ἐπιρρέουσαν τροφήν, ἀλλ' αὐτὸ μᾶλλον ὑπ' ἐκείνης ἐπικρα⟨τη⟩θῆναι.
οὐ μὴν οὐδὲ ὅταν τὸ πρὸς τὴν δύναμιν πλῆθος συστῇ, δυνατὸν ἰάσασθαι
ταχέως αὐτὸ συγκαταλυομένης ἐνίοτε τῇ κενώσει τῆς δυνάμεως. εἴρηται 10
δὲ ἡμῖν καὶ περὶ τῆς τοιαύτης διαθέσεως ἐν τῇ τῆς Θεραπευτικῆς με-

5 ἦ που γ' ἐκ τῶν σαρκοειδῶν (*sc.* ἀγγείων ἐκκαθῆραι ῥύπον) ἕτοιμον] *cf. Gal. X 639 K.* 7 sqq. πλῆθος καθ' ὅλην τοῦ ζῴου τὴν ἕξιν ἐν τοῖς ἀγγείοις περιεχόμενον, ὅπερ ἰδίως ὀνομάζουσι πλῆθος] *idem genus plenitudinis quod p. 57, 2 sq.* τὸ πρὸς τὴν χώραν τῶν ἀγγείων, ὃ δὴ καὶ κατὰ τὸ ἔγχυμα καλεῖν εἰσιν εἰθισμένοι, *vocatur* 22—25 οὐ μὴν οὐδὲ—δυνάμεως] *excerpsit Ps. Gal. Comm. in Hipp. De hum. XVI 116, 7 K.* 26 ἐν τῇ τῆς Θεραπευτικῆς μεθόδου πραγματείᾳ] *cf. de plethorae definitione et cura Gal. X 891 K.*

3 ἠ$^{\tau'}$ *i. e.* ἤτοι L: ἢ *ab Ald. edd.* σαρκω (δεσι *appos.* L[1]) L 4 ἀγγει' L, ων *superscr.* L[1] 5 ἐκκαθῆραι (θῆ *in ras.* L[1]) L *edd.* ἤ που γε$^{\omega}$ L: ἦ πού γε τῶν *ab Ald. edd.*: ἦ πού γ' ἐκ τῶν *praetuli* 6 οὐ ^{ὐ}τ L: αὐτὰς *Ald. ceteraeque edd.*: *correxi* αἰτίας *scr. Helmr.*: αἰ$^{\tau'}$ L: αἰτίοις *omnes edd.* εὐιατοτέρας *corr. Helmr.*: ἐναντιωτέρας *cum* L *edd.* 7 τί λ$^{\epsilon}$ πλη$^{\theta\varsigma}$ *in marg. add.* L[1] 9 *post* κενῶσαι *iteravit* κενῶσα L 10 δι' αὐ$^{\tau'}$ *i. e.* -τὸ L: *correxi* 17 σι$^{\tau'}$ L: σίτων *Ald.* 18 γεννᾶσθαι *ante* τὸ *traiectum habent edd.* προσφέρεσθαι L: προσφέρειν *ab Ald. edd.* 18 sq. π$^{\epsilon'}$ αἵ$^{\mu\tau}$ χρησ^{οῦ}τ ᴖ ὅ τι συνδιαφθείρε$^{\tau\varsigma}$ *in marg. add.* L[1] 20 οἷόν τε] οἴονται *ex errore Ald. cunctae edd.* 22 οἷον *scripsi*: ὅσον L *edd.* 23. 24 ⊂η π$^{\epsilon'}$ οὐ$^{\tau}$ πρ$^{\text{ο}'}$ τ$^{\wedge'}$ δύν$^{\mu}$ πλη$^{\theta'}$ *in marg. add.* L[1] *inter* ἐπικρατηθῆναι *et* ἐπικερασθῆναι *haerebat Helmr.*: *ipse* ἐπικρα⟨τη⟩θῆναι *anteposui*: ἐπικραθῆναι L *edd.* 26 τῆς διαθέσεως τῆς τοιαύτης *transpos. ab Ald. edd.*

θόδου πραγματείᾳ. ὀλιγάκις οὖν ἐπὶ τῇ κενώσει τὸν ἄνθρωπον δείξεις ὑγιαίνοντα παραχρῆμα. γενήσεται μέντοι ποτὲ τοῦτο, καθάπερ καὶ φαίνεται καὶ δείκνυσιν ἐναργῶς ἡ πεῖρα τοῦ λόγου τὴν ἀλήθειαν. ἔνιοι γὰρ ἐπὶ ταῖς κενώσεσιν αὐτίκα πάντων ἀπαλλάττονται τῶν ὀχληρῶν, ἀλλ' οὔτ' ἴσασι τὰς διαθέσεις αὐτῶν οἱ ἰατροὶ πάντες, οὔτ' εἰ γινώσκου-
11 287 σιν, εὐθέως δια|γινώσκειν δύνανται. οὗτοι τοίνυν οἱ μάλιστα ληροῦντες, ὧν, εἰ χρὴ τἀληθὲς εἰπεῖν, ὁ κορυφαῖός ἐστιν Ἰουλιανός, ἀνομίλητος μὲν ἀεὶ διατελέσας τοῖς ἔργοις τῆς τέχνης, ἐξ ὧν δ' αὐτὸς ἔγραψε ⟨γνωρίζεται θρασυνό⟩μενος, ἀλλ' ἡμεῖς γε δι' αὐτῶν τῶν ἔργων τῆς τέχνης πολλάκις ἐδείξαμεν ἐπὶ τῇ κενώσει τοῦ πλήθους ἑκατέρου παραχρῆμα τοὺς ἀνθρώπους ὑγιασθέντας. ἑκάτερον δὲ λέγω τό θ' ὡς πρὸς τὴν χώραν τῶν ἀγγείων ὃ δὴ καὶ πληθώραν ὀνομάζουσι τό τε πρὸς τὴν δύναμιν, ὅταν μὴ συγκαταλύηται τῇ κενώσει. ταῦτα μὲν οὖν, ὅταν ἄρξηταί τ⟨ις ἀκρι⟩βῶς ἐπισκέπτεσθαι τοὺς ἀρρώστους, ἅμα τοῖς ἐπισταμένοις ἰάσασθαι μαθήσεται.

1 8. Τὰ δ' ἑξῆς ἴδωμεν ἐν οἷς τὸν Ἀσκληπιάδου λόγον ὁ Ἰουλιανὸς μεταχειρίζεται, τοῦτον δὴ τὸν πολυθρύλητον, ὡς οὐχ ἕλκει τὸν οἰκεῖον χυμὸν ἕκαστον τῶν καθαιρόντων φαρμάκων, ἀλλ' αὐτὸν γεννᾷ. λέλεκται
288 δέ μοι | περὶ τούτου βραχέα μέν τινα κἀπὶ τῆς τελευτῆς τοῦ Περὶ τῶν καθ' Ἱπποκράτην στοιχείων, ὥσπερ κἀν τῷ πρώτῳ τῶν Φυσικῶν δυνάμεων, ὕστερον δὲ τῶν ἑταίρων ἀξιωσάντων καὶ δι' ἑνὸς ὅλου γράμματος

3—6 ἔνιοι γὰρ—δύνανται] *cf. Ps. Gal. XVI 116, 9 K.* 7 sq. ἀνομίλητος τοῖς ἔργοις τῆς τέχνης] *cf. p. 37, 15, nempe ut* λογίατρος *(vid. ad p. 37, 11)* 10 τοῦ πλήθους ἑκατέρου κτλ.] *vid. de duplici genere plenitudinis ad p. 57, 2 et 61, 7* 19 κἀπὶ τῆς τελευτῆς τοῦ Περὶ τῶν καθ' Ἱπποκράτην στοιχείων] *Gal. I 499 K., seorsum Gal. de elementis ex Hipp. sententia lb. II. Ad codicum fidem rec. Georgius Helmreich, Erlangae ... MDCCCLXXVIII, p. 62* 20 κἀν τῷ πρώτῳ τῶν Φυσικῶν δυνάμεων] *Gal. II 40 sqq. K.* 21 sq. δι' ἑνὸς ὅλου γράμματος ὃ Περὶ τῆς τῶν καθαιρόντων φαρμάκων δυνάμεως ἐπιγέγραπται] *cf. Gal. XI 323—342 K.; Erasistrato Gal. oblocutus est doctrinam de purgantium remediorum facultate subvertenti (p. 324)*

1 τ̈ ἀνο̅ν ἀποδείξει *additis lacunam supplebat* L^1: δείξει *exhibet Ald.; cf. v. 10 vel p. 63, 22*: δείξεις *corr. Chart.* 3 ἡ πεῖρα] καὶ *pro* ἡ *ab Ald. edd.* 5 οὔτ' ἴσασι *scripsi*: οὐδ' ἴσασιν L *edd.* οὔτ'. . γ. . . . . εὐθεως L: εἰ *ante* γ *add. et post* γ *in spatium vacuum* ινώσκουσιν *intrusit* L^1, *quocum consentiunt omnes edd.*: οὔτ' ⟨εἰ⟩ γ' ⟨ἴσασιν⟩, εὐθέως *exspecto* 7 *interiitne* ὅς (γε) *post* Ἰουλιανός? 8 ἐξ ὧν δ' αὐτὸς γιγνώσκει *fide indigna propagaverunt omnes edd.; nam* ἔγρ^α *i. e.* ἔγραψε *in textu exaratum habet* L; *sed quod in marg. add. verbum* L^1 *vix legitur; quapropter non nisi cum cautione* γνωρίζεται *recepi* ....μ^ο_ς *tantummodo* L, θρασυνό *suppl.* L^1: θρασυνόμενος *ab Ald. edd.*: θρασυνάμενος *praetulerim* 10 πολλάκις *ante* ἐδείξαμεν *s. v. add.* L^1 11 θ' *ante* ὡς *corr.* L^1 *Chart.*: δ' L *Ald. Bas.* 12 δὴ *deest in edd.* *fol. 19^r ultima ultimi versus verba* ἀγγείων ὃ δὴ καὶ πληθώραν ὀνομά- *paene evanida ideoque difficillima lectu praebet* L 13 συγκαταλυηται L: καταλύηται *ab Ald. edd.*
14 *perdifficilia cognitu* ο^λ_τ ἄρξ^τ_η τ ....ῶ *exarata habet* L: *pro ultimo vocabulo mutilato* ταὐτῶν *ex Ald. circumferunt universae edd.*: ὅταν ἄρξηταί τις αὐτῶν *coni. Corn.*: *quamvis non sine dubitatione, tamen saltem* τ⟨ις ἀκρι⟩βῶς *quam* τις τῶν ἰατρῶν *commendare malim* 17 μεταχειριζεται L: μεταχειρίσεται *Ald. ceteraeque edd.* τὸν οἰκεῖον χυμὸν *in* τῶν οἰκείων χυμῶν *mutavit Ald.*
19 τού^τ L: τούτου *Ald.* τοῦ *ante* περὶ *superscriptum inseruit* L^1

⟨δ⟩ Περὶ τῆς τῶν καθαιρόντων φαρμάκων δυνάμεως ἐπιγέγραπται. τὸν
μὲν ὅλον λόγον ὁ βουλόμενος ἐξ ἐκείνων μανθανέτω, τοῖς δ' ὑπὸ Θεσ-
σαλοῦ γεγραμμένοις ἐνταῦθα ἀπαντήσω προσγράψας αὐτὰ κατὰ λέξιν·
ἀθλητὴν γὰρ λαμβάνοντες εὐέκτην ὃν βούλονται κατὰ φύ- 2
σιν ἔχοντα χρηστῆς τούτῳ τῆς ὕλης ἐν τῷ σώματι ὑποκει-
μένης καὶ ἀτρέπτου καθαρτικὸν διδῶμεν καὶ δεικνύωμεν
τὰ ἀποκρινόμενα σφόδρα διεφθορότα. εἶτ' ἐπιλογιζόμεθα
μηδενὸς ἐνίστασθαι δυναμένου πρὸς τὸ λεγόμενον ἐναντιω-
τικῶς, ὡς δὴ ἃ νῦν ἐκκρίνεται δριμύτατά τε καὶ διεφθαρ-
μένα πρὸ μὲν τοῦ καθαρτικοῦ οὐχ ὑπόκειται τοιάδε τῷ
ἀθλητῇ, εὐέκτης γὰρ ἐτύγχανεν ὤν. λείπεται οὖν μηδὲν
ἄλλο ἡμᾶς δύνασθαι λέγειν ἢ τόδε, ὅτι ὑπὸ τοῦ φαρμά-
κου ἀμφότερα γίνεται, πρῶτον μὲν τὸ τὴν ὕλην μεταβάλ-
λειν | εἰς διαφθοράν, δεύτερον δὲ καὶ ⟨τὸ⟩ ἀποκρίνεσθαι, εἴτε 289
δι' ἐμέτων εἴη εἴτε διὰ γαστρός. αὕτη μὲν ἡ τοῦ Θεσσαλοῦ 3
ῥῆσις· ἀκούσατε δὲ ἐν μέρει πρὸς ἡμῶν ὡς τὸ καθαίρεσθαι πάντας χυμοὺς
τὸν εὐέκτην οὐ μᾶλλόν τι τοῦ γεννᾶσθαι νῦν ἐστι δηλωτικὸν ἢ τοῦ περι-
έχεσθαι πρόσθεν. μάτην οὖν εἴρηκε μηδ' ἑτέραν γε τῶν αἱρέσεων ⟨λείπε-
σθαι⟩, μήτ' ἀνατρέπων ἐξ ἀνάγκης μήτε κατασκευάζων. *** εἰ δὲ καὶ 4
τῶν ὑπαγόντων τι τὴν γαστέρα διδοῖεν, ἀλλ' οὐ φαρμακῶδές γε τοῦτ'
ἐστιν αὐτοῖς οὐδ', ὥσπερ ὁ ἀναίσχυντος Θερσίτης λέγει, δίδομεν καὶ
δείκνυμεν, μήτε δοὺς αὐτὸς ἢ δείξας πώποτε, μήτ' ἄλλου δόντος ἢ δεί-
ξαντος θεασάμενος. οὐ μὴν ἡμεῖς γε τοιοῦτοι τολμῶντες λέγειν ἢ γρά-
φειν ἃ μὴ πράττομεν, ἀλλὰ τοῖς ἔργοις αὐτοῖς πρότερον ἀποδεικνύντες
τἀληθὲς τηνικαῦτα τὴν ἀμφ' αὐτὰ τέχνην ἐξηγούμεθα, ἅπερ ἔστιν ἀκοῦ-
σαι τῶν ἐκ τῆς ἀγέλης τοῦ Θεσσαλοῦ, πόσους μὲν ὑδερικοὺς ὑδραγωγῷ
φαρμάκῳ καθήρας αὐτίκα τὴν γαστέρα προσεσταλμένην ἀπέφηνα, πό-
σους ⟨δ'⟩ ἰκτεριῶντας χολαγωγῷ | παραχρῆμα τὸν ἴκτερον ἰασάμην. 290

21 ὁ ἀναίσχυντος Θερσίτης] *cf. p. 38, 10* 26 τῶν ἐκ τῆς ἀγέλης τοῦ Θεσσαλοῦ] *cf. p. 54, 2*

1 δ *add. Ald.* τῆς *post* Περὶ *deest in edd.* 3 γεγραμμενοις L: εἰρη-μένοις *ab Ald. edd.* ἀπανθήσω *ex errore Chart. etiam K.* προγράψας L: προσγράψας *corr. Ald.; an* παραγράψας *de quo Helmr. quoque cogitabat praeferre debebat?* 6 δίδω$^{\mu}$ καὶ δεικνύωμεν L: δίδομεν καὶ δείκνυμεν *ab Ald. edd.* 7 καὶ *ante* σφόδρα *add. edd.* 12 τόδε *inter* ἢ *et* ὅτι *supplevisse videtur* L^{1}: *om. ab Ald. edd.* 13 μεταβαλλ/ L: μεταβάλλειν *Ald.* 14 τὸ *add. Helmr.* 15 δι' ἐμε$^{τ/}$ L: δι' ἔμετον *scr. Ald.: correxi* 16 δὲ καὶ πρὸς ἡμῶν ἐν μέρει ὡς (καὶ *addito*) *frustra traiecit Ald.* 18 λείπεσθαι *intercidisse existimo coll. v. 11* 19 κατασκευάζων̇ *et in marg.* ∸ λείπει ᾱ L: *at nullum defectus signum reperitur in edd.* εἰ δὲ καὶ L: καὶ *deest in edd.* 21 ὁ *om. Chart. K.* λέγει, δίδομεν *inverti*: διδο$^{\mu}$ λε$^{Γ/}$ L: δίδομεν λέγειν *ab Ald. ad K.*: *post* λέγειν *verbum* ἔδει *suppleri iussit Corn.: a cuius supplementi iudicio abstinui, cum tenorem sententiarum non satis perspiciam* 22 δείκνυμεν *corr. Ald.*: δεικνύω L μηδ ἀ^{λλ} δον$^{ο τ/}$ L: μηδ' ἄλλου δόντος *edd.: correxi* 27 ἀπέφηνατο *(sic)* L: *corr. Ald.* 28 δ' *addidi*

ἀλλ' οὐδὲ τούτων οὐδὲν οὐδ' ἄλλο τι τοιοῦτον Ἰουλιανὸς ἐθεάσατο.
5 ⟨ῥωμα⟩λέῳ τῶν ἀθλητῶν, φησί, δίδωμι καθαρτικὸν καὶ δείκνυμι. ἀκό-
λουθον μὲν γὰρ δηλαδὴ τῷ τοσαύτης ἐμπληξίας μεστῷ καθαίρειν μὲν τοὺς εὐχύμους ἀθλητάς, μὴ καθαίρειν δὲ μήθ' ὑδεριῶντας μήτε ἰκτεριῶντας μήτε μελαγχολῶντας μήτε τὸν καλούμενον ἐλέφαντα νοσοῦντα μήτε καρκίνῳ κάμνοντα μήθ' ὑπὸ φαγεδαίνης ἢ ἐρυσιπέλατος ἐνοχλούμενον ἤ τινος ἄλλου κακοχύμου νοσήματος. ἅλις ἤδη μοι καὶ τούτων αὐτοῦ τῶν λήρων. εἰ γὰρ ἅπαντα λέγειν ὧν ἀκούειν ἐστὶν ἄξιον Ἰουλιανὸν ἐπιχειρήσειέ τις, οὐ μιᾶς ἢ δυοῖν, ἀλλὰ παμπόλλων αὐτῷ χρεία βιβλίων ἐστίν.

6 ἀκούσωμεν οὖν αὐτοῦ τι τῶν ἐφεξῆς ὠδίπως γράφοντος· ἄλλο δή φημι ἰσχυρότατον ὃ μᾶλλον ὁρῶντας σωφρονίζεσθαι ἐχρῆν καὶ μὴ πάντα τῆς μελαίνης χολῆς ἄγειν· ὅταν δὴ χολῆς ὑπεῖναι δοξαζομένης φλεγμαγωγὸν διδῶμεν, καὶ χολὴ μὲν ἀποκρίνεται, φλέγμα δὲ ⟨οὐκ⟩, ἢ φλέγματος ὑπονοου-
291 μένου φλεγμαγωγόν, καὶ φλέγμα μὲν οὐκ | ἀποκρίνεται, χολὴ δὲ ἐπ' ἀμφοῖν· ὑδραγωγὸν διδῶμεν, καὶ τότε οὐδὲ ὕδωρ φανήσεται τὸ φερόμενον, πάντων μάλιστα παραδοξότατον, ὑδρωπικοῖς σαφῶς ὕδατος παρακειμένου, ⟨εἰκότως δ'⟩ ἀπόκρισις γένοιτ' ἂν χολῇ μὲν διὰ χολαγωγοῦ, φλέγματι
7 δὲ διὰ φλεγμαγωγοῦ. αὕτη μὲν ἡ ῥῆσις. ἄξιον δ' αὐτῆς ἄγασθαι πρῶτον μὲν τὸ κατὰ τὴν ἀρχὴν εἰρημένον ὡς ἐχρῆν μὴ πάντα τῆς μελαίνης χολῆς ἄγειν. μελαγχολῶντας γὰρ ἡμᾶς δηλονότι λέγει τοὺς ἐπαινοῦντας Ἱπποκράτην. ἀλλ' οὗτός γε ὁ χαριεντισμὸς ἑτέροις μᾶλλον ἔπρεπεν, ὅσοι δογματίζουσιν ὑπὸ μελαίνης χολῆς ἐνο-

2 ⟨ῥωμα⟩λέῳ τῶν ἀθλητῶν, φησί, δίδωμι κτλ.] *paulo ante p. 63, 4; praecedentibus (p. 63, 26 sqq.) comparabilia de sua ipsius ratione medendi Gal. expos. I 498 K.* 22 τὸ κατὰ τὴν ἀρχὴν εἰρημένον] *v. 13*

1 τι *deest in edd.* 2 ⟨ῥωμα⟩λέῳ *conieci; cf. p. 63, 4 sq.*: διὰ L *edd.*: τινὶ *adscr. Corn.* 4 μήθ' ὑδερι͡τ μητε ικτερι͡τ L: *solummodo* μήθ' ὑδριῶντας *(sic Ald.) omissis* μήτε ἰκτεριῶντας *edd.* 5 μελαγχολουντας L: *sec. v. 23 et p. 65, 1 corr. Ald.* 5. 6 νοσουν... καμνον L: νοσοῦντα... κάμνοντα *ab Ald. edd.* 8 ὧν ἐστὶν ἄξιον ἀκούειν τὸν Ἰουλιανὸν *colloc. Ald. ceteraeque edd.* 11 ἀλλ' *ante* ἀκούσωμεν *add. ex Ald. omnes edd.* 13 *pro traditis* τῆς μελαίνης χολῆς *flagit.* τὴν μέλαιναν χολὴν *Helmr.; cf. v. 23* ὅταν *ex* ὅτι *ortum suspicatus sum*: ὅτι L *edd.* 14 *inter* χολῆς *et* φλεγμαγωγὸν *spatium 8—10 litterarum capax verbis* ὑπεῖναι δοξαζομς *insertis complevit* L¹ 14 *et v. 17* διδω L, *unde* δίδωμεν *Ald. Bas.*: δίδομεν *Chart. K.*: *correxi* 15 οὐκ *add. Ald.* 17 τότε *corr. Corn.*: τόδε L *edd.* οὐδὲ *scripsi*: οὔτε L *edd.* 19 ὑδρωπικοῖς *emendavi*: ὑδροπι L: ὑδροπικῶς *Ald.*: ὑδρωπικῶς *Bas.*: ὑδρωπικῶν *a Chart. edd.* σαφῶς *add.* L¹ 19 εἰκότως δ' *ante* ἀπόκρισις *suppl. Corn.* 20 διὰ *super* χολαγωγ *add.* L¹ *sicut* διὰ χολαγωγοῦ *praebent edd.* 21 φλεγ L, *dein* διὰ φλεγμαγω *additis lacunam suppl.* L¹: φλέγματι δὲ φλεγμαγωγῷ *inde ab Ald. usque ad Chart.*: φλέγματι δὲ διὰ φλεγμαγωγοῦ *demum K.* 21 αὐτ L: αὐτοῦ *cum Ald. ceterae edd.*: *correxi* 23 τὴν μέλαιν χολ L: τῆς μελαίνης χολῆς *ab Ald. edd.*: *corr. ut v. 13 Helmr.*

χλεῖσθαι τοὺς μελαγχολῶντας. Ἰουλιανὸς δὲ ὁμοιότατός ἐστι τῷ κατὰ 8
τὸν Αἰσώπου λόγον ὄνῳ, ὃς θεασάμενος ἓν τῶν Μελιταίων κυνίδιον
ἀριστῶντι τῷ δεσπότῃ συγκατακείμενον ἀλλόμενόν τε περὶ αὐτὸν καὶ
σκιρτῶν καὶ σεῖον τὴν οὐρὰν καί τι καὶ φώνημα τερπνὸν ὑποφθεγγόμενον,
ἐφ' οἷς ἥδοντό τε καὶ κατεφίλουν αὐτὸ πάντες οἱ σύνδειπνοι, μηδὲν μελλή-
σας, ἀλλ' εὐθὺς ἀναπηδήσας ἐπὶ τὴν κλίνην ὠγκᾶτό τε καὶ κατ' αὐτὴν
ἥλλετο σείων τὴν οὐράν. ἀλλὰ τούτῳ γε παραπλήσιος ὢν | Ἰουλιανὸς 292 9
ἐπισκώπτει χαριεντιζόμενος εἰς μελαγχολίαν ἡμᾶς, ἣν αὐτός [ὥς] φησιν
ὑπὸ μελαίνης γίγνεσθαι χολῆς. κατάλιπε τοίνυν ἡμᾶς ἐπί σοι λέγειν τὴν
μέλαιναν, ὡς οὐδὲ τῶν παιδαρίων τῶν ἰατρικῶν ἀμείνων ὑπάρχων τὴν
τέχνην ἐπιτιμᾷς Ἱπποκράτει. τίς ταύτης μείζων μελαγχολία; τίς
ἀπαιδευσία φανερωτέρα; τίς τόλμα προπετεστέρα; καθ' ἡμῶν, Ἰου-
λιανέ, χαριεντίζῃ τοιαῦτα καὶ συνάπτεις ⟨αὐτὰ⟩ λόγοις ἀμαθέσιν, ὡς ἂν
μηδὲ παῖδα λαθεῖν αὐτῶν τὴν ἀτοπίαν. Ἱπποκράτους γὰρ εἰρηκότος
οὔθ' ἡλικίαν οὔθ' ὥραν ἔτους οὔθ' ὅλως οὐδένα καιρὸν εὑρεθῆναι δύνασθαι,
καθ' ὃν ἀπόλλυταί τις ἐκ τοῦ σώματος ἡμῶν χυμὸς ὃν αὐτὸς ἀεί φησιν
ὑπάρχειν, αἵματος δηλονότι καὶ φλέγματος καὶ χολῶν διττῶν (ἅπαντας μὲν 10
γὰρ εἶναι διὰ παντός, αὐξάνεσθαι δ' ἄλλον ἐν ἄλλῃ κράσει καὶ φύσει σώ-
ματος ἡλικίᾳ τε καὶ ὥρᾳ καὶ χώρᾳ καὶ νοσήματι), νομίζεις καταβάλλεσθαι
τὸν λόγον, εἰ τῷ χολῶντι φλέγματος ἀγωγοῦ δοθέντος φαρμάκου τουτὶ μὲν
⟨μὴ⟩ κενούμενον φαίνοιτο, χολὴ δὲ ⌈οὐ⌉ κε|νοῦται. *** φέρε τοίνυν ἡμῖν 293

1 sq. κατὰ τὸν Αἰσώπου λόγον] *fab. 331 Halm, in Babrii fab. Aesop. n. 131 p. 80 Lachmann, n. 132 p. 81 sq. Eberhard* 2 ἓν τῶν Μελιταίων κυνίδιον] *vid. RE XV 1 (1931) col. 544 s. v. Melite* 14 Ἱπποκράτους γὰρ εἰρηκότος κτλ.] Περὶ φύσ. ἀνθρ. *5. VI 42/44 L. cum comm. Gal. XV 70 K. CMG V 9, 1 p. 37, 23 sqq. Mew., quae verba similiter contra Asclepiadem laudata sunt Gal. I 502 K.*

3 ἀριστῶντι τῷ *emend. Cobet*: ἀριστο L, *in spatio relicto* σιτ^{ω} *impos.* L^1: Ἀριστοσίτῳ *edd.* 4 μελήσας L: *corr. Chart.* 6 ὠγκᾶτό τε *(sicut iam Helmr.)* καὶ κατ' αὐτὴν ἥλλετο *conieci*: ογκα$^{τ'}$ τε και κατ' αυ$^{τ''}$ εἵλετο L: ὀγκᾶται καὶ κατ' αὐτὸν εἵλετο (εἱλεῖτο *Chart.*, εἰλεῖτο *K.*) *ab Ald. edd.* 6 σει$^{\hat{}''}$ L: σείων *Ald.* τούτ$^{|}$ γε (*hoc fort. add.* L^1) παραπλησι$^{ς'}$ L: τούτῳ παραπλησίως *omnes edd.*: γε *restitui et* παραπλήσιος *Cornario praegresso correxi* 8 ἐπισκωπτει L: ἐπισκήπτει *ab Ald. receperunt omnes edd.* αυ$^{τ'}$ ὥς φησιν L: ὡς *delev. Corn. Chart.* 9 κατάλιπε *scr. Ald. Bas. eodem sensu verbum accipientes quo vertit* sine igitur nos tibi atram bilem exprobrare *interpr. lat. Iunt., sed in medio relinquam num sanum sit*: κατελι^{π} L: κατάλειπε *Chart.*: κατέλειπε *K.* 10 ὡς L: ὃς *ab Ald. edd.* τῶν παιδαρίων τῶν ἰατρικῶν *ordin.* L: τῶν ἰατρ. π. *transpos. Ald.* 11 τὴν τέχνην *cum prioribus coniunxit et* Ἱπποκράτει *mutavit Helmr.*: ιπποκρ$^{α/τ'}$ L: Ἱπποκράτους *edd.* 12 τολ$^{μ/}$ *ut p. 37, 18* L: τόλμη *edd.*: *correxi* 13 αὐτὰ *s. v. add.* L' 14 μὴ δὲ L: *unum* μὴ *edd.* 15 οὐδ' ἀκαιρ'' L: εν *in medio superpos.* L^1: οὐδένα καιρὸν *corr. Ald.* 20 τὸν λόγον L *Chart.*: τῶν λόγων *Ald. Bas.* εἰ τω (*hoc, sive pron. indef. voluit sive artic. esse, verisimiliter s. v. add.* L^1) χολὴ τὶ L: εἰ τῷ χολῶντι *ab Ald. edd.* 20. 21 φλεγμα^{τ} αγω^{Γ} δοθεν$^{τ'}$ φαρ$^{μ|'}$ τουτι μεν κενου$^{μν/}$ φαίνοιτο L: *unde* φλέγματος ἀγωγοῦ δοθέντος φαρμάκου *scripsi*: μὴ *post* μὲν *intercidisse Cornarium secutus opinor*: φλέγματος ἀγωγὸν δοθείη φάρμακον, τουτὶ μὲν κενούμενον φαίνοιτο *ab Ald. recep. edd.*
21 οὐ *ante* κενοῦται *additis* 'vi. *162, 2. 54*' (= *p. 64, 14 sq.*) *sustulit Corn.* *in marg.* λει$^{π'}$ λ β^{o} *add.* L, *quorum nihil in edd.*

11 τοῦτο φαίνεται γιγνόμενον, μηδ' ἐκκενοῦν τὸ φάρμακον ἀεὶ τὸν οἰκεῖον
ἑαυτῷ χυμόν. ἆρ' οὐκ ἐναργῶς δοκεῖ ψευδὲς εἶναι τὸ Ἱπποκράτους
δόγμα; εἰ γὰρ ὁμοτίμους μὲν ἅπαντας ἕλκει τοὺς χυμοὺς ἕκαστον τῶν κα-
θαιρόντων, ἀλλοιοῦν δ' εἰς μίαν ἰδέαν αὐτοὺς [ἣν] πέφυκεν, οὐδὲν διοίσει
12 τοῦ φλεβοτομεῖν τὸ καθαίρειν. ἀλλ' εἴπερ οὕτως τοῦτ' ἔχει, ῥᾷστον ἤδη
τῇ πείρᾳ κρῖναι τὸ δόγμα καὶ δυοῖν ἀνθρώπων ἀσκίτην ὕδερον ἐχόντων
ἴσον τὸ μέγεθος, ἐπὶ τῇ τοῦ σώματος ἕξει τε καὶ ἡλικίᾳ παραπλησίως
διακειμένων τῷ μὲν ἑτέρῳ δοῦναι τῶν ὑδραγωγῶν τι φάρμακον, τοῦ δ'
ἑτέρου τεμεῖν τὴν φλέβα κἄπειτα θεάσασθαι τίς μὲν ἐξ αὐτῶν ὠφελεῖται,
τίς δὲ βλάπτεται. δίκαιον μὲν οὖν ἦν ἴσον ἑκατέρῳ ποιήσασθαι τὸ πλῆθος
τῆς κενώσεως, τοσαύτας κοτύλας ἐκχέοντας τοῦ αἵματος ὅσας τοῦ κενω-
13 θέντος, ὡς οὗτοι νομίζουσιν, ὕδατος ὑπὸ τοῦ καθαρτικοῦ φαρμάκου. ἀλλὰ
κἂν τοῦτο συγχωρήσωμεν αὐτοῖς καὶ τοῦ μὲν ἑτέρου διὰ τῆς καθάρσεως
294 κενώσωμεν κοτύλας ὕδατος εἰ τύχοι ιε', τοῦ δ' ἑτέρου διὰ τῆς φλε|βοτο-
μίας δύο μόνας, ἐπίδωμεν ὅστις μὲν αὐτῶν ἐσφάγη (τί γὰρ ἂν ἄλλο τις
εἴποι περὶ τοῦ φλεβοτομηθέντος ὑδεριῶντος;), ὅστις δ' ὤνητο τὰ μέ-
γιστα. τί λέγομεν, ὦ οὗτος; ἆρα ἴσος ἢ παραπλήσιος ὁ νῦν εἰρημένος
14 ἔλεγχος ᾧ σὺ σμικρὸν ἔμπροσθεν ἐνεχείρησας; καθαρτικὸν χολῆς, φησί,
διδόσθω τινὶ τῶν ὑδεριώντων, κενώσει μέν, ὦ οὗτος, καὶ τουτὶ χολήν,
ἀλλ' ὀλίγην τε καὶ σὺν οὐδενὶ χρηστῷ· καθαρτικὸν ὑδατώδους ἰχῶρος
διδόσθω τῷ χολῶντι, κενώσει μὲν ὑδατῶδες, ἀλλ' ὀλίγον τε καὶ μετὰ
βλάβης. πάλιν οὖν διδόσθω τὸ μὲν ὑδραγωγὸν τῷ τὸν ἀσκίτην νοσοῦντι,

6 ἀσκίτην ὕδερον] *hydrops definitur Gal. X 987, nomen eius explicatur XVII B 670 K.* 17 sq. παραπλήσιος ὁ νῦν εἰρημένος ἔλεγχος ᾧ σὺ σμικρὸν ἔμπροσθεν ἐνεχείρησας] *descriptio Iuliani experimenti Gal. allusi lacuna p. 65, 21 significata videtur exhausta, cuius descriptionis sunt quae sic attulit*: καθαρτικὸν χολῆς, φησί, διδόσθω τινὶ τῶν ὑδεριώντων *(v. 18 sq.)* 20 ὀλίγην] *cf. Gal. I 498, 7 K.*

2 οὐκ *ante* ἐναργῶς *in* οὖν *frustra mutaverunt Chart. et K.* ἐδόκει L *edd.*: *aut* ἂν *deesse aut* δοκεῖ *scribendum puto* 3 ὁμοτίμους *simili vi atque* ὁμοιοτρόπους *scripsi*: ὁμοτίμως L *edd.* 4 ἣν *vel* ἣν L *edd.*: *Cornarium secutus delevi*: ἀλλοιοῖ *et* ἣν *in textu pos. Helmr.* διοίσει τοῦ] *in spatio 10 fere litterarum erasarum* διοι *syllabas difficillimas lectu et* σει του *prorsus illegibiles habet* L: δυνήσει * *Ald.*: διοίσει *adnot. Corn.*: † δυνήσει *i. t.*, † διοίσει *nescio an ex coniectura Gemusaei i. m. Bas., quod excepit Chart.* 5 τοῦ καθαίρ// L *Ald. Bas.*: *corr. Corn. Chart.* τοῦτο οὕτως ἔχει *ab Ald. transpos. edd.* 6 ἀσκῖ^τ', ι *litteram haud ita perspicuam habet* L: ἀσκίτην *a Chart. edd.; cf. v. 22*: ἀσκητέον *perperam Ald. Bas.* ὕδερον ἐχόντων] *syllabae* ρον εχον *in rasura cod.* L *vix leguntur* 10 οὖν *deest in edd.* ἑκα^τ| L: ἑκατέρῳ *ab Ald. edd.* 11 αιμα^τ ὅσ του κενω^θτ L: αἵματος ὅσας τοῦ κενωθέντος *edd.* 12 καθαρτι L: καθαρτικοῦ *edd.* ἀλλὰ *om. edd.* 13 συγχωρήσω^μ αὐ^τ L: συγχωρήσωμεν αὐτοῖς *ab Ald. edd.* 14 κενώσομεν L *edd.*: *corr. Helmr.* 16 ὤνῆ^τ L: ὤνηται *ab Ald. edd.*: ὤνητο *scr. Helmr.* 17 ἴσ^ο ἡ παρ^απλησί^ο L: ἴσως ἢ παραπλησίως *Ald. ceteraeque edd.* 18 ὢ συ μικρ'' ἔμπροσ^θ ἐχειρισ L: ὅσῳ μικρὸν ἔμπροσθεν ἐγχειρήσας *Ald.*: ἐνεχείρησας *scripsi* 19 ὑδερι^τ L: ὑδεριώντων *Ald. Bas.*: ὑδεριόντων *Chart. K., sed cf. p. 64, 4* 20 ἰχώρους L: *corr. Ald.* 21 τω χο^λ| τι *ut p. 65, 20* L, ῶν *s. v. impos.* L[1], *quocum congruunt edd.* 22 *dubium* ὑδραγῶ'' *an* ὑγραγῶ'' *exhibeat* L: ὑδραγωγὸν *ab Ald. edd.; cf. ex. gr. p. 63, 26 vel v. 8*

τὸ δὲ χολαγωγὸν τῷ τὸν ἴκτερον, καὶ πολὺ κενωθήσεται τῶν ἀνθρώπων
ἑκάτερος καὶ σὺν ὠφελείᾳ μεγάλῃ. ταῦτα εἰ μὲν οὐδεπώ⟨ποτ'⟩ ἀνέγνω 15
γεγραμμένα παρά τινι τῶν ἰατρῶν ὁ Ἰουλιανός, θαυμάζω τὴν φιλο-
πονίαν τἀνδρός. ἀναγνοὺς δ' εἰ ἐτόλμησε γράφειν ἅπερ ἔγραψεν, ἄξιον
ἄγασθαι τὴν σύνεσιν αὐτοῦ. νομίζω γὰρ ἐγὼ νῦν ⟨τοῖς⟩ ἀκούσασι τῶν
εἰρημένων ἀλγήσειν ⟨ἐξ⟩ αὐτῶν τὰ ὦτα. Ἰουλιανὸς δ' ἐν οἷς ἔγραψε
περὶ | αὐτῶν ἡγεῖται μελαγχολᾶν ἡμᾶς. ἀποκρινάσθω τοιγαροῦν ἀνα- 295
μνησθεὶς τῶν φιλοσόφων οὓς ἐπήνεσε, παρὰ τίνος αὐτῶν ἔμαθε νόμον
ἀποδείξεως τοιοῦτον οἵῳ φαίνεται κεχρημένος. εἰ γὰρ ἐπεφύκει, φησί,
τὸ χολαγωγὸν φάρμακον ἐκκαθαίρειν τοῦ ζῴου τὴν χολήν, οὐκ αὐτὴν γεν-
νᾶν, οὐκ ἂν ἐκένου χολὴν τοῖς φλεγματώδεσι. θαυμαστή γε ἡ τῆς ἀκο- 16
λουθίας γνῶσις· ὦ τῆς μεγάλης διαλεκτικῆς τοῦ σοφιστοῦ. τί συνετὸν
οὕτω Χρύσιππος ἢ Ἀριστοτέλης ἢ Πλάτων εἶπεν; οἵ γε, εἰ
περὶ τούτων αὐτοῖς ἐπισκέψασθαι προὐτέθη, τῷ μὲν μηδὲ ὅλως περι-
έχεσθαι κατὰ τὸ σῶμα χολὴν πάντες ἂν ἔφασαν ἕπεσθαι τὸ μηδ' ὅλως
ὑπὸ τῶν χολαγωγῶν ἐκκενοῦσθαι, τῷ δ' ὀλίγον περιέχεσθαι τὸ τὴν ἑλκο-
μένην ὑπ' αὐτῶν ὀλίγην ὑπάρχειν, ὥσπερ γε εἰ πολὺ περιέχοιτο, πολλὴν
εἶναι καὶ τὴν ἑλκομένην. ἀλλ' Ἰουλιανὸς ὁ τῆς καινῆς διαλεκτικῆς
σοφιστὴς ἀξιοῖ μηδ' ὅλως ἕπεσθαι χολὴν τοῖς χολαγωγοῖς, ὅταν ὀλίγη
ποθ' ὑπάρχῃ κατὰ τὸ ζῷον. εἶθ' ἡμᾶς μὲν λέγει μελαγχολῶντας τοὺς δὴ
ὑδραγωγὸν διδόντας | φάρμακον τοῖς ὑδεριῶσιν, ἑαυτὸν δὲ σωφρονεῖν οὗ 296
τοῖς δόγμασιν ἕπεται φλεβοτομεῖν αὐτούς.

8 τῶν φιλοσόφων οὓς ἐπήνεσε] *vide ad p. 49, 25* 9 φησί] *verba laudata non iam exstant; conferas ad p. 66, 17 adnotata* 12 *et* 18 ὁ τῆς καινῆς διαλεκτικῆς σοφιστής] *cf. p. 37, 12. 56, 5. 7* 20 λέγει] *p. 64, 12 sq. 23 sq.*

1. 2 ^{ω}τ ἀνῶν ἑκα$^{τρ/}$ L: τῶν ἀνθρώπων ἑκάτερος *edd.* 2 συν ὠφε^{λ} μεγα$^{λ/}$ L: σὺν ὠφελείᾳ μεγάλῃ *edd.* οὐδ' .... εγνω L: *litteris* επω ἀν *insertis spatium vacuum relictum complev.* L¹, *unde* οὐδέπω ἀνέγνω *ab Ald. cunctae edd.*: οὐδεπώ⟨ποτ'⟩ *potius quam* οὐδαμῶς *scribendo hiatum fugiebam* 4 ἔγραψεν L: ἔγραψαν *falso Ald. Bas.*: *corr. Corn. Chart.* 5 τοῖς *addidi* 6 ἀλγήσειν *coni. Corn.*: ..τησ..ν L, ἀρ *et* ει *add.* L¹: ἀρτήσειν *omnes edd.*: eorum aures offendi *interpr. Iunt.* ἐξ *ante* αὐτῶν *addidi coll. e. c. CMG V 9, 1 p. 21, 19 Mew.* 7 μελαγχο^{λ} L, ᾶν *appos.* L¹ ἀποκρινάσθω *scr. Helmr.*: ἀποκρινασ$^{θ/}$ L: ἀποκρίνασθαι *edd.* 8 παρα τίνος L *Ald. K.*: παρὰ τινὸς *Bas.*: παρά τινος *Chart.* 9 οἵ\ L: οἷον *Ald. Bas.*: *corr. Chart.* 11 ἐκενου χο$^{λ\backslash}$ L: ἐκενοῦντο χολὴν *ab Ald. edd.*: ἐκενοῦτο χολὴ *adscr. Corn.* ἡ τ^{ς} ἀκολου$^{θ/}$ γνῶσ L: τοῦ *pro* τῆς *vix recte Ald.*: τῆς ἀκολουθίας *praeposui* 13 οἵ γε οἱ L, *prius* οἵ *in ras. add.* L¹: ὅ γε οἱ *Ald. Bas.*: ὥς γε εἰ *coni. Corn.*: οἵ γε, εἰ *corr. Chart.* 14 αὐ^{τ} *i. e.* αὐτοῖς L: αὐτῶν *ab Ald. edd.* προυτάθη L *edd.*: *correxi* τῷ μὲν *ante* μηδὲ ὅλως περιέχεσθαι *et v. 16* τῷ δ' ὀλίγον *scr. Helmr.*: τὸ μὲν *et infra* τὸ δ' *exhibent* L *edd.* 15 πι$^{τ/}$ αν L: πάντες ἂν *a Chart. edd.*: πάντα ἂν *falso Ald. Bas.*: ἔφησαν *anteponam* 18 καὶ *ante* τὴν ἑλκομένην *deest in edd.* 20 μελαγχο^{λ} L: μελαγχολῶντας *recte Ald.* τοὺς δ' ὑγραγω'' L: δὴ *scripsi*: δ' *omisso* μελαγχολᾶν τοὺς *antepon. Helmr.* ὑδραγωγὸν *corr. Ald.*; *cf. p. 66, 22* 22 αὐ$^{τ/}$ L: ους *superscr.* L¹

17 ὁμοιότατον δὲ τούτοις αὐτοῦ τοῖς λόγοις ἐστὶ καὶ τὸ διὰ τῶν ἐχο-
μένων εἰρημένον ἐν τῇδε τῇ ῥήσει· τό τε γίγνεσθαι ἐπὶ τῶν πλεί-
στων ἐναλλὰξ ἐπιτάσεις τε καὶ ἀνέσεις ὑγεία ἀδιόριστος·
ὁμοιούμενός τις, ὡς πρὸς ἡμῶν, κατὰ πᾶν συνεχείας ἐν τῷ
σπανίως ὀλιγάκις τε φαινομένῳ. ἐν τούτοις Ἰουλιανὸς κατα-
βάλλει τὴν δόξαν τῶν οἰομένων ἀεὶ σωματικὰς εἶναι τὰς κατασκευὰς τῶν
παθῶν, ταῦτα ὡς μαρτυροῦντα γράφων τὰς ἐπιτάσεις καὶ τὰς ἀν-
έσεις τῶν νοσημάτων, οἰόμενος συμφωνεῖν μὲν τῇ δόξῃ τῶν Μεθοδι-
18 κῶν, ἐναντιοῦσθαι δὲ τῇ τοῦ παλαιοῦ. καίτοι γ' αὐτὸ τὸ ἐναντιώτατον
εὕροις ἄν. αἱ μὲν γὰρ ἐν τοῖς στερεοῖς τοῦ ζῴου μέρεσι διαθέσεις
ἐστηριγμέναι τέ εἰσι καὶ μόνιμοι, τὰ δὲ ὑγρὰ καὶ μεταρρεῖν εἰκὸς ⟨εἰς⟩
ἄλλο μόριον τοῦ ζῴου καὶ διαφορεῖσθαι λεπτυνόμενα καὶ κατά τινας αἰ-
σθητοὺς πόρους ἐκκρίνεσθαι καὶ ποτὲ μὲν ὑπὸ τῆς διοικούσης τὰ ζῷα
297 φύσεως πεττόμενα χρηστότερα γίνεσθαι, | ποτὲ δ' ὑπὸ πυρετώδους
θερμασίας ἀλλοιούμενα μοχθηρότερα, καὶ τὰ μὲν ὑπὸ τοῦ διαπνεῖσθαι
† συναπ^α) τι τῆς πυρετώδους θερμότητος καὶ διὰ τοῦτο βελτίω γίγνεσθαι
κεραννύμενα χρησταῖς τροφαῖς, τὰ δὲ συνδιαφθείρεσθαι ταῖς ἐπιρρεού-
σαις ἤτοι γ' εὐθὺς ἔξωθεν οὔσαις μοχθηραῖς ἢ μὴ καλῶς ἔτι ἐν τῇ
γαστρὶ πεφθείσαις ***
19 *** τοὺς δ' ἐπὶ σηπεδόνι χυμῶν ἀναπτομένους οὐδὲν δήπου θαυμαστὸν

3 ὑγεία ἀδιόριστος] *cf. H. Diller RE VI A 174* 9 τοῦ παλαιοῦ] *scil. Hippocratis; cf. Arch. f. Gesch. d. Med. XXVI 242* 10 αἱ μὲν γὰρ κτλ.] *cf. Hipp. De locis 1. VI 276, 5–9 L.*

2 εἰρημεν' *i. e.* εἰρημένον L: εἰρημένων *edd.* τό' γιγνεσθς ἐπὶ τ̄ πλειστ̄ *i. e.* τό τε (*an* δὲ *praeferendum?*) γίγνεσθαι ἐπὶ τῶν πλείστων L: ἐπὶ τὸ πλεῖστον *ab Ald. edd.* 3 ἐπιτασιο^τ' καὶ ἀνεσ̄ L: *item edd.*: *ex v. 7 correxi* 5 κατ̄βα^αλ' L: καταβάλλει *edd.* 6 σωματ̄ι L, ας *superscr.* L^1 7 γρ^α' τὰς ἐπιτασ̄ L: γράφοντας ἐπιτάσεις *ab Ald. ad K.*: *corr. Helmr.* 8 συμφω L, ν// *s. v. pos.* L^1: συμφωνεῖν *edd.* τ μεθο L, ω *et* δι^ω *add.* L^1 9 πα^λ' L: παλαιοῦ *ab Ald. edd.* καίτοι γ' αὐτὸ L: καίτοι ταὐτὸ *omnes edd.*

10 αἱ *add.* L^1 ἐν τ̄ στερ̄ (ε *ante* ρ *add.* L^1) L: ἐν *omisso* τοῖς στερεοῖς *Ald. ceteraeque edd.* 11 μετὰ τὸ ῥεῖν L *Ald.*: μεταρρεῖν *in marg. corr. Bas.*, *idem adscr. Corn.* 11. 12 εἰκ^ο' ἀλλ μορι' L: εἰς *inter* εἰκὸς *et* ἄλλο *inser. Corn.* 12 λεπτυνο^μν', *sed v. 15* ἀλλοιουμ^α L: λεπτυνόμενον *Ald.*: *corr. Bas. Corn.* 12. 13 τιν αἰσθη^τ (ους *add.* L^1) πόρους L 14 πεττό^μν L, α *add.* L^1: πεπτόμενα *ab Ald. edd.* 15 ὑπὸ τ̄ διαπνεῖσ^θ συναπ^α') τ (ι *in ras. add.* L^1) L: *fragmentum characterum intactum reliquit* L^1, *cum redintegratio videatur incertissima: plura et varia tentamina se offerunt, velut* συναποβάλλειν *vel* συναποπαύειν *vel* συναπαλλάττειν *vel* συναπάγειν *aliaque*: καὶ τὰ μὲν διαπνεῖσθαι ὑπὸ τῆς πυρετώδους θερμότητος *inde ab Ald. usque ad Kuehnianam* 16 ὁ' τ αὐ^τ' βελ^τ' L, ω *super* τ *add.*, μ' *i. e.* μὲν *inter* τῶν *et* αὐτὰ *intrusit*, ι^ω *ad* βελτ *affixit* L^1, *sed* καὶ τῶν μὲν αὐτὰ βελτίω *quin sana non sint non minus dubito quam quae praebent edd.* τὰ δ' αὐτῶν βελτίω: *pro traditis vel* καὶ μετὰ ταῦτα *vel* καὶ διὰ τοῦτο *vel potius, etsi mori Galeniano haud ita valde placuisse videntur,* καὶ ⟨οὕ⟩τως ἑαυτῶν βελτίω *proposuerim* 20 τοὺς δ' ἐπὶ σηπεδόνι χυμῶν ἀναπτομένους (*scil.* πυρετούς) κτλ., *quasi sensus enuntiatorum non sit interruptus, cum*

ἐστιν, ὡς ἂν ἐκεῖνα τύχῃ κατά γε χώρας ἀθροιζόμενά ⟨τε⟩ καὶ σηπόμενα καὶ κενούμενα, τάς τε γενέσεις ἴσχειν καὶ τὰς παρακμάς. ἀλλ' ἐν μὲν τούτοις ἀνάσχοιτ' ἄν τις ἴσως αὐτῶν.

ὃ δ' ἐφεξῆς ἔγραψεν Ἰουλιανὸς οὐκέτι κοινὸν ἁπάντων ὑπάρχον,
ἀλλ' ἴδιον ἐξαίρετον ἑαυτῷ, τοῦτ' ἤδη σοι δίειμι. ὅλην δ' ἄμεινόν μοι
δοκεῖ παραγράψαι τὴν ῥῆσιν, εἰ καὶ μακροτέρα πώς ἐστιν, ἔχουσαν ὧδε·
ὅλως μὲν ἀδιανόητον ἐπὶ πλῆθος ἢ διαφθορὰν ὃ ἄν † τι πρὸς 20
τῆς νῦν τιθέναι ἀναφέρειν τὸ ποιητικὸν τῆς νόσου, τί δ' ἄν
τις συμμελέστατα διαγνοίη τοῦ πάθους δι' ὅλου τοῦ σώματος
ἀπιόντος; ἀναγκαῖον ὁμολογεῖν πάντα περιττεύειν | ἐν παν- 298
τὶ μέρει τε καὶ μορίῳ. τῷ ἀποτελέσματι γὰρ συμπαρατείνεσθαι χρὴ τὸ συνέχον αἴτιον. χωρεῖ δὲ δι' ὅλου πάθη ὡς πυρετοὶ
ἄλλα τε μυρία ἐφ' ὧν ἐν τῷ ὅλῳ καὶ τὸ πλῆθος εἶναι δεῖ. † καὶ
τὸ τοῖς πλεῖον ὅταν πλεῖον καὶ τὸ νόσημα ἢ καὶ τὸ τοῖς πλεῖον
καὶ συγκεχωρημένον ὧδέ πως φάναι. εἰ δέ γε πρὸ *** διὰ 21
† ἀντιφῶν τὸ πλῆθος τοῦ ὑγροῦ *** καὶ μὴν Ἰουλιανὸς οὐ βούλεται τῶν καθ' ὅλον τὸ σῶμα νοσημάτων ἐν ἑνὶ τόπῳ τὴν συνεκτικὴν ὑπάρχειν αἰτίαν. ἀλλὰ κἂν τὴν ῥύσιν ὑπόθηταί τις ἐπὶ τῷ βουβῶνι γίγνεσθαι συνέχον αἴτιον οὖσαν τοῦ πυρετοῦ, εἰς τοσαύτην ἀπορίαν ὁ λόγος ἀχθήσεται. λυομένου γὰρ τοῦ βουβῶνος οὔτε διαμένειν αὐτὴν οὔτε ⟨αὐ⟩ξάνεσθαι δυνατόν, ἐπειδὴ μενούσης μὲν ἀναγκαῖόν ἐστι καὶ τὸν πυρετὸν μὴ λύεσθαι, λυομένου δὲ ἑαυτοῦ συνεκτικὸν αἴτιον ἔχειν τὸν βουβῶνα,

7 ἐπὶ πλῆθος ἢ διαφθοράν] *cf. p. 58, 7 sq. 61, 20 sq.*

antecedentibus coniuncta habet L, *sed post* πεφθείσαις *(p. 68, 19) super versu* ∻ *appos. et in marg.* ∻ λείπει ⋌ (*verisimiliter pro* λ/ *i. e.* λεῖμμα, *sicuti p. 63, 19 et 65, 21*) Γ° *adscr.* L^1: *quamobrem lacunam signaverant cum Ald. omnes deinceps edd.*

1 κατά τε χώρ L: κατά τε χώρας *edd.*: γε *scripsi* τε *post* ἀθροιζόμενα *add.* L^1 2 ἴσχει L, ν *superscr.* L^1, *quocum consentiunt edd.* 3 αὐτ L: αὐτῶν *edd. ab Ald.*: αὐτοῦ *scr. Helmr.* 7 ὅτι δ' *ante* ἀδιανόητον L *edd.*: ὅλως μὲν *conieci* ὃ ἄν τι πρὸς τ (*i. e.* τῆς) νῦν τιθέναι L *et* τοῦ *pro* τῆς *excepto eadem non sana cunctae edd., ex quibus asteriscum loco appinxit Ald.*: *futilia* quod ad rem propositam spectat *substit. interpr. lat.*: *probabilius nescio an talia qualia mihi in mentem venerunt* ὃ ἄν τις περὶ τῆς νῦν ⟨προκειμένης ἀπορίας ἐθέλῃ⟩ τιθέναι *sententiam mutilam redintegrent* 13 ἐν τῶ ὅλ (ω *superscr.* L^1) L 15 *enuntiatum non incolume notavi* 16 *post* ὑγροῦ *signum* ∻ *appos. et in marg.* ∻ λειπ/ λ δ/ *add.* L^1 *insequentia non intelleguntur quae sic* καὶ τὸ τοῖς πλεῖ' ὅτ πλεῖ' καὶ τὸ νόσημ ἢ καὶ τὸ τοῖς πλεῖ' καὶ συκεχωρημν/ ὧδέ πως φάναι. εἰ δέ γε προτ δια/ ἀντιφῶν τὸ πλῆθ τ ὑγρ *exhibet* L: *hinc* διὰ ἀντιφῶν *ab Ald. edd.*: eamque *(sc. plenitudinem)* aliis maiorem, quum maior morbus fuerit, atque ita dicere concessum est. Si vero in parte dumtaxat esset humorum plenitudo, causam quoque parti inesse continentem oporteret, reluctatur tamen humorum plenitudo *interpr. Iunt.*: ἀντιφωνεῖ *complebat Helmr.* 17 καθόλου *per errorem Chart. K.* 18—*p. 70, 4 verba inde ab* ἀλλὰ κἂν τὴν ῥύσιν *usque ad* ἐν ἑνὶ τόπῳ συστῆναι *add. in marg.* L^1 20 ⟨αὐ⟩ξάνεσθαι *conieci*: παύεσθαι L^1 *edd.*: αὔξεσθαι *adscr. Corn.* 22 μὴ λύεσθαι *ex consuetudine sermonis Galeniani scripsi*: *unum* διαλύεσθαι L^1 *edd.*: *vocula negationis addita sensum perspexit solus*

κἀν τούτῳ τὸν λόγον ἀνατρέπεσθαι τοῦ θαυμαστοῦ προστάτου φάσκοντος ἀδύνατον εἶναι τοῦ καθ' ὅλον τὸ σῶμα πάθους ⟨τὸ⟩ αἴτιον ἐν ἑνὶ
299 τόπῳ συστῆναι. καὶ μὴν | οὐδ' ἄλλην τινὰ ἔννοιαν εἰπεῖν ἔχει τοῦ συν-
22 έχοντος αἰτίου παρὰ τὸ γίνεσθαί τι πρὸς αὐτοῦ καὶ παύεσθαι σὺν αὐτῷ, πλὴν εἰ κἀνταῦθα πάλιν ἐξαίφνης ἑαυτὸν εἶναί φησι Στωϊκόν, ὡς ἐν ἄλλοις ἐποίησεν. ἀλλὰ τοῦτό γε πράξας οὐ νόσου μόνον, ἀλλὰ καὶ τῆς ὑγείας αὐτῆς αἴτιον ἀποφανεῖταί τι καὶ θερμὸν καὶ ψυχρὸν ἀναγκασθήσεταί τι λέγειν εἶναι νόσημα καὶ ξηρὸν καὶ ὑγρόν, ἅπερ οὐ βούλεται. μὴ τοίνυν ληρείτω μάταια μηδ' ἐμπλήκτου τρόπον ἄλλοτ' ἄλλα φανταζέσθω ποτὲ μὲν ἐπαινῶν Στωϊκούς, ποτὲ δ' ἀναιρῶν αὐτῶν τὰ δόγματα.

1 τοῦ θαυμαστοῦ προστάτου φάσκοντος] *ipsa verba perierunt* 3 καὶ μὴν οὐδ' ἄλλην] *cf. St. V. Fr. II 355* 5 κἀνταῦθα πάλιν φησί] *cf. p. 50, 2*

Corn. λυομένου δὲ ἑαυτοῦ συνεκτικὸν αἴτιον *scripsi*: λυομν'' δὲ συνεκτικ'' ἑαυτ̂ αἴτι' L[1]: λυομένης δὲ συνεκτικὸν ἑαυτῆς αἴτιον *universae deinceps edd.*: λυομένου ... ἑαυτοῦ *corr. Corn.*

2 τοῦ καθ' ὅλον τὸ σῶμα πάθους *(sicut iam Helmr.)* ⟨τὸ⟩ αἴτιον *emendavi et supplevi*: τὸ ... πάθος L[1] *edd.*: τοῦ σῶμα *ex errore typothetae Chart. et K.*

6.7 τ̂ ὑγει' αὐτ̂ αἰτ̄ι ἀποφα (νεῖταί τινα *suppl.* L[1]) L: τῆς ὑγείας αὐτῆς αἴτιον ἀποφανεῖταί τινα *ab Ald. edd.*: τι *restituit Helmr.* 9 λη^ρ'τω L: ληρέτω *ab Ald. ad Chart.*: *corr. K.* ἐμπου *medium in spatium 5 fere litterarum vacuum* ο υ *characteribus illatis* L: ἔμπ * *Ald. Bas.*: ἐμπλήκτου *coniecit Corn., cui adstipulatus sum*: ἐμπλήκτων *Charterium secutus K.* ἄλλοτ' ἄλλα *corr. Helmr., sicut* alia alias *vertit interpr. lat.*: ἀλλὰ τἄλλα L *edd.* 10 *in* αὐτῶν τὰ δόγματα *sine subscriptione desin.* L

INDICES
GALENI LIBRORVM

ADVERSVS LYCVM (p. 3—29)
ET ADVERSVS IVLIANVM (p. 33—70)

composuit

GVERNERVS LIEBICH

Quae in indice verborum asterisco* notantur, non sunt Galeni verba

I. INDEX NOMINVM

II. INDEX VERBORVM

FSC
www.fsc.org
MIX
Papier | Fördert
gute Waldnutzung
FSC® C083411

Kolibri 360 GmbH
Ferdinand-Jühlke-Straße 7
99095 Erfurt, Deutschland
produktsicherheit@kolibri360.de